U0289073

中西医综合实验指导

孔德志　杨祖晓　张　炜　主编

世界图书出版公司

图书在版编目（CIP）数据

中西医综合实验指导 / 孔德志，杨祖晓，张炜主编
. -- 北京：世界图书出版公司，2021.12
ISBN 978-7-5192-8955-3

Ⅰ.①中… Ⅱ.①孔… ②杨… ③张… Ⅲ.①中西医
结合－实验－高等学校－教材 Ⅳ.① R2-031

中国版本图书馆 CIP 数据核字（2021）第 197697 号

书　　名	中西医综合实验指导	
（汉语拼音）	ZHONGXIYI ZONGHE SHIYAN ZHIDAO	
主　　编	孔德志　杨祖晓　张　炜	
总 策 划	吴　迪	
责任编辑	马　智　崔志军	
装帧设计	刘　琦	
出版发行	世界图书出版公司长春有限公司	
地　　址	吉林省长春市春城大街 789 号	
邮　　编	130062	
电　　话	0431-86805559（发行）　0431-86805562（编辑）	
网　　址	http://www.wpcdb.com.cn	
邮　　箱	DBSJ@163.com	
经　　销	各地新华书店	
印　　刷	三河市嵩川印刷有限公司	
开　　本	787 mm × 1092 mm　1/16	
印　　张	20.5	
字　　数	450 千字	
印　　数	1—2 000	
版　　次	2022 年 1 月第 1 版　2022 年 1 月第 1 次印刷	
国际书号	ISBN 978-7-5192-8955-3	
定　　价	79.00 元	

版权所有　翻印必究

（如有印装错误，请与出版社联系）

《中西医综合实验指导》编委会名单

主　编

孔德志　河北医科大学　　　杨祖晓　河北医科大学
张　炜　河北医科大学

副主编

黄东阳　河北医科大学　　　张盼盼　河北医科大学
赵　静　河北医科大学　　　秦　霞　河北医科大学
喇孝瑾　华北理工大学

编　委
（按姓氏笔画排序）

于永洲　承德医学院　　　　孔德志　河北医科大学
刘进娜　河北医科大学　　　李　清　河北中医学院
杨祖晓　河北医科大学　　　吴志刚　河北北方学院
张　炜　河北医科大学　　　张　毅　北京中医药大学
张江华　河北医科大学　　　张若楠　河北医科大学
张盼盼　河北医科大学　　　赵　静　河北医科大学
贺文彬　山西中医药大学　　　秦　健　河北医科大学
秦　霞　河北医科大学　　　黄东阳　河北医科大学
喇孝瑾　华北理工大学　　　谭展望　河北医科大学

中医药是中华民族几千年来同疾病斗争的经验总结，是世界医学家族中的瑰宝。随着现代科学的发展，运用现代科学方法揭示中医药的科学内涵，对于促进中医药走向世界具有重要意义。开设中西医综合实验课程，旨在通过实验操作，使学生了解基本的实验常识和实验技能；掌握常用仪器的原理及使用方法，培养学生的动手能力；并初步掌握中医药的研究方法和实验操作，认识中药防病治病的机制以及产生疗效的物质基础，为进一步传承、研究和发展祖国医药学打下坚实的基础。

全书内容共包括五章：第一章实验室基本知识，主要介绍了实验室基本安全常识、基本实验技术、实验设计基本原则、常用实验动物及特点、实验动物的基本操作方法等知识。第二章中西医综合实验，共计 27 个独立的实验内容，包含了中药活性成分提取、鉴定；中药炮制及给药途径对药物作用的影响；中药体内代谢；中药的体内、体外作用的实验研究等。第三章附录，主要包括了本书所涉及的科学仪器、软件的操作教程，统计分析及实现方法、溶液配制方法和稀释换算法、标准曲线的原理及实现方法、给药剂量的换算方法、本书所用药品介绍、中医药药理学研究的常用方法等内容。第四章附表，主要包括了本书中涉及的常用实验动物生理常数、单位换算方法、随机数表、t 检验临界值表、非挥发性麻醉剂的常用剂量等。第五章实验报告册，提供了实验报告的基本模板，引导学生快速掌握科研数据的整理和分析、规范的图表绘制等技能，高质量地完成实验报告的撰写。

本书在实验项目的选择上，结合我们多年的教学实践，涵盖了药理学、生理学、中药药理学、生物化学、现代分子生物学等知识和技能，形成了具有鲜明中西医结合特色并具有一定先进性的综合性实验，实现了多学科的交叉融合，促进了实验课的改革与创新；内容上，增加了实验相关的背景知识和知识链接，在巩固既有知识的基础上激发了学生的发散思维，使学生做到学以致用；充分考虑初学者的实际情况，以具体实例的方式一步一步地展现操作和计算过程，增加本课程的可操作性。此外，本书提供的实验报告模板，减轻了学生的书写负担，实验流程图的绘制也方便学生实际操作和理解，结果中的图、表框架可引导学生科学、严谨地整理和分析实验数据，提出的分析讨论的基本点能有效帮助学生增强分析问题的能力。总之，本教材力求先进、综合、创新、实用，突出可操作性强的特点，特别适合作为高等院校的中西医结合、中药学及中医学专业的实验教学用书，也可以作为相关专业科研人员的参考资料。

本教材的出版离不开出版社的大力支持，同时感谢兄弟院校的支持和帮助，感谢河北医科大学中西医结合学院领导的支持和帮助，感谢河北医科大学中西医临床医学专业全体学生的配合和反馈。

虽然本书的编写人员尽了最大努力，但仍会有诸多不足之处，恳请读者和同行批评指正，并提出宝贵意见。

编　者

2021 年 5 月

第一章　实验室基本知识

第一节　实验室基本安全常识

实验室是开展实验教学、培养学生实践能力与综合素质的主要场所，也是实现高等学校培养理论与实践并重高级人才的必备条件。实验室中存在大量的仪器设备、试剂药品，实验过程涉及用电、发光、发热等事件，难免要接触一些易燃、有毒、有害、有腐蚀性物品，不遵循实验室管理或违规操作会影响实验教学的顺利进行，甚至危及师生人身安全。因此，了解实验室的基本安全常识、遵守实验室的管理要求具有重要意义。

一、消防安全

1. 实验室消防安全规范

（1）实验室防火坚持"以防为主，以消为辅"的方针，严禁使用与实验无关的电炉、电烤箱等电热器具。

（2）凡经批准用于实验的电热器具，必须确定位置、定点使用，周围不得存放各类易燃易爆物品。

（3）启动各类设备要严格遵循操作规程，加强易燃、易爆化学药品的保管、使用。

（4）各类实验用原材料等物品应妥善保管、整齐存放。实验废弃物应及时清理，不准乱扔乱抛。

（5）严禁随便挪动灭火器等消防设施。实验室各类人员必须熟练掌握实验室各类灭火器材的适用范围和使用方法，做到懂实验室火灾危险性、懂预防措施、懂扑救方法；还应做到会报警、会使用各类灭火器材、会采取紧急避难措施。

2. 灭火器的使用规范

（1）实验室常备灭火器的使用注意事项如下：泡沫灭火器通常用于扑救各种石油产品、油脂等火灾，也可用于扑救木材等一般可燃固体的火灾。干粉灭火器适用于扑救可燃液体、可燃气体及带电设备的火灾。二氧化碳灭火器适合扑救易损坏（如精密仪器、重要文件档案等）的固体物质的火灾；二氧化碳是不导电物质，可用它扑救600V以下各种带电设备的火灾。

1

（2）不能用水扑救的火灾：①凡与水反应能够产生可燃气体及容易引起爆炸的物质着火，如碱金属、轻金属、电石等火灾；②非水溶性可燃、易燃液体的火灾；③带电设备的火灾；④可燃粉尘（如铝粉、锌粉、面粉、煤粉等）聚集处的火灾；⑤浓硫酸、浓硝酸和受热熔融的氧化剂发生的火灾（避免酸液发热飞溅而伤人）。

二、用电安全

1. 实验室所有人员应掌握基本的安全用电常识：知晓电源总开关的位置及正确使用，能在紧急情况下切断总电源。

2. 不用手或导电物（如铁丝、钉子、别针等金属制品）去接触、探试电源插座内部。

3. 不用湿手触摸电器，不用湿布擦拭电器。

4. 电器使用完毕后应拔掉电源插头，插拔电源插头时不要用力拉拽电线，以防止电线的绝缘层受损造成触电。

5. 发现有人触电要设法及时切断电源，不要用手去直接救人。

6. 不得随意插入外带用电设备。

三、化学药品安全

1. 实验中用到的化学药品应摆放在稳定、安全位置，不得随意放置，以防容器破碎，药品洒落。

2. 有相互作用的药品不能随意混合。

3. 不得撕毁、涂改药品标签。

4. 熟悉所使用药品的性质，严格按要求进行相应的操作，特别是使用易燃易爆、剧毒、致病性以及有压力反应等危险性较大的危险化学药品时，严禁盲目操作，必须严格遵守相关的操作规程。

5. 实验室产生的化学废液、废物不得随意丢弃，不得随意倒入下水管道，防止污染环境；实验室采用专用容器分类盛装、存放，防止渗漏、丢失造成二次污染，收集的废液由学校相关部门统一处置。

四、实验室生物安全

实验室生物安全涉及人类生存环境的安全，必须高度重视实验室生物安全，必须有效监控和预防实验室生物污染。实验室安全管理人员要根据本实验室具体情况，制定实验室生物安全操作规程，并对进入实验室的学生进行生物安全知识教育和培训。生物类实验室废弃物（包括动物残体等）应用专用容器收集，必要时应先进行高温高压灭菌后再做处理。生物实验中的一次性手套及沾染生物样本的物品应统一收集和处理，不得丢弃在普通垃圾箱内。

五、实验技术安全

学生在进行实验操作前，要提前接受实验室安全教育，对不按操作规程操作所造成的后果进行警示。要求学生务必严格按照仪器设备和实验操作规程进行实验操作。针对高温、低温、辐射、病菌、噪声、毒性、激光、粉尘等对人体有害的情况，要切实加强实验室环境的监管和实验操作保护工作，确保学生的人身安全。

六、安全事故处理

实验室一旦发生安全事故，要保持镇定，按以下规则处理：①确定发生事故类型，立即报告老师或实验室管理人员，并及时拨打相应的报警电话；②致电求助时应说明以下内容：事故地点；事故性质和严重程度；你的姓名、位置及联系电话。

发生紧急事故时，应以下列优先次序处置：保护人身安全，即本人安全及他人安全；保护公共财产安全；保护学术资料安全。

第二节　实验室基本急救方法

遵守实验室的各项规章制度是保证实验顺利进行的前提，然而一旦发生意外情况，也不能慌乱，掌握实验室的基本急救方法，有助于及时完成紧急处理并使之不再恶化，为寻求进一步的后续处置赢得时间。因而，在进入实验室前，务必要确定各种急救工具的存放位置，并掌握其使用方法。

一、常用急救工具

1. 消防器材　二氧化碳灭火器、干粉灭火器、水基灭火器、灭火毯、防毒面罩等。

2. 急救药箱

（1）消毒剂：75% 酒精、0.1% 碘伏、3% 双氧水（过氧化氢溶液）、酒精棉球、酒精棉片。

（2）烫伤药：玉树油、蓝油烃、凡士林。

（3）创伤药：云南白药。

（4）化学灼伤药：5% 碳酸氢钠溶液、1% 硼酸、2% 醋酸、1% 氨水、2% 硫酸铜溶液。

（5）治疗用品：药棉、纱布、创可贴、绷带、镊子。

二、割伤

被利器割伤时按以下规程处理：①必须首先检查伤口内有无玻璃或金属等碎片；②用药棉及硼酸水擦洗伤口；③涂以碘伏或消毒用品；④必要时用纱布包好伤口。注意用碘伏涂伤口后，需等碘伏蒸发后才可包扎；⑤若伤口较大或过深而大量出血，应迅速在伤口上部和下部扎紧血管止血，并立即送医院诊治。

三、烫伤或烧伤

1. 轻度烫伤或烧伤一般用浓的（90%～95%）酒精擦拭后，涂上苦味酸软膏或烫伤膏。

2. 如果伤处红痛或红肿（一级灼伤），可擦医用橄榄油或用棉花沾酒精敷盖伤处。

3. 若皮肤起泡（二级灼伤），不要弄破水泡，防止感染。

4. 若伤处皮肤呈棕色或黑色（三级灼伤），应用干燥而无菌的消毒纱布轻轻包扎好，立即送医院治疗。

四、触电

1. 发现有人触电应立即断开电源，在不能关闭电闸时，应以绝缘体（木棒、椅子等）把电线或电热器与触电者脱离，救者必须做好防止自身触电的安全措施，切忌直接徒手救护触电者。

2. 断开电源后，若受伤者尚能呼吸且意识清醒，则立即送医务所治疗；若已停止呼吸，应立即施以紧急救护（心肺复苏，详细内容见本节最后部分）并拨打120急救电话。

五、药品蚀伤

1. 被酸或碱烧伤时，尽可能快地用大量水冲洗，只有用水冲洗后才可涂中和剂（被碱烧伤时用2%醋酸或5%硼酸，被酸烧伤时用5%碳酸氢钠溶液）。

2. 被溴烧伤时，将受伤的地方用大量的流动清水冲洗，且冲洗时间不少于15分钟。用1%苯酚溶液浸泡过的布吸入稀氨水，有助于消除溴蒸气。如烧伤面较大，应尽快送医。

3. 如酚触及皮肤引起灼伤，可用酒精洗涤。

六、水银中毒

水银容易由呼吸道或经皮肤直接吸收进入人体而引起积累性中毒。严重水银中毒的人其外在表现是口中有金属味，呼出气体也有气味；流唾液或打哈欠时疼痛，牙床及嘴唇上有黑色（硫化汞）；淋巴结及唾液腺肿大。

若不慎中毒，应送医院急救。急性中毒时，通常用碳粉或催吐剂彻底洗胃，或者食入大量蛋白质（如 1L 牛奶加 3 个鸡蛋清）或蓖麻油解毒并催吐。

七、误吞毒物

误吞毒物主要的处理方法为尽快吐出后送医院。给中毒者服催吐剂，如肥皂水等，或用干净手指深入喉咙，引起呕吐。注意磷中毒的人不能喝牛奶，可在一杯温开水加入 1% 硫酸铜溶液 5 ～ 10mL 后口服，引起呕吐，然后送医院治疗。

八、冻伤

冻伤主要的处理方法为迅速而有效地复温。短暂冻伤后复温的方法：用 38 ～ 40℃ 恒温热水浸泡，使其温度提高至正常，对冻伤部位进行轻柔按摩，注意不要将伤处皮肤擦破以免感染。

九、眼睛受伤

眼睛受伤应立即用净水冲洗眼睛（不可用手擦和摸眼睛），并在此期间频繁眨眼。对眼睛使用中和剂时应特别小心，仅能用不大于 1% 的硼酸或碳酸氢钠溶液，最后以蒸馏水冲洗，并尽快送医院治疗。

十、心肺复苏（cardiopulmonary resuscitation，CPR）

心肺复苏是复苏伤员的一种重要的急救措施，在救援黄金期（心搏骤停 4 ～ 6 分钟）的救治为进一步抢救直至挽回其生命赢得最宝贵的时间。其目的就是采取人工的方法代替肺的呼吸功能，及时而有效地使气体有节律地进入和排出肺脏，供给体内足够的氧气和充分排出二氧化碳，维持正常的通气功能，促使呼吸中枢尽早恢复功能，使处于假死的伤员尽快脱离缺氧的状态，使机体受抑制的功能得到兴奋，恢复人体自主呼吸。

体外心脏按压法是指通过人工方法有节律地对心脏按压，来代替心脏的自然收缩，从而达到维持血液循环的目的，进而恢复心脏的自动节律，挽救伤员的生命。

1. 心肺复苏步骤及注意点　心脏复苏术的主要目的是保证提供最低限度的脑供血（正规操作的 CPR 手法，可以提供正常血供的 25% ～ 30%）。心肺复苏可分为胸外按压（circulation）、开放气管（airway）和人工呼吸（breathing）三个步骤。

（1）胸外按压——C（circulation）

1）使患者仰卧在平地或硬板上，双上肢放置身体两侧。

2）抢救者首先右手掌根置于患者胸骨中下 1/3 处或剑突上两横指上方处，左手手掌根重叠于右手背上，两手指交叉扣紧，手掌根部放在伤者心窝上方、胸骨下。其次双臂绷直，压力来自双肩向下的力，向脊柱方向冲击性地用力施压胸骨下段，使胸骨下段与其相连的肋骨下陷至少 5cm，然后放松，但手指不脱离患者胸壁，应均匀（按压与放松时间相等）、不断地按压，频率为 100 次 / 分以上。

（2）开放气管——A（airway）：检查口腔是否存在异物，如义齿、分泌物、血块、呕吐物等，并予以清除。抢救者用左手置于患者前额向下压，同时右手中、示指尖对齐，置于患者下颏的骨性部分，并向上抬起，使头部充分后仰，下颏尖至耳垂的连线与地垂直，完成气管开放。

（3）人工呼吸——B（breathing）

1）口对口人工呼吸：撑开患者的口，右手的拇指与示指紧捏患者的鼻孔，防止呼吸的气逸出。抢救者用自己的双唇包绕患者的口外，形成不透气的密封状态，然后以中等力量，用 1 ～ 5 秒的速度呼入气体，观察患者的胸腔是否被吹起。如第一次人工呼吸未能使胸廓起伏，可再次用仰头抬颏法开放气管，给予第二次通气。

2）胸外按压与人工呼吸的比例为 30：2，连续 5 个周期。

2. 心肺复苏成功的标准　非专业急救者应持续进行心肺复苏直至紧急医疗服务（emergency medical service，EMS，也称急救）人员接替，或患者开始有活动，不应为了检查反应是否恢复而随意中止心肺复苏。如出现下述情况，显示心肺复苏有效：

（1）颈动脉搏动：每按压一次可触摸到颈动脉一次搏动，若中止按压搏动也消失，则应继续进行胸外按压，如果停止按压后脉搏仍然存在，说明患者心搏已恢复。

（2）面色（口唇）：面色由发绀转为红润，若变为灰白，则说明复苏无效。

（3）其他：出现自主呼吸，或瞳孔由大变小并有对光反射，甚至有眼球活动及四肢抽动。

第三节　基本实验技术

一、称重

1. 原理　称重一般指称取物质的质量（mass）。质量是物质的基本属性之一，不随物体的形状和空间位置而改变，在国际单位制中质量的单位是千克（kilogram，kg）（相关内容可参看第四章中第二节"国际单位制"）。千克单位标准物的砝码是国际千克原器（international prototype kilogram，IPK），由具有较强抗氧化性的铂铱合金（90% 铂与 10% 铱）制成，保存在巴黎西南塞夫勒国际计量局总部。

天平是衡量物体质量的仪器，可分为机械天平和电子天平。机械天平根据杠杆原理设计，当天平达平衡时，物体的质量即等于砝码的质量。电子分析天平多采用电磁平衡方式，因称出的是重量，需要校准来消除重力加速度的影响。

2. 主要设备　分析天平是进行准确称量时最重要的仪器，包括机械类分析天平和电子类分析天平。由于机械类分析天平结构复杂，操作要求高且费时，相比而言，电子类分析天平使用更为方便，且精度可达十万分之一克（0.01mg），甚至百万分之一克（0.001mg），已成为实验室必备的称量工具。

3．称量方法

（1）直接称量法：所称固体试样如果没有吸湿性并在空气中稳定，可用直接称量法。先在天平上准确称出洁净容器的质量，然后用药匙取适量的试样加入容器中，称出它的总质量。将这两次质量的数值相减，即可得出试样的质量。

（2）减量法：先称出试样和称量瓶的精确质量，然后将称量瓶中的试样倒一部分在待称药品的容器中，到估计量和所求量相接近。倒好药品后盖上称量瓶，放在天平上再精确称出它的质量。

4．相关术语　实验中"称重的量"均以阿拉伯数字表示，其精确度可根据数值的有效数位来确定，如称取"0.1g"，系指称取重量可为 0.06～0.14g；称取"2g"，系指称取重量可为 1.5～2.5g；称取"2.0g"，系指称取重量可为 1.95～2.05g；称取"2.00g"，系指称取重量可为 1.995～2.005g。"精密称定"系指称取重量应准确至所取重量的千分之一；"称定"系指称取重量应准确至所取重量的百分之一；取用量为"约""若干"时，系指取用量不得超过规定量的 ±10%。

二、离心

1．原理　离心是利用物质的沉降系数、质量、浮力等不同因素，应用强大的离心力使物质分离的方法。应用离心机来获得离心力，通常用下列方程式计算：

$$F=4\pi^2 v^2 r/g$$

式中 F 为离心力，单位以地心引力的倍数 g（或 ×g）来表示。g 为重力加速度，等于 980.7cm/s^2，r 通常指自离心管中轴到离心转轴中心之间的距离（cm）。v 为转速，即离心机每秒的转数，若以目前惯用的每分钟转数（r/min，rpm）表示，需乘以（1/60）^{2}，上式应改为：

$$F=4\pi^2 v^2 r/g \times \left(\frac{1}{60}\right)^2$$

整理可得：v（rpm）= 298.85×（Fr）$^{-2}$

由上式可见，离心机每分钟转数（rpm）可以和离心力 F（g 或 ×g）相互换算。一般情况下，低速离心机常用 rpm 表示，高速及超高速离心机则用 g（或 ×g）表示。值得注意的是，式中 r 定义为离心管底内壁转轴中心做旋转运动时的半径，这种提法对转速在 5000rpm 以内的低速离心来说进行粗略的计算是容许的，但对高速及超高速离心来说这种概念就不合适了。

2．主要设备　离心机是实现离心的主要设备，也是实验室必备设备。离心机按照每分钟的转速不同可分为普通离心机、高速离心机和超高速离心机（50 000rpm 以上）；

根据离心时离心管与轴的角度不同可分为水平式和斜角式两种。高速和超高速离心机，为了防止旋转时发热，常带有制冷系统，分析型超高速离心机还带有自动摄影的光学系统。

3．常用的离心方法

（1）差速沉降离心法：这是最常见的离心方法。即采用逐渐增加离心速度或低速和高速交替进行离心，使沉降速度不同的颗粒，在不同的离心速度及不同离心时间下分批分离的方法。此法一般用于分离沉降系数相差较大的颗粒。

差速离心首先要确定颗粒沉降所需的离心力和离心时间。当以一定的离心力在一定的离心时间内进行离心时，在离心管底部就会得到最大和最重颗粒的沉淀，分出的上清液在加大转速下再进行离心，又得到第二部分较大、较重颗粒的沉淀及含较小和较轻颗粒的上清液，如此多次离心处理，即能把液体中的不同颗粒较好地分离开。此法所得的沉淀是不均一的，需经过 2～3 次的再悬浮和再离心，才能得到较纯的颗粒。此法主要用于组织匀浆液中分离细胞器和病毒，优点是：操作简易，离心后用倾倒法即可将上清液与沉淀分开。缺点是：须多次离心；沉淀中有夹带，分离效果差，不能一次得到纯颗粒；沉淀于管底的颗粒受挤压，容易变性失活。

（2）密度梯度区带离心法（简称区带离心法）：区带离心法是将样品加在惰性梯度介质中进行离心沉降或沉降平衡，在一定的离心力下把颗粒分配到梯度中某些特定位置上，形成不同区带的分离方法。此法的优点是：分离效果好，可一次获得较纯颗粒；适应范围广，能像差速离心法一样分离具有沉降系数差的颗粒，又能分离有一定浮力密度差的颗粒；颗粒不会挤压变形，能保持颗粒活性，并防止已形成的区带由于对流而引起混合。此法的缺点是：离心时间较长；需要制备惰性梯度介质溶液；操作严格，不易掌握。区带离心法又可分为两种：

1）差速区带离心法：当不同的颗粒间存在沉降速度差时，不需要像差速沉降离心法那样要求大的沉降系数差。在一定的离心力作用下，颗粒各自以一定的速度沉降，在密度梯度介质的不同区域上形成区带的方法称为差速区带离心法。此法仅用于分离有一定沉降系数差的颗粒（20% 的沉降系数差）或分子量相差 3 倍的蛋白质，与颗粒的密度无关。大小相同，密度不同的颗粒（如线粒体、溶酶体等）不能用此法分离。

2）等密度区带离心法：离心管中预先放置好梯度介质（通常为氯化铯），样品加在梯度液面上，或样品预先与梯度介质溶液混合后装入离心管，通过离心形成梯度。离心时，样品的不同颗粒不断运动，最终抵达与它们的密度相等的等密度点的特定梯度位置上，形成几条不同的区带，这就是等密度离心法。提高转速可以缩短达到平衡的时间，离心所需时间以最小颗粒到达等密度点（即平衡点）的时间为基准，有时长达数日。等密度离心法的分离效率取决于样品颗粒的浮力密度差，密度差越大，分离效果越好；与颗粒大小和形状无关，但大小和形状决定着达到平衡的速度、时间和区带宽度。此法可分离核酸、亚细胞器等，也可以分离复合蛋白质，但不适用于简单蛋白质的分离。

4. 相关术语　沉降系数（sedimentation coefficient）是指离心时，大分子沉降速度的量度，等于每单位离心场的速度。可按下式计算：

$$S = v / (\omega^2 r)$$

式中 S 是沉降系数，ω 是离心转子的角速度（弧度 / 秒，rad/s），r 是到旋转中心的距离，v 是沉降速度。沉降系数以每单位重力的沉降时间表示，并且通常为（1 ～ 500×）10^{-13}s 范围，10^{-13} 这个因子叫作沉降单位 S，即 1S ＝ 10^{-13}s，如血红蛋白的沉降系数约为 $4×10^{-13}$s 或 4S。一般单纯的蛋白质在 1 ～ 20S，较大核酸分子在 4 ～ 100S，更大的亚细胞结构在 30 ～ 500S。近代生物化学文献中常用沉降系数来描述某些高分子或细胞器的大小，如 16S RNA、23S RNA，70S 核糖体等。

三、分光光度法

1. 原理　光谱法（spectrometry）是基于物质与电磁辐射作用时，测量由物质内部发生量子化的能级之间的跃迁而产生的发射、吸收或散射辐射的波长和强度进行分析的方法。光谱法可分为发射光谱法、吸收光谱法、散射光谱法；或分为原子光谱法和分子光谱法；或分为能级谱，电子、振动、转动光谱，电子自旋及核自旋谱等。

分光光度法是光谱法的重要组成部分，是通过测定被测物质在特定波长处或一定波长范围内的吸光度或发光强度，对该物质进行定性和定量分析的方法，也称为吸收光谱法。包括紫外 - 可见分光光度法、红外分光光度法、荧光分光光度法和原子吸收分光光度法等。

紫外 - 可见分光光度法是在 190 ～ 800nm 波长范围内测定物质的吸光度，用于物质鉴定、杂质检查和定量测定的方法。朗伯 - 比尔（Lambert-Beer）定律是分光光度法定量分析依据的基本原理，该定律指出：单色光辐射穿过被测物质溶液时，在一定的浓度范围内被该物质吸收的量与该物质的浓度和液层的厚度（光路长度）呈正比，可用下式表示：

$$A = \lg \frac{1}{T} = \varepsilon cl$$

式中 A 为吸光度（又称吸收度、光密度）；T 为透光率，% ；ε 为吸收系数，物理意义为当溶液浓度为 1g/L，液层厚度为 1cm 时的吸光度数值；c 为溶液浓度，单位为 g/L ；l 为液层厚度，单位为 cm。

在可见光区，除某些物质对光有吸收外，很多物质本身并没有吸收，但可在一定条件下加入显色试剂或经过处理使其显色后再测定，故又称之为比色分析。

荧光分光光度法的基本原理为：高压汞灯或氙灯发出的紫外光和蓝紫光经滤光片照射到样品池中；样品中处于基态的物质分子吸收激发光后变为激发态，这些处于激发态的分子是不稳定的，在返回基态的过程中将一部分的能量又以光的形式放出，从而产生荧光；在溶液中，当荧光物质的浓度较低时，其荧光强度与该物质的浓度通常有良好的正比关系，利用这种关系可以进行荧光物质的定量分析，与上述紫外 - 可见分光光度法类似，不再复述。

2. 主要设备　分光光度法通常用分光光度计来测定，紫外 - 可见分光光度计通常由 5 个部件组成：①辐射源：必须具有稳定的、有足够输出功率的、能提供仪器使用波段的连续光谱，如钨灯、卤钨灯（波长范围 350 ～ 2500nm）、氘灯或氢灯（180 ～ 460nm）、激光光源等。②单色器：由入射、出射狭缝、透镜系统和色散元件（棱镜或光栅）组成，是用以产生高纯度单色光束的装置，其功能包括将光源产生的复合光分解为单色光并分出所需的单色光束。③试样容器：又称吸收池。供盛放试液进行吸光度测量之用，分为石英池和玻璃池两种，前者适用于紫外到可见区，后者只适用于可见区。④检测器：又称光电转换器。常用的有光电管或光电倍增管，后者较前者更灵敏，特别适用于检测较弱的辐射。⑤显示装置：较高级的光度计常配有计算机及操作软件，可将图谱、数据和操作条件都显示出来。

荧光分光光度计通常由光源、激发单色器、发射单色器、样品室及检测器组成。①光源通常为氙弧灯。②置于光源和样品室之间的为激发单色器或第一单色器，可筛选出特定的激发光谱。③置于样品室和检测器之间的为发射单色器或第二单色器，常采用光栅为单色器，筛选出特定的发射光谱。④样品室通常由石英池（液体样品用）或固体样品架（粉末或片状样品）组成。测量液体时，光源与检测器成直角（垂直）安排；测量固体时，光源与检测器成锐角安排。⑤检测器一般用光电管或光电倍增管作检测器，可将光信号放大并转为电信号。

3. 主要应用　分光光度法在生物医药领域中的应用非常广泛，包括：①定量分析：广泛用于各种物料中常量（试样质量＞ 0.1g）、微量（试样质量 1 ～ 10mg）和超微量（试样质量 1ng ～ 1mg）的无机和有机物质的测定。②定性和结构分析：还可用于推断空间阻碍效应、氢键的强度、互变异构、几何异构现象等。③反应动力学研究：即研究反应物浓度随时间而变化的函数关系，测定反应速度和反应级数，探讨反应机制。④研究溶液平衡：如测定络合物的组成，稳定常数、酸碱解离常数等。

4. 相关术语　摩尔吸收系数（ε）：其物理意义为溶液浓度 c 为 1mol/L 和液层厚度为 1cm 时的吸光度数值。在最大吸收波长处摩尔吸收系数表示为 ε_{max}。摩尔吸光系数是物质对光吸收的物理特性，是一物理常数。在一定条件下，物质的吸收系数是恒定的，且与入射光的强度、吸收池厚度及样品浓度无关。当已知某纯物质在一定条件下的吸收系数后，可用同样条件将供试品配成溶液，测定其吸光度，即可由公式计算出供试品中该物质的含量。

四、电泳

1. 原理　电泳（electrophoresis）是指带电荷的粒子或分子在电场中移动的现象。

蛋白质、多肽、病毒粒子、氨基酸、核苷甚至细胞在电场中都可作定向泳动。1937年 Tiselius 成功地研制了界面电泳仪进行血清蛋白电泳，将血清蛋白分为白蛋白、α_1-球蛋白、α_2-球蛋白、β-球蛋白和γ-球蛋白5种。从那时起，电泳技术逐渐被人们所接受并予以重视，继而发展以滤纸、各种纤维素粉、淀粉凝胶、琼脂和琼脂糖凝胶、醋酸纤维素薄膜、聚丙烯酰胺凝胶等为载体，结合增染试剂如银氨染色、考马斯亮蓝等大大促进和提高生物样品着色与分辨能力。此外电泳分离和免疫反应相结合，使分辨率不断朝着超微量乃至更高水平发展，从而使电泳技术获得迅速推广和应用。

生物大分子如蛋白质、核酸、多糖等大多都有阳离子和阴离子基团，称为两性离子。常以颗粒分散在溶液中，它们的净电荷取决于介质的 H^+ 浓度或与其他大分子的相互作用。在电场中，带电颗粒向阴极或阳极迁移，迁移的方向取决于它们带电的极性。如果把生物大分子的胶体溶液放在一个没有干扰的电场中，使颗粒具有恒定迁移速率的驱动力来自于颗粒上的有效电荷 Q 和电位梯度 E。它们与介质的摩擦阻力 f 抗衡。在自由溶液中这种抗衡服从 Stokes 定律。

$$F = 6\pi r v \eta$$

这里 v 是在介质黏度为 η，半径为 r 的颗粒的移动速度。但在凝胶中，这种抗衡并不完全符合 Stokes 定律。F 取决于介质中的其他因子，如凝胶厚度、颗粒大小，甚至介质的内渗等。

电泳迁移率（mobility）规定为在电位梯度 E 的影响下，颗粒在时间 t 中的迁移距离 d。

$$M = d/(t \cdot E) \text{ 或 } M = V/E$$

迁移率的不同提供了从混合物中分离物质的基础，迁移距离正比于迁移率。

电场强度、电渗现象、溶液 pH、离子强度等均是影响电泳的因素，简述如下：①电场强度（electric field intensity）：是指匀强电场中每单位长度的电位差。电场强度对电泳速度起着正比作用，电场强度越高，带电颗粒移动速度越快。②电泳介质的 pH：溶液的 pH 决定带电物质的解离程度，也决定物质所带净电荷的多少。对蛋白质、氨基酸等两性电解质，pH 与等电点相差越大，粒子所带电荷越多，泳动速度越快，反之越慢。③缓冲液的离子强度（ion intensity）：带电颗粒的迁移率与离子强度的平方根呈反比。低离子强度时，迁移率快，但离子强度过低，缓冲液的缓冲容量小，不易维持 pH 恒定。高离子强度时，迁移率慢，但电泳谱带要比低离子强度时细窄。通常溶液的离子强度在 0.02～0.2。溶液的离子强度是指溶液中各离子的摩尔浓度与离子价数平方积的总和的 1/2，可用下式计算：

$$I = 0.5 \times \Sigma c_i z_i^2$$

式中 I 为离子强度；c_i 为离子的摩尔浓度；z_i 为离子价数。如：0.02mol/L Na_2SO_4 溶液的离子强度为：

$$I = 0.5 \times (0.02 \times 2 \times 1^2 + 0.02 \times 2^2) = 0.06$$

2．**主要设备**　主要包括常规电泳仪和高效毛细管电泳仪。常规电泳仪主要由电泳槽和电源组成，电泳槽是电泳系统的核心部分，根据电泳的原理，电泳支持物都是放在两个缓冲液之间，电场通过电泳支持物连接两个缓冲液，不同电泳采用不同的电泳槽。常用的电泳槽有：①圆盘电泳槽：有上、下两个电泳槽和带有铂金电极的盖。上槽中具有若干孔，孔不用时，用硅橡皮塞塞住；要用的孔配以可插电泳管（玻璃管）的硅橡皮塞。电泳管的内径早期为 5 ～ 7mm，为保证冷却和微量化而越来越细；②垂直板电泳槽：垂直板电泳槽的基本原理和结构与圆盘电泳槽基本相同，差别只在于制胶和电泳不在电泳管中，而是在两块垂直放置的平行玻璃板中间；③水平电泳槽：水平电泳槽的形状各异，但结构大致相同，一般包括电泳槽基座、冷却板和电极。

高效毛细管电泳仪（high performance capillary electrophoresis）是以高压电场为驱动力，以毛细管为分离通道，依据样品中各组分之间淌度和分配行为上的差异而实现分离分析的仪器。与传统电泳仪相比，具有明显优势，如：柱效高，可达 10^5 ～ 10^6/m；分离速度快，数秒至数十分钟即可完成一个试样的分析；溶剂和试样消耗极少，试样用量仅为 nl 级。广泛应用于多肽、蛋白质（包括酶、抗体）、核苷酸乃至脱氧核糖核酸（DNA）的分离分析。

3．**主要应用**

（1）聚丙烯酰胺凝胶电泳：是以聚丙烯酰胺凝胶作为支持介质的一种常用电泳技术，用于分离蛋白质和寡核苷酸。支持物凝胶通常包括浓缩胶和分离胶。分离胶的浓度则因样品的分子量而不同，高浓度通常用于分离低分子量蛋白质。由于凝胶具有三维网状结构，能起分子筛效应，用它作为电泳支持物，把分子筛效应和电荷效应结合起来，可以将分子量相同而带不同数量电荷的物质分开，且还可将带相同数量电荷而分子量大小不同的物质分开，是分离蛋白质的常用方法。

（2）SDS- 聚丙烯酰胺凝胶电泳：在聚丙烯酰胺凝胶系统中加入一定量的十二烷基硫酸钠（SDS），蛋白质分子与 SDS 充分结合，形成带负电荷的 SDS- 蛋白质复合物，其负电荷大大超过了蛋白质分子原有的电荷，因而掩盖或清除了不同种类蛋白质分子之间原有的电荷差异，从而使蛋白质分子的电泳迁移率主要取决于它的分子量大小。主要用于蛋白质分子量的测定、蛋白质混合组分的分离和蛋白质亚基组分的分析等。

（3）琼脂糖凝胶电泳：主要用于分离纯化和鉴定 DNA 片段。琼脂糖凝胶的浓度越低，能分离的 DNA 分子越大；一般来说用低浓度、低电压效果较好。此法对 DNA/RNA 的构型有高度的分辨率。若用溴化乙锭（EB）、SYBR 系列、GelRed 等染色，凝胶中 1ng 的 DNA 即可以被观察到。

（4）等电聚焦电泳：由于不同的蛋白质有着不同的氨基酸组成，所以每种蛋白质的等电点是不同的，可以利用该性质对其进行分析和分离。等电聚焦就是在电解槽中放入不同等电点的两性电解质载体，当通以直流电时，即形成一个由阳极到阴极逐步增加的 pH 梯度，当把两性大分子放入此体系中时，蛋白质移动并聚焦于相当于其等电点的 pH 的位置。

4. 相关术语　电渗（electroosmosis）：在电场中，液体对于固定相的相对移动称为电渗。产生电渗现象的原因是载体中常含有可电离的基团，如滤纸中含有羟基而带负电荷，与滤纸相接触的水溶液带正电荷，液体便向负极移动。由于电渗现象往往与电泳同时存在，所以带电粒子的移动距离也受电渗影响，如电泳方向与电渗相同，则实际电泳的距离等于电泳距离加上电渗的距离。琼脂中含有琼脂果胶，其中含有较多的硫酸根，所以在琼脂电泳时电渗现象很明显，许多球蛋白均向负极移动。电渗所造成的移动距离可用不带电的有色染料或有色葡聚糖点在支持物的中心，以观察电渗的方向和距离。

五、色谱（层析）

1. 原理　利用不同溶质（样品）与固定相和流动相之间的作用力（分配、吸附、离子交换等）的差别，当两相做相对移动时，各溶质在两相间进行多次平衡，使各溶质达到相互分离的目的，色谱法又称层析法。根据物质的分离机制，又可以分为吸附色谱、分配色谱、离子交换色谱、凝胶色谱等，其基本原理简述如下：

吸附色谱是利用固定相吸附中心对物质分子吸附能力的差异实现对混合物的分离，吸附色谱的色谱过程是流动相分子与物质分子竞争固定相吸附中心的过程。

分配色谱是利用固定相与流动相之间对待分离组分溶解度的差异来实现分离，其本质上是组分分子在固定相和流动相之间不断达到溶解平衡的过程。

离子交换色谱是利用被分离组分与固定相之间发生离子交换的能力差异来实现分离，离子交换色谱的固定相一般为离子交换树脂，固定相的固有离子与待分离组分中的离子之间相互争夺固定相中的离子交换中心，并随着流动相的运动而运动，最终实现分离。

凝胶色谱的原理类似于分子筛，即依据待分离组分分子量的不同，进入或者不进入固定相凝胶（如葡聚糖凝胶）的孔隙中，不能进入凝胶孔隙的分子会很快随流动相洗脱，而能够进入凝胶孔隙的分子则需要更长时间的冲洗才能够流出固定相，从而实现了根据分子量差异对各组分的分离。

2. 主要分类　根据操作方式的不同可分为：柱色谱法、薄层色谱法和纸色谱法；依据流动相的种类又可以分为：气相色谱法、液相色谱法、超临界流体色谱法等。实验室常见的色谱法简述如下：

（1）柱色谱法：最原始的色谱方法，该方法将固定相注入下端塞有棉花或滤纸的玻璃管中，将被样品饱和的固定相粉末摊铺在玻璃管顶端，以流动相洗脱。常见的洗脱方式有两种：一种是自上而下依靠溶剂本身的重力洗脱，另一种是自下而上依靠虹吸作用洗脱。收集分离后的纯净组分也有两种不同的方法：一种方法是在柱尾直接接受流出的溶液，另一种方法是烘干固定相后用机械方法分开各个色带，以合适的溶剂浸泡固定相提取组分分子。柱色谱法被广泛应用于各种混合物的分离。

（2）薄层色谱法：该法将固定相涂布在金属或玻璃薄板上形成薄层，用毛细管或者其他工具将样品点于薄板一端，之后将点样端浸入流动相中，依靠虹吸作用使流动相溶剂沿薄板上行展开样品。薄层色谱法成本低廉、操作简单，广泛应用于样品的检测。

（3）纸色谱法：该法是利用滤纸作载体，滤纸上吸附着的水（含 20% ～ 22%）为常用固定相。把欲分离的物质点样至滤纸上，然后用溶剂展开，各组分在滤纸的不同位置以斑点形式显现，根据滤纸上斑点位置及大小进行定性和定量分析。主要用于多官能团或高极性化合物如醇类、氨基酸、糖类和黄酮类等化合物的分离检验。

（4）液相色谱法：是目前应用最多的色谱分析方法，液相色谱系统由流动相储液瓶、输液泵、进样器、色谱柱、检测器和记录器组成。色谱柱是实现物质分离的核心，最常用的是 C18 填料的色谱柱，商品化色谱柱的种类非常丰富，可根据实际情况进行选择。该法应用非常广泛，几乎遍及定量定性分析的各个领域。

3. 应用　色谱法的应用可以根据目的分为制备型色谱和分析型色谱两大类。制备型色谱的目的是分离混合物，获得一定数量的纯净组分，如对中药的分离纯化以得到单体成分。分析型色谱的目的是定量或者定性测定混合物中各组分的性质和含量，因其灵活多样，在生物医药领域中有着广泛的应用，可以实现性质极为相近化合物的分离，如各种氨基酸、核苷酸、糖、蛋白质、中药组分等。

4. 相关术语　保留时间（retention time）：在柱色谱中，样品从进入色谱柱到流出色谱柱所需要的时间。不同的物质在不同的色谱柱上以不同的流动相洗脱会有不同的保留时间，因此保留时间是色谱分析法比较重要的参数之一。在薄层色谱中，没有样品进入和流出固定相的过程，因此人们用比移值（Rf 值）标示物质的色谱行为。比移值是一个与保留时间相对应的概念，它是样品点在色谱过程中移动的距离与流动相前沿移动距离的比值。

第四节　实验设计基本原则

在医学科研实验中，一定要遵循实验设计基本原则，否则会直接影响实验的可信度和学术质量。实验设计的基本要素包括：①受试对象：是处理因素作用的客体，根据受试对象不同，实验可以分为 3 类：动物实验、临床试验、现场试验；②处理因素：是研究者根据研究目的而施加的特定的实验措施，又称为受试因素；③实验效应：是处理因素作用下，受试对象的反应或结局，它通过观察指标来体现。根据实验目的设计实验的方法和步骤，必须遵循以下 4 条原则：

一、科学性原则

科学性原则是指整个设计思路和实验方法的确定都不能偏离生物学基本知识和基本原理，以及其他学科领域的基本原则。选题必须有依据，要符合客观规律，符合逻辑性。生物学实验中，一种生命现象的发生往往有其复杂的前因后果，就需要从不同角度全面地分析问题。分析问题、设计实验的全面性和科学性体现了逻辑思维的严密性。

二、随机性原则

随机是指分配于实验各组对象（样本）是由实验对象的总体中任意抽取的，即在将实验对象分配至各实验组或对照组时，它们的机会是均等的。如果在同一实验中存在多个处理因素，如先后观察多种药物的作用，则各处理因素施加顺序的机会也是均等的。通过随机化，一是尽量使抽取的样本能够代表总体，减少抽样误差；二是使各组样本的条件尽量一致，消除或减少组间人为的误差，从而使处理因素产生的效应更加客观，便于得出正确的实验结果。

完全随机分组：该分组方法是利用随机数对实验单位进行分组。

区组随机分组：区组是由若干特征相似的实验单位组成。如同一窝实验动物，性别相同、体重相近的受试对象都可以是同一个区组。区组随机分组是将每一区组内的处理顺序随机排列，以达到随机的目的。

分段随机分组：若样本含量大，可采用分段随机分组。其基本方法是将分组过程分为多个阶段进行，每个阶段只对若干个受试单位随机分组。

三、可重复性原则

同一处理在实验中出现的次数称为重复，重复的程度表现为样本含量的大小和重复次数的多少，重复的样本含量越多、重复次数越多，越能反映出随机变异的客观情况。但样本量与重复次数也不宜过大、过多，只要能满足此项科研实验结果、能如实地做出科学估计的水准即可。重复既能降低实验误差，扩大实验的代表性，又能估计实验误差的大小，判断实验可靠程度。

四、对照性原则

生物学实验中的无关变量很多，必须严格控制，要平衡或消除无关变量对实验结果的影响，对照实验的设计是消除无关变量影响的有效方法，可有效鉴别处理因素与非处理因素之间的差异。由于同一种实验结果可能会被多种不同的实验因素所引起，因此如果没有严格的对照实验，即使出现了某种预想的实验结果，也很难保证该实验结果是由某处理因素所引起的，这样就使得所设计的实验缺乏应有的说服力，所以大多数实验都要有相应的对照实验。常见的对照实验包括空白对照、实验对照、自身对照、组间对照等。

1. 空白对照　是一种不施加任何处理的对照，简单易行，有时又称正常对照。在动物实验中经常采用。

2. 实验对照　是对照组不施加处理因素，但施加某种与处理因素有关的实验因素的对照。当处理因素的施加伴随其他因素时，且这些因素有可能影响实验结果，应该设立实验对照以保证组间的均衡性。例如，在动物实验中，研究切除甲状腺对白细胞生成的影响，对照组也必须进行麻醉、手术切开、暴露甲状腺、缝合等手术操作，只是不切除甲状腺，又称为假手术组。

3. 自身对照　是对照与实验在同一受试对象进行的一种对照。这种对照形式不需要另设对照组，可节省样本量，并避免个体差异所引起的误差。由于简单易行，使用广泛，在实验中常将处理前作为对照。

4. 组间对照　是指把动物分成给药组和对照组进行比较。对照的性质有两种，即空白对照和已知药物对照（平行对照）。后者用具有肯定药理作用的标准药物。空白对照的目的在于排除可能出现的假阳性反应；已知药物对照的目的在于排除可能出现的假阴性反应。

科学、随机、对照、重复是保证实验结果准确的基本原则。任何实验都必须有足够的实验次数才能判断结果的可靠性，设计实验只能进行一次而无法重复就得出相应的结论是不可取的。一份完整的实验设计方案，应该包括：实验名称、实验目的、实验原理、实验对象、实验条件、实验材料、实验步骤、实验现象、实验结果的假设和预期、实验结果的分析和讨论等内容。

第五节　常用实验动物及特点

掌握实验动物的生物学特性，有益于在科学研究中正确选择所需的实验动物品种品系，确保动物实验结果的准确性、重复性。用于科学研究的实验动物种类繁多，其中最常用且用量较大的是小鼠、大鼠、豚鼠、家兔等。

一、小鼠（Mouse，Mus musculus）

1. 生物学特性和生理特点

（1）小鼠属于脊椎动物门，哺乳纲，啮齿目，鼠科，小鼠属动物。嘴尖，头呈锥体形，嘴脸前部两侧有19根触须，耳耸立呈半圆形。尾长约与体长相等，有4条明显的血管，其中左右两侧及背侧各一根静脉。尾部覆有小角质鳞片，其数量小于200片。小鼠体形小，成年鼠身长、体重因品种不同而不同。一般雄鼠大于雌鼠，封闭群大于近交系小鼠。被毛颜色有白色、野生色、黑色、肉桂色、褐色、白斑等。健康小鼠被毛光滑紧贴体表，四肢匀称，眼睛亮而有神。

（2）小鼠喜居于光线暗的安静环境，习于昼伏夜动，喜欢啃咬。小鼠白天活动较少，夜间却十分活跃，互相追逐配种，忙于觅食饮水。小鼠是典型的啮齿类群居动物，门齿终身生长，故其有啃咬习惯，以此来磨损门齿以保持门齿长度固定。

（3）性情温顺，胆小怕惊。小鼠经长期的培育，性情温顺，一般很少相互斗架，在用于实验研究时，易于抓捕，不会主动咬人，操作方便，是理想的实验动物。小鼠在罐、盒内饲养时很温顺，但当置于罐、盒外时，会很快恢复到处乱窜的野性。

（4）体小娇嫩，不耐饥饿，不耐冷热，对环境的适应性差。对疾病的抵抗力也差，因而遇到传染病时往往会发生成群死亡。如果饲料中断和饮水中断会发生休克，恢复后对体质会带来严重损害。特别怕热，一出汗就易得病死亡，如果饲养温度超过 32℃，常会造成小鼠死亡。

（5）对外来刺激极为敏感。对于多种毒素和病原体具有易感性，反应极为灵敏，如百万分之一的破伤风毒素能使小鼠死亡。对致癌物质也很敏感，自发性肿瘤多。

（6）性成熟早，繁殖力强。小鼠 6 ～ 7 周龄时性成熟，妊娠期为 19 ～ 21 天，哺乳期为 20 ～ 22 天，每胎产仔数为 8 ～ 15 只，一年产仔胎数 6 ～ 10 胎，属全年、多发情性动物，繁殖率很高，生育期为 1 年。

（7）小鼠出生时体重约 1.5g，哺乳 1 个月后可达 12 ～ 15g，哺乳、饲养 1.5 ～ 2 个月即可达 20g 以上，可供实验需要，在短时间内可提供大量的实验动物。饲料消耗量少，一只成年小鼠的食料量为 4 ～ 8g/d，饮水量 4 ～ 7mL/d，排粪量 1.4 ～ 2.8g/d，排尿量 1 ～ 3mL/d。

（8）小鼠发育成熟时体长小于 15.5cm，体重雌性为 18 ～ 40g，雄性为 20 ～ 49g，有胆囊，胃容量小，肠内能合成维生素 C，小鼠的染色体为 20 对，寿命 2 ～ 3 年。

（9）小鼠的体温 38℃（37 ～ 39℃），呼吸频率 163 次 / 分（84 ～ 230 次 / 分），心跳频率 625 次 / 分（470 ～ 780 次 / 分），耗氧量 1530mm^3/g 活体重，通气量 24mL/min（11 ～ 36mL/min），潮气量 0.15mL（0.09 ～ 0.23mL），收缩压 113mmHg（95 ～ 125mmHg）、舒张压 81mmHg（67 ～ 90mmHg），红细胞总数 9.3 百万 /mm^3（7.7 ～ 12.5 百万 /mm^3），血红蛋白 14.8g/100mL［(10 ～ 19) g/100mL］，白细胞总数 8.0 千 /mm^3［(6 ～ 12) 千 /mm^3］，总蛋白 4.8g（4.2 ～ 5.5g）。

2. 常用品种及品系

（1）KM 小鼠（昆明小鼠）：白色，1926 年美国 Rockfeller 研究所从瑞士引入白化小鼠培育成瑞士种小鼠（Swiss）。1946 年我国从印度 Haffkine 研究所将瑞士种小鼠引入云南昆明，1952 年由昆明引入北京生物制品所，1954 年推广到全国各地。该小鼠特点是高产、抗病力强、适应性强，常见的自发肿瘤为乳腺瘤，发病率约 25%。国内各地 KM 小鼠遗传背景不太一致。它是我国应用最广泛、使用数量最多的远交群小鼠。

（2）NIH 小鼠：白色，由美国国立卫生研究院培育而成，繁殖力强，产仔成活率高，雄性好斗致伤。广泛用于药品的药理和毒理研究以及生物制品检定。

（3）C57BL 小鼠：黑色，乳腺瘤发病率低，对化学致癌剂不敏感。全身照射后淋巴瘤发病率 90%～100%。干扰素产量高。常被认作"标准"的近交系，为许多突变基因提供遗传背景。

（4）BALB/c-nu 小鼠："裸鼠"，起源于 20 世纪 60 年代初，格里斯特（Gist）博士最先在其饲养的白化种群小鼠（非近交系）中偶然发现的，个别天然无毛的小鼠。1966 年，爱丁堡动物遗传研究所的佛拉纳根（Flanagan）从 Gist 处寻得 3 只裸鼠，通过遗传和生物学特性分析，确定出无毛突变基因杂合子母代，利用这对杂合子和它们的后代建立了裸鼠群，用"nu"表示该突变基因，并命名为 Nude 小鼠。1968 年，佩蒂路易斯（Pantelouris）从爱丁堡动物遗传研究所得到了裸鼠，并在解剖过程中意外地发现裸鼠胸腺发育不全。为开展细胞免疫学的研究，常需通过外科手术摘除胸腺，而无胸腺的 Nude 小鼠成了一种天然免疫缺陷动物模型，该裸露表型的发现，引起了科学界的广泛关注。1985 年，查尔斯河实验室得到了常用的自交系小鼠 BALB/c-nu。

3. 主要用途　在哺乳类实验动物中，由于小鼠体型小，饲养管理方便，易于控制，生产繁殖快，研究最深，有明确的质量控制标准，已拥有大量的近交系、突变系和封闭群，近年来遗传工程小鼠的培育迅速增加，因此在各种实验研究中，用量最大，用途最多。由于动物遗传均一，个体差异小，可根据实验要求选择不同品系或同胎小鼠做实验，也可选择同一品种（或品系）、同年龄、同体重、同性别的小鼠做实验，实验结果精确、可重复性好。

（1）安全性和毒性试验：常选用小鼠进行食品、化妆品、药物化工产品等的安全性实验，急性、亚急性、慢性、毒性试验，还可做致畸、致癌致突变试验，半数致死量测定（LD_{50}）等。

（2）生物效应测定和药物效价比较：广泛用于血清、疫苗等生物制品的鉴定，进行生物效应实验和各种药物效价测定。

（3）药物的筛选：筛选试验多半从小鼠做起，筛选各种药物对疾病有无防治作用，获得可靠疗效效果后，再用其他动物进一步确定。

（4）微生物寄生虫病学研究：小鼠对多种病原体有敏感性，尤其是在病毒学研究中应用更为广泛。适合于研究血吸虫、疟疾、锥虫、流行感冒脑炎、狂犬病、脊髓灰质炎、淋巴脉络丛脑膜炎、支原体、巴氏杆菌和沙门氏菌引起的感染性疾病等。

（5）放射学研究：小鼠对放射线的反应与人的反应有可比性，可用来研究照射剂量、辐射效应等。

（6）肿瘤学研究：小鼠肿瘤发病率高，近交系组织相容性好，肿瘤移植较易生长，应用广泛。可诱发各种肿瘤，做成肿瘤模型，进行肿瘤病因学研究。也可用自发性肿瘤小鼠筛选抗肿瘤药物，如：小鼠肝癌 H22、肉瘤 S80，胸腺严重缺陷的裸鼠可接受人类多种肿瘤细胞的植入，是癌瘤细胞的良好媒介，非常适合研究各类肿瘤生长发育、转移和治疗。

（7）避孕药研究：小鼠有规律的发情周期、排卵，妊娠有明显指标，易于检测，价格便宜，常用来做抗生育、抗着床、抗早孕、抗排卵实验，很适宜进行避孕药研究。

（8）镇咳药研究：小鼠有咳嗽反应，因而成为研究镇咳药物必选的实验动物。

（9）遗传性疾病研究：小鼠有多种品系，有些有自发性遗传病，如小鼠黑色素病、白化病、家族性肥胖、遗传性贫血等。与人发病相似，可被用作人类遗传性疾病的动物模型。

（10）免疫学研究：各种免疫缺陷小鼠，如纯系新西兰黑色小鼠（NZB）有自身免疫性溶血性贫血、AKR/N 品系小鼠有补体 C5 缺损、CBA/N 小鼠有 B 细胞的免疫缺陷等，都是研究免疫机制和免疫缺陷病的良好实验动物。

（11）老年学研究：小鼠寿命短，传代时间短，使他们在老年学研究中极为有用。很多抗衰老药物的研究可在小鼠上进行。

二、大鼠（Rat，Rattus norvegicus）

1. 生物学特性和生理特点

（1）大鼠属于脊椎动物门、哺乳纲、啮齿目、鼠科、大鼠属动物。实验大鼠是野生大鼠褐家鼠的变种，起源于亚洲，于 17 世纪初期传到欧洲，18 世纪中期，野生大鼠及白化变种首次用于实验。大鼠外观与小鼠相似，但个体较大。

（2）大鼠喜欢夜间活动，白天常挤在一起闭目休息。进食、交配和分娩多在夜间发生。同小鼠一样，大鼠门齿终身生长，需通过磨损门齿以保持门齿长度固定。

（3）大鼠性情温顺，易于捉取，但当粗暴操作或营养缺乏时可攻击人或互相撕咬，互相撕咬严重时可致死。大鼠具有群居优势，同笼多个饲养比单个饲养的大鼠体重增长快、性情温顺、易于捉取，单个饲养的则胆小易惊、不易捕捉。

（4）大鼠对各种刺激很敏感，环境条件的微小变化即可引起大鼠的应激反应，强烈的噪声可导致大鼠恐慌、互相撕咬、食仔等现象。对空气相对湿度耐受性差，如空气过于干燥，相对湿度低于 40% 时，常发生坏尾症，还会引起哺乳母鼠食仔现象发生。大鼠对空气中的粉尘、氨气、硫化氢等极为敏感，易发呼吸道疾病。

（5）大鼠是杂食动物，嗅觉发达，味觉很差，随时采饮，以谷物为主兼食肉类。对营养缺乏敏感，特别是维生素和氨基酸缺乏时，可发生典型的缺乏症状。大鼠汗腺极不发达，仅在爪垫上有汗腺，尾巴是散热器官。当环境温度过高时，靠流出大量唾液调节体温，但当唾液机能失调时，易中暑死亡。

（6）大鼠繁殖快，大鼠 2 月龄时性成熟，性周期 4 天左右，妊娠期 20（19～22）天，哺乳期 21 天，每胎产仔平均 8 只，为全年、多发情性动物。

（7）新生大鼠体重为 5～6g，45 天体重可达 180g 以上。一般成年雄鼠 300～

600g，雌鼠 250～500g，寿命为 2～3 年。大鼠无胆囊，不能呕吐，药理实验时应予注意，不能用于呕吐实验。肝脏再生能力强，切除 60%～70% 的肝叶仍有再生能力。

（8）大鼠的体温 39℃（38.5～39.5℃），呼吸频率 85.5 次 / 分（66～114 次 / 分），心跳频率 475 次 / 分（370～580 次 / 分），通气量 7.3mL/min（5～10.1mL/min），潮气量 0.86mL（0.6～1.25mL），耗氧量 2000mm^3/g 活体重，麻醉时收缩压 116mmHg（88～138mmHg），红细胞总数 8.9 百万 /mm^3（7.2～9.6 百万 /mm^3），血红蛋白 148g/100mL（12～17.5g/100mL）血，白细胞总数 5000～15 000/mm^3，血小板 10～30 万 /mm^3，血容量占体重的 7.4%，红细胞比重 1.090，总蛋白 7.2g（6.9～7.6g）。

2．常用品种及品系

（1）Wistar 大鼠：白化，1907 年由美国 Wistar 研究所育成，我国从日本、苏联引进，是我国引进最早的大鼠品种。其特点为头部较宽、耳朵较长、尾长小于身长；性周期稳定、繁殖力强、产仔多；生长发育快，性情温顺，对传染病的抵抗力较强，自发肿瘤发生率较低；10 周龄雄鼠体重可达 280～300g，雌鼠体重可达 170～260g。

（2）Sprague dawley（SD）大鼠：白化，1925 年美国 Sprague dawley 农场用 Wistar 培育而成。其特点为头部狭长，尾长接近身长，产仔多，生长发育较 Wistar 快，抗病能力尤以对呼吸系统疾病的抵抗力强；自发肿瘤率低，对性激素感受性高；10 周龄雄鼠体重可达 300～400g，雌鼠可达 180～270g。SD 大鼠常用于营养学、内分泌学和毒理学研究。

（3）裸大鼠：1953 年在英国 Rowett 研究所发现并培育而成。主要特点：体毛稀少，成年鼠尾根部常多毛，2～6 周龄皮肤上有棕色鳞片状物，随后变得光滑，发育相对缓慢，体重约为正常大鼠的 60%～70%，在隔离环境下可活 1～1.5 年。裸大鼠为先天无胸腺，T 细胞功能缺陷，同种或异种皮肤移植生长期达 3～4 个月以上；B 细胞功能一般正常，NK 细胞活力增强。裸大鼠主要用于肿瘤方面的研究。

3．主要用途

（1）生理学研究：大鼠在生理学研究中的应用比较广泛。大鼠垂体 - 肾上腺系统发达，垂体摘除比较容易。可用来进行肾上腺、垂体和卵巢等内分泌功能研究。利用大鼠对新环境易适应，有探索性，易训练，对惩罚和暗示敏感的特性进行行为学研究和高级神经活动的研究。大鼠无胆囊，但胆总管较大，可用胆总管插管，收集胆汁，研究消化功能。

（2）药物学研究：大鼠血管对药物反应敏感，适合研究心血管药物的药理。大鼠足趾肿胀法是常用的抗炎药物筛选的方法，大鼠踝关节对炎症反应敏感，可用于关节炎药物研究。大鼠是进行药物评价的主要实验动物。

（3）代谢性疾病研究：可应用大鼠研究动脉粥样硬化、淀粉样变性、酒精中毒、十二指肠溃疡、营养不良等代谢病。

（4）营养学研究：由于大鼠杂食，解剖、生理与人相似，生长代谢快，常用于维生素、蛋白质缺乏，氨基酸和钙磷代谢的研究。大鼠是第一种用于营养学研究的实验动物，为人类营养研究做出了突出贡献，维生素 D 就是用大鼠研究而发现的。

（5）肿瘤研究：很多肿瘤可以移植到大鼠身上进行研究，大鼠易患肝癌，可人工复制大鼠肝癌、食管癌等动物模型。

（6）遗传学研究：大鼠的毛色变形很多，可用来研究毛色记忆遗传，验证孟德尔遗传定律。是一些遗传病如脑积水、听觉障碍、耳聋、白内障、丘脑下部尿崩症、肥胖与高血压等的良好动物模型，还可制成相似于人的实验诱发性遗传缺陷疾病动物模型。

（7）传染病研究：用于研究副伤寒、流感、厌氧菌、假结核、霉形体、巴氏杆菌、葡萄球菌、念珠状链杆菌、黄曲霉菌和烟曲霉菌等微生物及其引起的传染病。

（8）其他疾病研究：如支气管肺炎、多发性关节炎、化脓性淋巴结炎、中耳疾病和内耳炎。大鼠肝切除 60% ～ 70%，仍有再生能力，可用于肝外科实验。大鼠还可用于计划生育的畸胎学、避孕药研究和放射学研究。

三、家兔（Rabbit，Oryctolagus curiculus）

1. 生物学特性和生理特点

（1）家兔属哺乳纲、啮齿目、兔科，草食性单胃哺乳动物。饲养原则是以青粗食米为主，精饲料为辅。家兔眼球甚大，虹膜内有色素细胞，眼睛的颜色就是由该色素细胞所决定的。白家兔眼睛的虹膜完全缺乏色素，眼内由于血管内血色的透露，故看起来是红色的。

（2）家兔喜欢独居，白天活动少，都处于假眠或休息状态，夜间活动大，吃食多。有啃木、扒土的习惯。

（3）家兔体小力弱、胆小怕惊、怕热、怕潮，喜欢安静、清洁、干燥、凉爽的环境，不能忍受污秽的条件。家兔有食粪癖，喜直接从肛门口吃粪，有时晚上也吃自己白天的粪便。

（4）家兔的被毛发达，汗腺较少，能忍受寒冷但不能耐受潮热。家兔喜欢磨牙，有啃咬的习惯，因其门牙终生处于不断成长的状态。家兔耳大、血管清晰，便于注射和取血。

（5）家兔为恒温动物，对体温变化十分灵敏，最易产生发热反应，而且发热反应典型、恒定。小鼠、大鼠和豚鼠恒温功能差，对发热刺激的反应低，有时热原性物质刺激时体温反而下降。家兔颈神经血管束中有 3 根粗细不同的神经。最粗、白色者为迷走神经；较细，呈灰白色者为交感神经；最细者为减压神经（家兔颈部减压神经为独立分支，而人、犬、猫等非独立），位于迷走神经和交感神经之间，属于传入神经。家兔肠壁薄，对儿茶酚胺类药物和其他药物反应灵敏。猫、犬等肠壁厚，反应迟钝。未妊娠兔的离体子宫对 α 受体激动药十分敏感，可使之强烈收缩。

（6）家兔 3.5～4 月龄性成熟，妊娠期短，仅为 30 天左右，年产 4～6 胎，每胎产仔 6～8 只，多可达 14 只，繁殖能力强。

（7）仔兔初生重一般为 50g 左右，4 周龄幼兔体重为初生重的 8～9 倍，成长发育快。家兔寿命一般 5～9 岁，最高可大 12 岁。

（8）家兔正常体温 39.0℃（38.5～39.5℃）、皮肤温度 33.5～36℃，心跳频率（258±2.8）次/分，动脉血压 110mmHg（95～130mmHg），循环血量（59±2.3）mL/kg，呼吸频率 51 次/分（38～60 次/分），潮气量 21.0mL（19.3～24.6mL），通气率 1070mL/min（800～1140mL/min），耗氧量 640～850mm³/g 活体重，红细胞总数 $5.7×10^{12}/L$ [（4.5～7.0）$×10^{12}/L$]，血红蛋白 119g/L（80～150g/L），白细胞总数 $9.0×10^9/L$ [（6.0～13.0）$×10^9/L$]，血小板（280±20）$×10^9/L$，血液 pH 为 7.58，红细胞比重 1.090，血浆比重 1.024～1.037，血总量占体重的 5.46%～8.7%，染色体 22 对。

2. 常用品种及品系　在国际上实验用兔多达数十个品种，但主要品种是新西兰白兔（New Zealand white rabbit）和弗莱密希兔（Flemishgiant rabbit）等品种。我国比较常用的实验家兔品种有日本大耳白兔、新西兰白兔、青紫蓝兔和中国白兔 4 个品种。1983 年，卫生部确定日本大耳白兔和新西兰白兔为全国卫生系统通用的实验家兔品种。

（1）新西兰白兔：原产美国，是世界上著名肉用兔品种。该兔于 20 世纪初在美国育成，也是美国用于实验研究较多的品种，已培育成近交品系。外貌特征：被毛全白，头宽圆而粗短，耳较宽厚而直立，臀圆，腰肋部肌肉丰满，四肢粗壮有力。体型中等，成兔体重 4～5kg，繁殖力强，平均每胎产仔 7～8 只。该品种性情温和，易于管理，广泛用于皮肤反应试验、热原实验等方面。

（2）日本大耳白兔：原产日本，用中国兔与日本兔杂交培育而成。外貌特征：被毛全白，眼睛红色，耳大、薄，向后方竖立，耳根细，耳端尖，形同柳叶，母兔颌下有肉髯。体型中等偏大，成兔体重 4～5kg。由于耳长大且血管清晰便于取血和注射，是一种理想的实验用兔。

（3）青紫蓝兔：原产于法国，因毛色与南美的青紫蓝绒鼠相像而得名。每根毛分为三段颜色，毛根灰色，中段灰白，毛尖黑色，吹开被毛呈现彩色轮状漩涡。耳尖、尾、面部为黑色，眼圈、尾底及腹部呈白色。此兔体质强壮，适应性强，性情温顺，生长较快，繁殖力和泌乳力都较好。在国内分布较广，是国内使用较多的实验用兔之一。

3. 主要用途　家兔被广泛地应用于生物医学的急性实验、内分泌实验、物质代谢实验、药理学实验等方面的研究。

（1）热原实验：家兔对热原物质反应灵敏，最易产生典型、恒定的发热反应，常用于药品和生物制品检验。

（2）在微生物学、免疫学和生物制品方面的应用：家兔对多种微生物都非常敏感，因此可建立天花、脑炎、狂犬病、慢性葡萄球菌骨髓炎和血吸虫病、弓形虫病等疾病的动物模型，用于研究人体相应的疾病。抗原刺激机体后，家兔体液免疫应答反应强烈，被广泛用于制备高效价和特异性强的免疫血清。另外，兔病毒性出血症疫苗、猪支原体乳兔疫苗等生物制品均是通过家兔研制的。

（3）心血管疾病及肺源性心脏病的研究：家兔颈部神经血管和胸腔很适合做急性心血管实验；可以复制心血管病和肺源性心脏病的动物模型；家兔形成的高脂血症、主动脉粥样硬化斑块、冠状动脉粥样硬化等病变与人类的病变基本相似。家兔是复制糖尿病模型、快速性心律失常模型等人类疾病模型的常用实验动物。

（4）其他方面：家兔的眼球大，便于进行手术操作和观察，是眼科研究中最常用的动物。家兔是口黏膜病、牙周病、整形材料毒性试验以及唇裂等畸形研究的良好实验动物。还可用于化妆品对皮肤影响的研究，生物制品的毒素、类毒素的皮肤反应试验研究等。

四、豚鼠（Guinea pig，Cavia porcellus）

1. 生物学特性和生理特点

（1）豚鼠属哺乳纲，啮齿目，豚鼠科。又名天竺鼠、海猪、荷兰猪。豚鼠是草食性动物，嚼肌发达而胃壁非常薄，盲肠特别膨大，约占腹腔的1/3容积。

（2）豚鼠喜群居，头大、颈短、耳圆、无尾，全身被毛，四肢较短，前肢有四趾，后肢有三趾，有尖锐短爪，不喜于攀登和跳跃。

（3）豚鼠习性温顺，胆小易惊，有时发出吱吱的尖叫声，喜干燥清洁的生活环境，但脚趾锋利，如操作不当，可造成抓伤。

（4）豚鼠嗅觉、听觉较发达，对各种刺激均有极高的反应，如对音响、嗅味和气温突变等均极敏感，故在空气浑浊和寒冷环境中易发生肺炎，并引起流产，受惊时也易流产。耳蜗管敏感，便于做听力实验。

（5）豚鼠体内不能合成维生素C，所需维生素C必须来源于饲料中。人、灵长类及豚鼠体内缺乏合成维生素C的酶，因此饲养豚鼠时，需在饲料或饲水中加维生素C或给予新鲜蔬菜，当维生素C缺乏时出现坏血症，其症状之一是后肢出现半瘫痪，冬季尤其易患，补给维生素C则症状消失。

（6）豚鼠易引起变态反应，血清诊断学上的"补体"即是由豚鼠血清制成的。豚鼠能耐低氧、抗缺氧，比小鼠强4倍，比大鼠强2倍。

（7）豚鼠属于晚成性动物，妊娠期68天（62～72天），初生体重50～115g。哺乳期21天，产仔数3.5只（1～6只），寿命4～5年。由于胚胎在母体发育完全，出生后即已完全长成，全身被毛，眼张开，耳竖立，并已具有恒齿，产后1小时即能站立行走，数小时能吃软饲料，2～3天后即可在母鼠护理下一边吸吮母乳，一边吃青饲料或混合饲料，迅速发育生长，一般2月龄豚鼠体重可达350g以上。

（8）豚鼠正常体温38.6℃（37.8～39.5℃），心跳频率280次/分（200～360次/分），呼吸频率90次/分（69～104次/分），潮气量1.8mL（1.0～3.9mL），通气率16mL/min（10～28mL/min），耗氧量816mm³/g活体重，血压75～120mmHg，红细胞总数5.6×10^{12}/L［$(4.5 \sim 7.0) \times 10^{12}$/L］，血红蛋白144g/L（110～165g/L），白细胞总数$(5 \sim 6) \times 10^9$/L，血小板116×10^9/L，血浆总蛋白5.4g（5.0～5.6g），血容量占体重的6.4%，染色体32对。

2. 常用品种及品系

（1）英国种：毛短，体格健壮，毛色有纯白、黑色、棕黑色、棕黄色、灰色等，其生长迅速，繁殖力强，性情活泼温顺。我国各研究教学单位使用的豚鼠多为短毛的英国种豚鼠。

（2）近交系2：此品系于1906年引自美国农业部，1950年引入美国国立卫生研究院（NIH），并分布于世界各国，其毛色为三色（黑、红、白），大部分在头部，其体重小于13系，但脾脏、肾脏和肾上腺大于13系，老龄豚鼠的胃大弯、直肠、肾、腹壁横纹肌、肺和主动脉等部都有钙质沉着，对结核杆菌抵抗力强，血清中缺乏诱发迟发型超敏反应的因子，而对实验诱发自身免疫性甲状腺炎却比13系敏感。

（3）近交系13：其毛色也有三色（黑、白、红），大部分在头部，其育成历史与2系相同，所有的亚系都是从美国NIH输出的，这个品系对结核杆菌抵抗力强，性活动比2系差，体形较大，对诱发自身免疫性甲状腺炎的抵抗力比2系强，血清中缺乏诱发迟发型超敏反应的因子。

3. 主要用途　豚鼠广泛应用于医学、生物学的研究及药品、生物制品的质量鉴定和药理学等方面的各项实验，根据豚鼠的固有特性，有些实验必须使用豚鼠，不能用其他动物代替。

（1）药物学：豚鼠妊娠期长，胎儿发育完全，幼鼠形态功能已成熟，适用于药物或毒物对胎儿后期发育影响的试验。豚鼠对多种抗生素类药物非常敏感，是研究抗生素如青霉素的专门动物。豚鼠还用来研究麻醉药及镇咳药的药效。

（2）免疫学：豚鼠特别是老龄雌鼠的血清中含有丰富的补体，是所有实验动物中补体含量最多的一种动物，其补体非常稳定，免疫学实验中所用的补体多来源于豚鼠血清。由于致敏的豚鼠再次接触抗原会引起支气管平滑肌收缩甚至死亡的急性反应，因而豚鼠适合用于研究速发型过敏性呼吸道疾病。豚鼠迟发性超敏反应与人类相似，如皮内结核菌素试验，因而较适合进行这方面的研究。

（3）传染病：豚鼠对多种病原体敏感，常用于病原的分离及诊断。如豚鼠对结核杆菌有高度敏感性，感染后的病变酷似人类的进行性结核病变，是结核菌分离、鉴别、诊断和各种抗结核病药物的筛选以及病理研究的最佳动物。

（4）营养学：豚鼠体内不能合成维生素C，对其缺乏十分敏感，是研究实验性坏血病和维生素C生理功能的理想动物模型和维生素C的生物学检测的标准动物。豚鼠也可用于叶酸、硫胺素（维生素 B_1）和精氨酸的生理功能，酮性酸中毒、眼神经疾病的研究。

（5）耳科学：豚鼠耳壳大，存在明显的听觉耳动反射，耳窝对声波极为敏感，常用于听觉和内耳疾病的研究。如噪声对听力的影响、耳毒性抗生素的研究等。

第六节　实验动物的随机分组法

随机化是在大量未知的非处理因素存在的条件下，保证实验组和对照组之间均衡性的统计学手段。通过随机分组，才能尽量避免由于各种主客观因素引起的潜在的偏性，减少系统误差。数理统计学上，根据随机抽样的原则，编制了随机数字表。在进行随机分组时，应用随机数字表代替制签法。随机数字表，又称乱数表。是根据随机抽样原理编制的，由 0～9 的数字随机排列的表格，表中有各自独立的数字 2500 个，使用时应根据研究对象总体数量确定随机数字的使用位数。表中全部数字无论从横行、纵列或斜行的顺序都是随机的，使用时可自任一个数字开始，可从左而右，也可从右而左，可从上而下，也可从下而上，按顺序取得需要的数字，其结果比抽签更为理想（参看第四章中第三节"随机数字表"）。

一、完全随机法

1. 甲、乙两组完全随机法

例 1. 设有性别相同、体重在一定范围内的动物 18 只，试用完全随机法分成数量相等的甲、乙两组。

首先称量动物体重，然后按体重从轻到重依次编号为 1、2、3……18 号，在随机数字表中任一数字开始，例如自第 3 行第 6 列的数字 78 开始自左向右顺序取 18 个数字，按动物编号和随机数字表上查得的 18 个数字对应排列，并令随机数字属于单数的归于甲组，属于双数的归于乙组，如表 1-1 所示。

表1-1　动物随机分两组情况原始数据表

编号	1	2	3	4	5	6	7	8	9	10	11	12	13	14	15	16	17	18
随机数字	78	11	21	97	76	82	42	16	69	32	55	51	19	66	14	56	37	48
组别	乙	甲	甲	甲	乙	乙	乙	乙	甲	乙	甲	甲	甲	乙	乙	乙	甲	乙

这样列入甲组的有：第 2、第 3、第 4、第 9、第 11、第 12、第 13、第 17 编号共 8 只动物；列入乙组的有第 1、第 5、第 6、第 7、第 8、第 10、第 14、第 15、第 16、第 18 编号共 10 只动物，为使两组中的动物数目相等，须把乙组中的一只改为甲组。那么应该把乙组 10 只动物中的哪一只改为甲组呢？仍需用随机法来决定，为使乙组中 10 只动物都有改为甲组的机会，应用 10 除所得随机数，得余数，然后将乙组中与余数对应的动物改为甲组。如得余数 9，则应将乙组中的第 9 只动物改为甲组。对于例 1，可接续前面用过的随机数字，取第 19 个数字为 97，10 除 97 余 7，故应把乙组中的第 7 只动物（原编号 14）改为甲组，使两组动物数相同。

2. 甲、乙、丙三组完全随机分组法

例 2. 设有性别相同、体重在一定范围内的健康大鼠 15 只，试用完全随机分为数量相等的甲、乙、丙 3 组。

首先称量体重，按体重从轻到重依次编为 1、2、3……15 号，现从随机数字表上任意位置（第 8 行第 9 列）自上而下依次取 15 个数字，并与动物编号对应排列。为使每一只动物有同样分到甲、乙、丙 3 组的机会，可把每一随机数字都除以 3，余数为 0 则归甲组；余数为 1 则归乙组；余数为 2 则归丙组（表 1-2）。

表1-2 动物随机分3组情况原始数据表

编号	1	2	3	4	5	6	7	8	9	10	11	12	13	14	15
随机数字	16	79	64	33	58	95	77	16	12	62	67	26	75	37	74
除3余数	1	1	1	0	1	2	2	1	0	2	1	2	0	1	2
组别	乙	乙	乙	甲	乙	丙	丙	乙	甲	丙	乙	丙	甲	乙	丙

调整组别：根据以上列表，分配到甲组的有 4、9、13 编号共 3 只；分配到乙组的有 1、2、3、5、8、11、14 编号共 7 只；分配到丙组的有 6、7、10、12、14 编号共 5 只动物。为使 3 组动物数量相等应从乙组动物调出两只给甲组。与例 1 类似的，调用乙组动物仍用随机法，随机表上可继续向下再取两个数字：32、27，用 7 除 32、27，得余数 4、6，故把乙组的第 4、第 6 两只（原编号 5、11 号）调整到甲组去。

完全随机法可使受试动物有完全均等的机会被分配到各组而不受任何固定因素的影响，但问题是：在小样本，或者研究对象较少的临床试验中，无法保证组间数量相等。从以上两个例子也可看到，通过完全随机分组的结果，因各组数量不相等而需再进行调整，不能保证各处理组间一定达到了良好的平衡性，甚至可能出现调整后各组动物之间体重出现一定差异性。故设计实验时还常采用以下两种随机分组方法。

二、配偶随机分组法

在动物实验中，常把同窝同性别及体重相近似的两只动物作为配偶组（或配对组），每个配偶组的动物数应与处理数相同，用随机法把动物分配到各组内。分配完后，各组内动物数相等，不需再调整组别，各组体重极相近，从而减少实验误差。

例3. 设有同性别动物20只，试按配偶组设计均分为两组。

首先将动物称量体重，按体重从轻到重把体重相同或相近的动物每两只依次编为一个配偶组，计得10个配偶组，每个配偶组包含第1和第2两只动物，这两只动物应归入甲组或乙组，仍用随机法确定。在随机数字表取10个数字（第5行第12列），与10个配偶组号对应排列，令随机数字单数使配偶组第一个动物分配到甲组；双数使配偶组第一个动物分配到乙组，如表1-3所示。

表1-3　动物配偶随机分组情况原始数据表

配偶组号	1	2	3	4	5	6	7	8	9	10
随机数字	21	27	19	54	69	64	43	54	95	97
第一个动物组别	甲	甲	甲	乙	甲	乙	甲	乙	甲	甲
第二个动物组别	乙	乙	乙	甲	乙	甲	乙	甲	乙	乙

通过这样的分组，甲、乙每组都有一只极相似的动物，如以体重论，两组动物平均原始体重基本相同。

三、区组随机分组法

如果已知研究对象在某些特征上更趋向于一致（比如动物体重），可以将研究对象按照这些特征先分区组，然后在区组内部进行随机化，这样可以保证随机化后的组间基线水平更加可比。这种分组方式称为区组随机分组法。

例4. 设有性别相同的小鼠32只，将其均分为甲、乙、丙、丁4组。

首先按体重从轻到重依次编号为1、2、3……32号，使第1～第4号为一配伍组；第5～第8号为一配伍组，依次类推。在随机数字表上任意位置（第9行第6列）开始自左向右取随机数字。然后将同一配伍组中的4个随机数按照数字从小到大的顺序赋予序号1～4。序号为1则为甲组，序号为2为乙组，序号为3为丙组，序号为4为丁组。如随机数相同，则先出现的序号优先（表1-4）。

表1-4　动物随机单位分组情况原始数据表

编号	1	2	3	4	5	6	7	8	9	10	11	12	13	14	15	16
随机数字	61	74	76	79	19	88	70	39	77	47	91	58	91	66	96	68
序号	1	2	3	4	1	4	3	2	3	1	4	2	3	1	4	2
组别	甲	乙	丙	丁	甲	丁	丙	乙	丙	甲	丁	乙	丙	甲	丁	乙

编号	17	18	19	20	21	22	23	24	25	26	27	28	29	30	31	32
随机数字	52	96	34	79	36	19	49	12	16	26	44	17	64	76	58	74
序号	2	4	1	3	3	2	4	1	1	3	4	2	2	4	1	3
组别	乙	丁	甲	丙	丙	乙	丁	甲	甲	丙	丁	乙	乙	丁	甲	丙

这样分组的结果，可使每组中都随机的分配到一只体重（或其他因素）极为近似的动物。各组动物的平均体重基本相同，动物数也一样。各组分配的动物编号如下：

甲组 1、5、10、14、19、24、25、31

乙组 2、8、12、16、17、22、28、29

丙组 3、7、9、13、20、21、26、32

丁组 4、6、11、15、18、23、27、30

四、随机数表的生成方法

如手边无随机数字表，可采用计算机辅助获得，基本方法为在 Excel 表格中插入公式：

$$f（x）=1+int（rand()*99）$$

即可实现在单一表格内插入 0 ～ 99 的随机数字。然后将此公式扩展到所有需要的单元格即可。需要注意的是，Excel 生成的随机数表为伪随机数，即是计算机按照一定规则计算得到的"随机"，并不是真实的随机情况，但可用于随机分组。

第七节　实验动物的基本操作方法

一、捉拿和固定

捉拿和固定是动物相关实验操作技术中的一项基本功。只有在掌握了捉拿的基础上，才能顺利完成后续实验操作。捉拿和固定的基本原则是：首先配备相应的手套等保护措施，保证实验人员的安全，防止出现意外；其次，禁止对动物强行抓取，动作粗暴。动物，尤其是小鼠和大鼠，一般都是害怕陌生人及陌生环境，所以抓取时可能会进行防御性反抗。在捉拿和固定时要有快有慢。靠近动物时要慢，并注意观察其反应，让动物有一个适应过程。捉拿的动作应迅速而准确，力求在动物感到不安之前完成。

1. 小鼠的捉拿、固定　捉拿小鼠的方法是，从笼盒内用右手将小鼠尾部捉住并提起，放在鼠笼盖（或其他粗糙的物体表面）上，轻轻向后拉鼠尾，在小鼠向前挣脱时，用左手拇指和示指抓住两耳和颈背部皮肤，无名指、小指和手掌心夹住背部皮肤和尾根部（图1-1）。

注意事项：①小鼠的头部处于固定状态，不能随意移动；②小鼠的躯干处于竖直状态，不过分扭曲。这类捉拿方法多用于灌胃及肌内、腹腔和皮下注射等。如若进行心脏采血、解剖、外科手术等实验时，就必须要固定小鼠（参考大鼠的固定方法）。

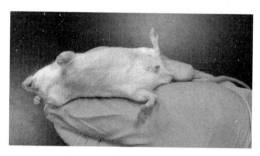

图1-1 小鼠的捉拿操作

2. 大鼠的捉拿、固定 大鼠相较于小鼠更温顺一些，但由于大鼠体型较大而更具危险性，故尽量不采用突然猛抓的办法。捉拿大鼠特别注意不能捉提尾尖部，也不能让大鼠长期悬在空中，否则容易导致尾部皮肤脱落或激怒大鼠。抓大鼠时最好戴帆布防护手套。可采用与小鼠相同的手法，即用拇、示指捏住大鼠耳朵头颈部皮肤，余下三指紧捏住背部皮肤，置于掌心中，调整大鼠在手中的姿势后即可操作（图1-2）。如需采血、手术等操作，应先将大鼠麻醉或固定。麻醉的大鼠可置于大鼠实验板上（仰卧位），用橡皮筋固定好四肢（也可用棉线），并用棉线将大鼠两上门齿固定于实验板上。如不麻醉，应将大鼠置于大鼠固定器内。大鼠的固定器如下图1-3所示。固定时，将大鼠头部置于右侧固定器口，大鼠可自行爬入固定器内。压紧右侧固定器螺丝，并调整好左侧旋钮及大鼠的后肢位置，即完成固定，固定好的大鼠见图1-4。

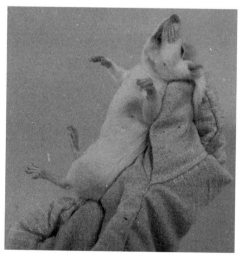

图1-2 大鼠的捉拿操作

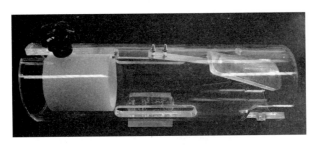

图1-3　大鼠固定器

注：左侧黑色旋钮可调节大鼠头部的深入位置；右侧压板可调节，控制大鼠下腹部以保证大鼠不会从固定器内滑出；右侧下部有两个"L"形缺口，用于放置大鼠的后肢。

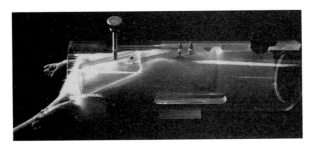

图1-4　将大鼠置于固定器内固定

3. 家兔的捉拿、固定　家兔比较温顺，通常情况下不会咬人，但由于家兔的爪子较锋利，故应避免家兔在挣扎时抓伤皮肤。常用的抓取方法是先轻轻打开笼门，一只手伸入笼内，抓住兔的颈背部皮毛，将兔轻轻提起，用另一只手托其臀部即可。在实验工作中常用兔耳做采血、静脉注射等，所以应避免抓持其耳部来完成家兔捉拿操作，同时尽量保持家兔的两耳不受损伤，如图1-5所示。

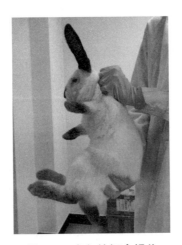

图1-5　家兔的捉拿操作

家兔的固定方法一般采用台式固定。首先通过耳缘静脉注射麻醉剂将家兔麻醉，麻醉后将家兔仰卧位固定于手术台上。用固定绳分别绑在四肢踝关节上方（打活结便于解开），然后将绳捆于兔手术台两侧的钩子上。用牙绳将兔门牙固定于兔前侧手术台钩子上，如图1-6所示。

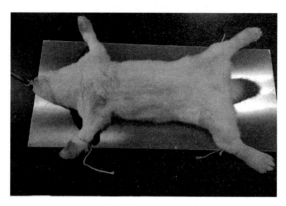

图1-6　将家兔置于兔台上固定

二、给药方法

1．口服法　是将能溶于水且在水溶液中不会自发降解的药物置于动物饮水中，不溶于水的药物混于动物饲料内，由动物自行摄入。此法优点是技术简单，给药时动物接近自然状态，适用于慢性或长期药物干预实验，如抗高血压药物的药效、药物长期毒性测试等。其缺点是在动物饮水和进食过程中，总有部分药物损失，药物摄入剂量无法准确计算，而且由于动物本身状态、饮水量和摄食不同，造成个体间差异不易计算和排除，影响对药物作用分析的准确性。

2．灌服法　是将动物捉拿或固定，强迫动物摄入药物。这种方法能准确把握给药时间和剂量，及时观察动物的给药反应，适合于急性和慢性动物实验，故应熟练掌握该项技术，避免由于操作不当引起食管出血甚至死亡。同时减少动物因强制性操作造成的不良生理反应。

强制性给药方法适用于液体或半固体药物灌服。小鼠与大鼠一般由一人操作。左手捉拿动物，使动物腹部朝向术者并使口腔与食管呈一直线。右手持连接灌胃器（小鼠一般用$12^{\#}$，大鼠一般用$16^{\#}$灌胃器）的注射器由口角处插入口腔，沿上颚壁轻轻插入食管最终抵达胃部（图1-7）。插管时应时刻注意动物反应，如插入顺利，动物安静且呼吸正常，则可注入药物；如动物剧烈挣扎或插入有阻力，应拔出灌胃管重插，如不慎将药物灌入气管，会导致动物立即死亡。

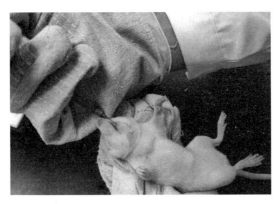

图1-7 大鼠的灌胃操作

给家兔在清醒条件下灌服时宜由 2 人操作。助手取坐位，用两腿夹住动物下肢及腰腹部，一手握持前肢以固定动物，另一手抓持双耳，并使得兔子抬头以保证口腔和食管呈一直线。灌胃者将开口器横插入兔口内并压住舌头，将胃管经开口器中央小孔插入食管 15～20cm，将胃管外口置一杯水中，无气泡冒出则确定胃管不在气管内，方可注入药物（图 1-8，图 1-9）。

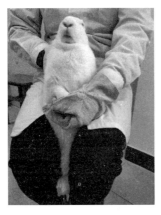

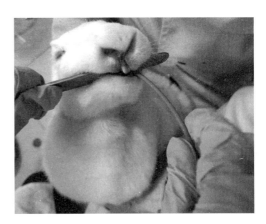

图1-8 灌胃时家兔的捉拿方法　　　　图1-9 家兔灌胃时灌胃者的操作方法

3. 注射给药

（1）皮下注射：是将药物注射于皮肤与肌肉之间，一般应由两人操作，熟练后也可一人完成。由助手将动物固定，术者用左手向上提起背部皮肤，右手持注射器刺入皱褶皮下，如针头易于左右摆动，且回抽注射器无回血，方可将药物注入。拔出针头后应轻轻按压针刺部位，以防药液流出（图 1-10）。

（2）肌内注射：肌肉血管丰富，药物吸收速度快，特别适合于家兔等肌肉发达的动物。而不适用于小鼠、大鼠或豚鼠。肌内注射一般由两人操作完成。助手固定动物，术者用左手指轻压注射部位，右手持注射器刺入肌肉，回抽注射器无回血，方可将药物注入，拔出针头后应轻轻按压针刺部位，以助药物吸收。

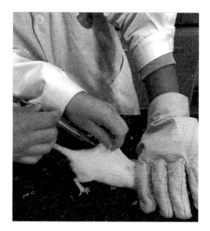

图1-10 皮下注射操作

（3）腹腔注射：腹腔吸收面积大，药物吸收速度快，是小鼠、大鼠等啮齿类动物常用给药途径之一。腹腔注射可由两人完成，熟练后也可一人完成。腹腔注射的穿刺部位一般在下腹部正中线两侧。助手将动物捉拿固定后，使其腹面向上，注射人员将注射器针头在选定部位将针头与皮肤呈30°角缓慢刺入腹腔，待刺入感觉阻力突然减小，回抽注射器无液体，方可缓慢注入药液（图1-11）。

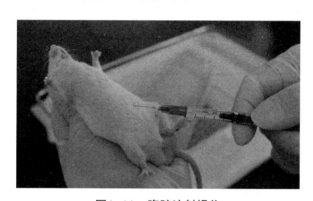

图1-11 腹腔注射操作

（4）静脉注射：是将药物直接注入血液，药物起效最快，是急性动物实验最常用的给药方法。静脉注射给药时，应考虑动物的差异选择合适的静脉血管。

1）家兔耳缘静脉注射：家兔一般选择耳缘静脉注射。兔耳有3条显著血管，为两条耳缘静脉和一条中央动脉。操作时先将家兔固定，拔除兔耳外侧缘绒毛，用乙醇擦拭或用手轻揉兔耳使耳缘静脉充分扩张。用左手拇指、示指和中指捏住兔耳待注射部位，示指垫在兔耳注射处的下方，右手持注射器由远心端将针刺入血管。再顺血管深入约1cm，回抽注射器针栓有回血，方可缓慢推注药物。注射时如感觉推注阻力很大，并且局部肿胀，表示针头已滑出血管，应在近心端重新穿刺。注意兔耳缘静脉穿刺时应尽可能从远心端开始，以便为后续注射留有余地（图1-12）。

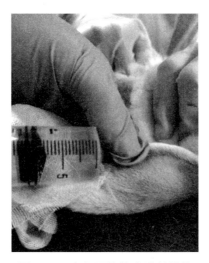

图1-12　家兔耳缘静脉注射操作

2）鼠尾静脉注射：小鼠尾部有 3 根静脉，两侧和背部各一根。注射时先将小鼠置于鼠固定器或鼠笼内，让尾部露出，用乙醇擦拭尾部以软化角质层或浸于 50℃的温水中使尾静脉充分扩张。注射人员用左手拉尾尖部，右手持注射器将针头刺入尾静脉，回抽注射器可见回血则可注入药物（图1-13）。如推注阻力很大，局部皮肤变白肿胀，表示针头未刺入血管或滑脱，应在近心端重新穿刺。成年大鼠尾静脉穿刺困难，不宜采用尾静脉注射。

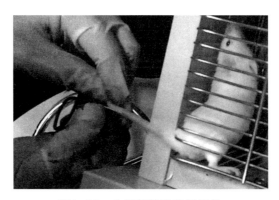

图1-13　小鼠尾静脉注射操作

三、麻醉方法

麻醉剂的选择：根据麻醉剂的挥发特性分为挥发性麻醉剂和非挥发性麻醉剂。常见的挥发性麻醉剂有乙醚、氯仿、异氟烷等，常见的非挥发性麻醉剂有乌拉坦、巴比妥类、氯醛糖等。常见动物的非挥发性麻醉剂使用剂量请参考本书第四章第五节"非挥发性麻醉剂对动物的常用剂量表"。现简要介绍如下。

1．挥发性麻醉剂

（1）乙醚：属挥发性麻醉剂，尤其适用于短时间手术过程的麻醉。注意麻醉时间不宜过长，否则容易导致动物麻醉过量而死亡。优点是麻醉深度易于掌握，术后苏醒快；缺点是麻醉兴奋期明显，对人也有作用。

（2）异氟烷：属挥发性麻醉剂，可用于全身麻醉和维持。优点是麻醉时诱导和苏醒迅速，故必须配合麻醉机使用；缺点是可能会造成呼吸抑制、低血压和心律失常。

2．非挥发性麻醉剂

（1）乌拉坦：化学成分为氨基甲酸乙酯，为无色结晶体，易溶于水。麻醉作用迅速而温和，适用于小动物麻醉。常配成 10%～25% 的溶液，可采用静脉或腹腔注射给药。优点是价格低廉，使用方便，麻醉过程平稳；缺点是麻醉深度不易掌握，动物苏醒较慢。

（2）巴比妥类：常用 1%～4% 的戊巴比妥钠溶液，属长效麻醉剂，一次给药可维持 3～5 小时。也可用 2%～4% 硫喷妥钠溶液，属短效麻醉剂，一次给药可维持 5～20 分钟。采用静脉或腹腔注射给药。优点是麻醉剂量准确，麻醉效果好；缺点是戊巴比妥钠溶液需要新鲜配制、不能久存。

（3）氯醛糖：为氯醛和糖的化合物，对心肺实验尤为适合。常配成 8% 的溶液，可采用静脉或腹腔注射给药。属长效麻醉剂，一次给药可维持 5～6 小时的麻醉效果。适当剂量麻醉时可抑制脊髓运动和感觉中枢而不影响反射活动。缺点是氯醛糖溶液需要新鲜配制，不能久存。

四、编号方法

1．实验动物的标记方法　在实验过程中为准确观察每只动物的不同表现，必须在实验前对动物进行随机分组和编号标记。标记方法要保证符号清晰持久、操作方法简便易用。

（1）染色法：这是教学实验中最常用的方法。可用化学试剂或油性记号笔在动物的尾部进行标记。常用的染色液如表 1-5 所示：

表1-5　常见的染色液及其颜色

染色液	3%～5% 苦味酸溶液	2% 硝酸银溶液	0.5% 品红溶液	煤焦油酒精溶液	甲紫溶液
颜色	黄色	咖啡色	红色	黑色	紫色

染色法适用于实验周期短，动物数量不多的情况。

（2）耳标法：这是实验室常用的方法，一般用专门的打孔器或耳标器在动物耳朵上直接打孔或打编号来做标记。

2．实验动物的编号方法　编号方法无统一规定，一般常用原则是从上到下，从左到右编号。本书中所用小鼠或大鼠编号方法如下：将涂在左前腿的记为 1 号，右前腿为 2 号，左后腿为 3 号，右后腿为 4 号，头为 5 号，尾根部为 10 号。如需编号 7 号，则将右前腿和头同时标记（即 2+5=7）（图 1-14）。

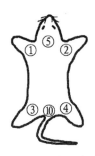

图1-14　编号方法

五、处死方法

当实验结束时，实验人员应以人道的原则去处置动物，消除实验动物的恐惧和痛苦感，即对动物实行安乐死。安乐死是指实验动物在没有痛苦感觉的情况下死去。实验动物的处死方法取决于动物种类。常见的实验动物处死方法有：颈椎脱臼法、空气栓塞法、药物致死法、急性大量放血法等。现予以简要介绍。

1. 颈椎脱臼法　此法适用于小鼠和大鼠。处死时以左手拇指和示指用力向下按住鼠头，右手抓住鼠尾部用力向后、向上拉，使动物颈椎脱臼，脊髓与脑髓拉断，导致动物立即死亡。操作中要注意不要用力拉鼠尾尖端，否则易导致尾部皮肤脱落（图1-15）。

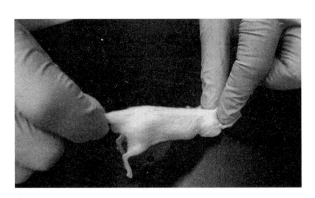

图1-15　小鼠颈椎脱臼法处死操作

2. 空气栓塞法　此法适用于家兔、猫和狗。向动物静脉中急速注入大量空气可使动物发生栓塞而死亡。一般家兔注入 20～40mL 空气即可致死。

3. 药物致死法　一般选择向实验动物体内注射过量的麻醉剂，可致动物死亡。

4. 急性大量放血法　此法适用于小鼠和大鼠。一般采用断头或摘除眼球放血，造成动物大量失血而立即死亡。

第八节　常用中药煎煮方法

中药的煎煮会直接影响药物的疗效，我国历代名医都十分重视中药煎煮方法。李时珍就曾指出："凡服汤药，虽品物专精，修治如法，而煎药者鲁莽造次，水火不良，火候失度，则药亦无功。"中药煎煮过程中会发生两种变化：一是药物有效成分的溶出；二是药物中各种生理活性成分进行化学反应，达到减毒、增效的目的。

一、煎煮前的准备工作

1. 煎药器具　以砂锅或陶罐最好，玻璃或搪瓷容器次之，禁用铁锅或铜锅等金属容器（易发生化学反应）。

2. 煎药用水　宜用清净无杂质的河水、井水或自来水。

3. 煎煮火候　一般武火（即大火或旺火）烧开、文火（小火）慢煎。

4. 煎前处理　煎药前将药品洗净并用冷水充分浸泡20～30分钟，加水量为药物的5～10倍或浸过药面2～5cm。

5. 煎药时间　煎药时间应根据药性而定，一般煮沸后再煎煮30分钟。解表药、清热药、芳香类药物不宜久煎，沸后煎煮15～20分钟。滋补药先用武火煮沸后，改用文火慢煎40～60分钟。煎药时要搅拌药料2～3次。每剂中药一般煎煮二次，第二次煎煮时间可略短。

二、煎药的基本步骤

中药的煎煮一般遵循如下的操作步骤：①冷水浸泡，水没过药物2～5cm；②武火煮开；③文火煎煮；④第一煎过滤药液；⑤加少量水第二煎；⑥两煎药液合并混匀后服用。

三、中药特殊煎法

部分中药材由于自身特性而具有独有的煎煮方式，现简单介绍如下：

1. 先煎　主要指一些有效成分难溶于水的金石、矿物、介壳类药物，应打碎先煎，煮沸20～30分钟，再下其他药物同煎，以使有效成分充分析出。如磁石、代赭石、生铁落、生石膏、龙骨、牡蛎、石决明、龟甲、鳖甲等。此外，附子、乌头等不良反应较强的药物，宜先煎45～60分钟后再下其他味药，以降低其毒性。

2. 后下　主要指一些气味芳香的药物，久煎其有效成分易于挥发而降低药效，须在其他药物煎沸 5 ～ 10 分钟后放入，如薄荷、青蒿、砂仁等。此外，有些药物虽不属芳香药，但久煎也能破坏其有效成分，如钩藤、大黄、番泻叶等，也属后下之列。

3．包煎　主要指那些黏性强、粉末状及带有绒毛的药物，宜先用纱布袋装好，再与其他药物同煎，以防止药液混浊或刺激咽喉引起咳嗽及沉于锅底，加热时引起焦化或糊化，如滑石、青黛、旋覆花、车前子、蒲黄等。

4．另煎　又称另炖，主要是指某些贵重药材，为了更好地煎出有效成分，还应单独另煎 2 ～ 3 小时。煎液可以另服，也可与其他煎液混合服用，如人参、西洋参、羚羊角、鹿茸等。

5．溶化　又称烊化，主要是指某些胶类药物及黏性大而易溶的药物，为避免粘锅或黏附其他药物影响煎煮，可单用水或黄酒将此类药加热溶化后，用煎好的药液冲服，也可将此类药放入其他药物煎好的药液中加热烊化后服用，如阿胶、鹿角胶等。

6．泡服　又叫焗服，主要是指某些有效成分易溶于水或久煎容易破坏药效的药物，可以用少量开水或其他复方药物滚烫的煎出液趁热浸泡，加盖闷润，减少挥发，半小时后去渣即可服用，如藏红花、番泻叶、胖大海等。

7．冲服　主要指某些贵重药，用量较轻，为防止散失，常需要研成细末制成散剂，用温开水或复方其他药物煎液冲服，如麝香、牛黄、珍珠、羚羊角、西洋参、鹿茸、人参等；某些药物高温容易破坏药效或有效成分难溶于水，也只能做散剂冲服，如雷丸、鹤草芽、朱砂等。

8．煎汤代水　为了防止某些药物与其他药物同煎使得煎液混浊，难于服用，宜先煎后取其上清液代水再煎煮其他药物，如灶心土等。此外，某些药物质轻用量多，体积大，吸水量大，如玉米须、丝瓜络、金钱草等，也须煎汤代水用。

9．中药的水提醇沉　现代中药制剂过程中，经常用到水提醇沉法，以达到去除淀粉等无关成分、富集药物的有效成分或更有利于进一步药液的浓缩等目的。中药的水提醇沉法系指在中药水提浓缩液中，加入乙醇使达到一定的含醇量，某些成分在醇溶液中溶解度降低析出沉淀，固液分离后使水提液得以精制的方法。一般操作过程是：将中药水提液浓缩至 1 ：1 ～ 1 ：2（mL ：g），药液放冷后，边搅拌边缓慢加入乙醇使达规定含醇量，密闭冷藏 24 ～ 48 小时，滤过，滤液回收乙醇，得到精制液。操作时应注意以下问题：①药液应适当浓缩，以减少乙醇用量。但应控制浓缩程度，若过浓，有效成分易包裹于沉淀中而造成损失；②浓缩的药液冷却后方可加入乙醇，以免乙醇受热挥发损失；③选择适宜的醇沉浓度，一般药液中含醇量达 50% ～ 60% 可除去淀粉等杂质，含醇量达 75% 以上大部分杂质均可沉淀除去；④慢加快搅，应快速搅动药液，缓缓加入乙醇，以避免局部醇浓度过高造成有效成分被包裹损失；⑤洗涤沉淀，沉淀采用浓度与药液中浓度相同的乙醇洗涤，可减少有效成分的损失。

第九节　学生实验守则

1．学生必须按教学计划规定的时间到实验室上课，穿着白大褂；不得迟到、早退和旷课。如需请假，请务必提供有辅导员签字的请假条备查。实验前要认真预习实验内容，明确目的和要求，掌握实验的基本原理、方法、步骤。

2．在指导教师或实验技术人员指导下，了解仪器设备的操作规程和实验物品的特性，写好预习报告或实验计划，经检查合格后，方可进入实验室。

3．进入实验室要自觉遵守纪律，保持室内安静、干净整洁，严禁吸烟、随地吐痰、吃零食等行为；要提高警惕，严防事故。出现意外情况要保持镇静，迅速采取措施（切断电源、气源等），保护现场并及时报告指导教师。

4．爱护国家财产，节约水、电及实验用品，严禁乱动乱用，不准私自将公物及实验动物带出实验室。

5．实验过程中，若仪器设备发生故障或损坏，应及时报告指导教师。损坏仪器设备、器皿、工具等应主动说明原因，接受检查，并按有关规定进行赔偿，对违规或擅自动用造成损坏的，视情节轻重给予处罚或处分。

6．实验中要听从指导教师和实验技术人员的指导，仔细观察，如实记录，不得擅自离岗；自觉培养严谨求是的科学作风和勇于探索创新的精神；严格按照实验规程进行实验，实验结果经教师审查，不合格的必须重做。

7．及时整理实验数据，认真分析，按要求写出实验报告或实验小结。不抄袭，不得随意修改数据，经教师认可后，方可结束实验。

8．实验完成后，按规定进行仪器检查及保养，办理清还手续，经教师或实验技术人员检查后，方可离开实验室。

9．值日生和最后离开实验室的人员应负责安全检查，关闭水、气阀门，切断电源，关好门窗。

10．学生严格执行实验守则，对不遵者，指导教师有权责令其停止实验。

第二章　中西医综合实验

第一节　附子配伍甘草对小鼠致死毒性的影响

一、涉及学科

中药学、药理学、生理学、中药药理学

二、实验目的

1. 观察配伍对附子毒性的影响。
2. 掌握药物毒性的评价方法，LD_{50} 的基本概念及其意义。

三、技能要求

1. 掌握随机分组的方法。
2. 掌握小鼠的抓取及灌胃给药方法。

四、背景知识

附子，毛茛科植物乌头（Aconitum carmichaelii Debx.）子根的加工品，有回阳救逆、补火助阳、散寒止痛的功效，是中医治疗急症重症的代表药之一。但附子有大毒，现代药理研究表明，附子中乌头类生物碱是附子产生毒性作用的主要化学成分。附子的中毒机制主要为兴奋迷走神经及对心脏的毒害作用，主要临床表现有：口唇、舌及肢体麻木，胸闷，呼吸困难，头晕，心悸，咽喉、食管、胃部烧灼感，恶心呕吐，严重者可出现休克、心律失常、昏迷，甚至死亡。

历代临床实践表明，通过炮制、久煎、配伍等方法可降低附子的毒性。通过文献调研，发现附子常与甘草配伍使用，且甘草可使附子"减毒存效"，即毒减而效不减。近年来，附子、甘草配伍的作用机制也成为研究热点，包括对附子配伍甘草前后的化学成分、药理药效、毒性、代谢等研究，但关于附子、甘草配伍的作用机制仍未有定论。

关于附子与甘草配伍的比例，传统上多见附子、甘草为 1：1、2：1、1：2 的比例，有研究指出当两者的比例为 1：2 时，附子的毒性大大降低，最大耐受量

（maximal tolerable dose，MTD）是附子 LD_{50}（median lethal dose）的 3 倍多，且动物的死亡率明显降低。

在药理学中，常用 LD_{50} 来描述药物的毒性，LD_{50} 是指能使一半受试动物死亡的药物剂量。LD_{50} 数值越小表示药物的毒性越强；反之，LD_{50} 数值越大，则毒性越低。依据 LD_{50} 值的大小，可对化合物进行毒性分级，见表 2-1 所示。以动物的累积死亡率为纵坐标，以药物的剂量或浓度为横坐标作图，可获得直方双曲线；如将药物浓度改为对数值，可得到典型的 S 形量效曲线，根据该曲线可以得出药物的 LD_{50}。目前，常见的 LD_{50} 计算方法有改良蔻氏法、霍恩法、序贯法、Bliss 法、点斜法（又称孙氏综合简捷计算法）等。

表2-1 化合物经口急性毒性分级标准

毒性分级	小鼠 LD_{50}（mg/kg，经口）	约相当于人的致死剂量（70kg）
6 级，极毒	＜ 1	稍尝，＜ 7 滴
5 级，剧毒	1 ～ 50	7 滴～ 1 茶匙
4 级，中等毒	51 ～ 500	1 茶匙～ 35g
3 级，低毒	501 ～ 5000	35 ～ 350g
2 级，实际无毒	5001 ～ 15 000	350 ～ 1050g
1 级，无毒	＞ 15 000	＞ 1050g

五、原理知识

附子属于毒性中药，　　定剂量的附子水提物可引起实验动物的死亡。灌胃给予动物（通常为小鼠）不同剂量的附子，通过观察动物给药后的表现（如：身体颤抖、恶心干呕、行动迟缓、精神萎靡、怠动、呼吸急促、俯卧不动）或死亡时间，记录每组动物死亡的数量，计算附子的 LD_{50}，简写为 LD_{50}（附子）；对死亡动物进行解剖，观察动物重要脏器肝脏、脾脏、心脏的颜色、形态及质地。当附子与甘草配伍后，进行同样的上述观察和记录，并计算配伍后的 LD_{50}（附子＋甘草）。通过对比研究，比较配伍前后动物的表现及 LD_{50} 值的变化，以判断甘草配伍附子后，是否可以降低附子的毒性。

孙氏综合简捷计算法计算 LD_{50} 的原理：本方法要求满足以下实验设计条件：①各组动物数相等；②组间剂量呈等比级数；③死亡率包括 0 及 100%，至少要包括 20% 以下和 80% 以上。该法简便、精确度较好，可计算 LD_{50} 的全部数据，不受目测者个人影响，其计算公式如下：

$$LD_{50}=\log^{-1}\{Xm-i[\Sigma P-(3-Pm-Pn)/4]\}$$

其中：Xm 为最大剂量对数值；i 为相邻两组对数剂量的差；ΣP 为各组死亡率总和；Pm 为最高死亡百分率；Pn 为最低死亡百分率。

六、实验材料

天平、小鼠笼、注射器、小鼠灌胃器、手术器械（剪刀、眼科镊）、附子流浸膏、附子甘草（1：2）流浸膏、生理盐水、苦味酸。

七、实验动物

小鼠。

八、实验过程

1. 随机分组　取体重18～22g的雄性健康小鼠，按抓取顺序编号，用苦味酸标号并称重，将动物随机均分成5组。

2. 随机确定各组给药剂量　将动物组别按甲、乙、丙、丁、戊的顺序排列，随机确定各组动物的给药剂量。

3. 给药及观察　按照0.4mL/10g的剂量灌胃给药，给药时应严格按照动物的体重给药。观察动物给药后的表现（如：身体颤抖、恶心干呕、行动迟缓、精神萎靡、急动、呼吸急促、俯卧不动）或死亡时间，记录3小时内各组小鼠死亡数目。观察时，应随时取出已死亡的动物。实验完毕后，记录各组死亡数并计算出死亡率，记录实验结果。

4. 附子对动物内脏毒性的观察　对死亡动物进行解剖，观察动物重要脏器肝脏、脾脏、心脏的颜色、形态及质地，并记录。

九、注意事项

1. 同一实验室的不同小组分别研究附子对小鼠致死毒性的影响及附子配伍甘草后对小鼠致死毒性的影响，培养合作精神。

2. 本实验为测定药物效价的定量研究，要求操作认真准确，给药时应固定一人操作，准确吸量药液，防止灌胃时药液外漏，以减少误差。

3. 动物体重相差太大将影响实验结果。

十、知识链接

1. 中药配伍的减毒增效　中药减毒的传统方法主要有配伍减毒法、炮制减毒法、煎煮减毒法、用量减毒法及服法减毒法等，而配伍减毒法是最常用的减毒方法之一。中药发挥作用的物质基础是其所含的化学成分，研究发现配伍后毒性成分含量有降低的趋势：附子与生地黄配伍后的混煎液，在一定范围内，随着生地黄配伍用量的增加，乌头碱的含量也相应地降低；大黄中的鞣质可与附子中的乌头碱生成不被肠道吸收的鞣酸乌头碱盐；对乌头碱诱发的心律失常，甘草中的甘草类黄酮与异甘草素有明显拮抗作用，合煎液中拮抗乌头碱致心律失常的甘草黄酮类物质含量明显高于单煎液。配伍还可以通过影响毒性物质的药代动力学（吸收、分布、代谢及排泄过程）特征，达到解毒的作用。另外，减毒配伍后增强对机体各系统的保护作用，甘草中的黄酮类 50～100mg/kg 能延长乌头碱诱发的小鼠心律失常的潜伏期，减少乌头碱引起的大鼠心律失常的持续时间。

2. 基于 logistic 回归计算 LD_{50}　参考本书第三章第六节"用 GraphPad Prism 计算 LD_{50} 的方法"。

十一、参考文献

[1] 张雪，杨雨婷，董艳红，等. 中药配伍减毒增效的研究概况 [J]. 中国民族民间医药, 2015, 24(21): 19-20.

[2] 贾真，刘艳彦. 基于均匀设计法的附子与甘草配伍减毒研究 [J]. 中国中医药信息杂志, 2019, 26(2): 69-73.

第二节　不同给药途径对枳实药理作用的影响

一、涉及学科

中药学、药理学、生理学、中药药理学

二、实验目的

1. 观察不同给药途径对药物作用的影响。
2. 掌握家兔动脉血压的记录方法。

三、技能要求

1. 掌握家兔的抓取、灌胃、耳缘静脉给药方法。
2. 掌握家兔的颈部手术和动脉插管方法。

四、背景知识

枳实，味苦、辛、酸，微寒，归脾、胃经。为芸香科植物酸橙（Citrus aurantium L.）及其栽培变种或甜橙（Citrus sinensis Osbeck）的干燥幼果。5—6 月收集自落的果实，除去杂质，自中部横切为两半，晒干或低温干燥，较小者直接晒干或低温干燥。具有破气消积、化痰散痞的功效，主要用于积滞内停、痞满胀痛、泻痢后重、大便不通、痰滞气阻、胸痹、结胸、脏器下垂等症。

现代药理学研究发现：枳实煎剂对家兔肠管及麻醉狗在体胃肠运动都有显著的抑

制作用；枳实水提浸膏对大鼠离体子宫可拮抗 5-羟色胺（5-HT）引起的收缩作用；所含的成分柚皮苷元、橙皮素具有抗炎、抗菌抗病毒、抗氧化、抗变态反应；枳实注射液及其有效成分对羟福林（辛福林）和 N-甲基酪胺通过静脉注射对麻醉犬能显著增强多种心肌收缩性和泵血功能的指标，具有强心、增加心输出量、收缩血管、提高总外周阻力的作用，导致左室压力和动脉血压上升。

五、原理知识

给药途径能直接影响药物的吸收、分布、代谢和排泄，影响药物的作用强度和速度。有些药因给药途径不同而表现出完全不同的药理作用，如硫酸镁口服有泻下作用，而注射则有抗惊厥作用。有的药物因给药途径不同而致药理活性不同，如儿茶酚胺类药品口服无效，只有注射给药才有拟交感活性。

对于枳实而言，其升压作用仅在静脉注射给药时才能表现出来，口服给药并无升压作用。枳实提取物、枳实注射液及其有效成分对羟福林（辛福林）和 N-甲基酪胺，有强心、增加心输出量、收缩血管、提高总外周阻力，使左室压力和动脉血压上升的作用。对羟福林是直接受体兴奋剂，对心脏 β 受体有一定兴奋作用；N-甲基酪胺的升压作用是通过促进体内儿茶酚胺释放的间接机制实现的，故枳实注射液兼有直接与间接作用两种升压机制。

本实验应用液导系统直接测定动脉血压，即由动脉插管与压力传感器连通，其内充满抗凝液体，构成液导系统，将动脉插管插入动脉内，动脉内的压力及其变化，可通过封闭的液导系统传递到压力传感器，并由采集系统记录下来。记录一段时间家兔未给药时的血压后，分别通过灌胃和静脉注射给予家兔枳实提取物，观察家兔动脉血压的变化，判断这两种给药方式是否都具有升高血压的作用。

六、实验材料

家兔手术台、数据记录分析系统、压力换能器、三通管、手术器械（直和弯的组织剪、止血钳、眼科剪、弯镊）、动脉插管、注射器、动物秤、动脉夹、烧杯、兔腿绳、牙绳、纱布、手术线、开口器、导尿管、25% 乌拉坦、肝素、生理盐水、枳实提取物。

七、实验动物

家兔。

八、实验过程

1. 打开软件并调零　在电脑桌面上找到相应的软件图标，双击打开，并将血压通道调零。具体操作为：传感器通大气，平放在实验桌上，打开通道下拉菜单，选择桥式放大器（Bridge Amp），在弹出的对话框中点击归零键（Zero）。

2．家兔麻醉并固定　取家兔 2 只，称重，25% 乌拉坦 4mL/kg 耳缘静脉注射麻醉，麻醉后将兔仰卧位固定于兔台。

3．分离一侧颈总动脉进行颈动脉插管　剪去颈部毛发，充分暴露手术野，纵向切开颈部正中皮肤 7 ～ 10cm，钝性分离皮下组织和颈部肌肉，直至暴露气管。用示指和拇指捏住颈部皮肤和肌肉的边缘，其余三指从下向上顶起，即可看到颈总动脉和伴行的三根神经（由粗到细分别为颈迷走神经、颈交感神经和颈减压神经）。钝性分离一侧颈总动脉约 2cm，从颈总动脉下穿两根线，一根结扎远心端，近心端用动脉夹夹住，用眼科剪朝近心端方向剪一 V 形小口，然后将连接于压力换能器的动脉插管插入动脉腔内，另一根线结扎固定。

4．记录 5 分钟未给药时家兔的动脉血压。

5．实验组给家兔耳缘静脉注射 4g/kg 枳实提取物，对照组给家兔灌胃 4g/kg 枳实提取物，观察并记录血压的变化情况。

九、注意事项

1．灌胃给药时，一定要掌握要领，不要误插入气管。

2．灌胃前须用灌胃管大致测量一下从口腔至胃内的位置（最后一根肋骨后）的长度，此距离即为灌胃管插入的深度。

3．事先将灌胃管在水或生理盐水中泡一下，使其容易插入而不损伤食管。

4．耳缘静脉注射进针部位宜选择在耳缘静脉远心端的血管，若穿刺失败，可向近心端前移一段再进行穿刺。

十、知识链接

1．影响药物效应的因素　药物在机体内产生的药理作用和效应是药物和机体相互作用的结果，两者的相互作用受药物和机体的多种因素影响。药物因素主要有药物剂型、剂量、给药途径以及合并用药时药物的相互作用。机体因素主要有年龄、性别、种族、遗传、心理、生理及病理等因素。这些因素往往会引起不同个体对药物的吸收、分布和消除产生差异，导致药物在作用部位的浓度不同，表现为药物代谢动力学差异（pharmacokinetic variation）；或是药物代谢动力学参数相同，但个体对药物的反应性不同，从而表现为药物效应动力学差异（pharmacodynamic variation）。这两方面的不同，均能引起药物反应的个体差异（interindividual variation）。药物反应的个体差异，在绝大多数情况下是"量"的不同，即药物产生的作用大小或是作用时间长短不同，但药物作用性质没有改变，仍是同一种反应。有时药物作用可出现"质"的变化，产生了不同性质的反应。在临床用药时，应熟悉各种因素对药物作用的影响，根据个体的情况，选择合适的药物和剂量，做到用药个体化，既能体现药物的疗效又能避免不良反应的发生。

2．血压数据的处理　参考本书第三章第一节"仪器软件操作教程"。

十一、参考文献

[1] 郭兆贵．枳实注射液升压有效成分 N- 甲基酪胺的药理研究 [J]. 中国药学杂志，1978, 13(2): 64.

[2] 严幼芳，钟慧平，刘哲生，等．枳实有效成分抗休克的作用机制 N- 甲基酪胺和对羟福林对血浆和心肌环核苷酸含量的影响 [J]. 湖南医学院学报，1983, 8(2): 145-147.

第三节　不同的炮制方法对大黄致泻成分（蒽醌类）的影响

一、涉及学科

中药学、中药化学、中药分析、中药药理学

二、实验目的

1．观察不同的炮制方法对大黄致泻成分（蒽醌类）的影响。
2．掌握蒽醌类成分的鉴定方法。

三、技能要求

1．掌握一种使蒽醌类成分升华的方法。
2．熟悉中药的炮制方法。

四、背景知识

大黄为蓼科植物掌叶大黄（Rheum palmatum L）、唐古特大黄（Rheum tanguticum Maxim.ex Balf.）或药用大黄（Rheum officinale Baill.）的干燥根及根茎。大黄具有泻下攻积、清热泻火、解毒、活血祛瘀的功能。用于大便秘结、高热不退、谵语发狂、血热妄行吐血、衄血、湿热黄疸、痈疮肿毒、里急后重、瘀血经闭、癥瘕积聚、跌打损伤等。

在古代，大黄的炮制方法有很多：汉代有去黑皮、炮熟、酒浸（《玉函》）、酒洗（《伤寒》）、蒸制（《金匮》）等；唐代有炒微赤、熬令黑色（《千金》）、醋煎（《食疗》）等；宋代增加了九蒸九晒、姜汁炙（《总录》）、醋浸蒸（《博济》）等；金元时增加有面裹蒸（《儒门》）、酒浸后纸裹煨（《瑞竹》）、醋浸后湿纸裹煨（《宝鉴》）等；明、清时又增加了醋煨（《准绳》）、石灰炒（《治全》）等炮制方法。现代常见的炮制方法主要有：生大黄、酒大黄、熟大黄、大黄炭、醋大黄等。

大黄的不同炮制方法会影响其药效，如：经久蒸后，熟大黄的泻下作用缓和，减轻了腹痛之不良反应，并增强了活血祛瘀的作用。现代药理表明，大黄的泻下作用主要与其结合性蒽醌苷类成分有关，而炮制和久煎均可破坏结合性蒽醌苷，导致其泻下作用减弱。

五、原理知识

我国传统中药大黄中含有多种蒽醌类化合物，它们在植物中主要以苷的形式存在，总含量为 2%～5%，大黄中主要的蒽醌类化合物有大黄酚、大黄素、大黄酸、大黄素甲醚、芦荟大黄素及其苷类。大黄的泻下作用主要与其结合型蒽醌苷类成分有关，其中结合型与游离型蒽醌含量之比，是衡量其致泻与否的有效指标。所以，测定其成分的含量，对于评价大黄质量的优劣具有重要意义。

大黄中的游离蒽醌成分，如大黄酚、大黄素、大黄酸，具升华的性质，根据大黄中的游离蒽醌成分具升华的性质，可用重量法对升华物进行测定。

方法原理如下：将不同炮制后的药材粉碎，过 120 目筛，精密称取重量为 W。然后放于石棉网上的小铁片上，尽量使其均匀。再精密称定重量为 W_1 的定量滤纸，折叠成无盖的长方体，倒置于药材上方，但不得使药材接触滤纸。点燃酒精灯加热 3 分钟，冷却 7 分钟，至滤纸稍干后，小心取出滤纸，再精密称定滤纸重量为 W_2，则游离蒽醌的百分含量可由公式计算：

$$游离蒽醌的百分含量（\%）=（W_2-W_1）/W×100\%$$

文献报道，用本法测得药用大黄（Rheum officinale）游离蒽醌的含量在 1.37%～1.47%。

在滤纸上，可见黄色针状（低温时）、枝状和羽状（高温时）结晶；滴加碱液（10% NaOH 溶液）结晶消失，并呈红色，可进一步确证其为蒽醌类成分。

六、实验材料

天平（万分之一）、120 目筛、铁片（8cm×8cm）、10% NaOH 溶液、石棉网（10cm×10cm）、三脚架、酒精灯、生大黄粉末、熟大黄粉末、大黄炭粉末。

七、实验动物

无。

八、实验过程

1. 将生大黄粉末、熟大黄粉末、大黄炭粉末分别过 120 目筛，分别精密称取约 1g，记为 W。

2．取定量滤纸一块，将其折叠成无盖的长方体，尺寸约为：长×宽×高＝6cm×6cm×4cm，并称重，记为 W_1。

3．将石棉网放在三脚架上面，并在石棉网上放置铁片。把药材粉末均匀地平铺在铁片上，将长方体滤纸倒盖在药材上，且不与药材接触。

4．将酒精灯点燃，放在三脚架下面进行加热，加热 3 分钟。冷却 7 分钟后，将滤纸长方体再次称重，记为 W_2。依据公式计算游离蒽醌的含量。

5．将 10% NaOH 溶液滴加至各药材的滤纸片上，观察颜色的变化。

九、注意事项

1．本法可以粗略测定游离蒽醌的含量，存在一定的误差。

2．药材粉末的细度、加热方式、加热时间、冷却时间均会影响结果，故要尽可能地做到平行、一致。

十、知识链接

升华是指物质从固态不经过液态而直接转化为气态的相变过程，是物质在温度和气压低于三相点的时候发生的一种物态变化。它有操作简单、安全、绿色无污染，分离纯化效果明显等优势。

相关资料表明，大黄中的主要有效成分大黄酚、大黄素和大黄酸等均有升华性。大黄酚熔点为 196～198℃；大黄素熔点 256～257℃；大黄酸熔点为 321～322℃，其中大黄酚的升华点（124℃）最低，故可采用升华的方法得到上述物质。

十一、参考文献

[1] 陈刚．大黄升华物的粗略定量 [J]. 中国中药杂志, 1985, 10(9): 32.

[2] 马育，汤先觉．温度对大黄升华物凝结晶形的影响 [J]. 中医药学报, 1997, 25(2): 49.

[3] 肖安菊，姜振．大黄与两类常见伪品的鉴别图解 [J]. 时珍国医国药, 2013, 24(4): 883-884.

第四节　中药注射液对红细胞毒性的观察

一、涉及学科

生理学、药理学、中药学、中药药理学

二、实验目的

1. 观察血塞通注射液对红细胞的毒性（溶血作用）。
2. 掌握一种观察细胞溶血的方法。

三、技能要求

1. 掌握家兔心脏取血的方法。
2. 掌握溶液稀释方法。
3. 掌握紫外 - 可见分光光度计的使用方法。

四、背景知识

首个中药注射液（柴胡注射液）始创于1941年太行根据地八路军总部利华制药厂，随后在我国陆续上市了多种单味药及复方中药的注射液。中药注射液有其独有的优点和贡献，但中药成分复杂，其质量受多种因素的影响，临床上出现了诸多不良反应事件，中药注射剂的安全有效性和全面质量控制引起了社会的广泛关注。

某些中药注射剂，由于含有溶血成分（如皂苷、助溶剂）或物理、化学及生物等方面的因素，在直接注入血管后可产生溶血作用；也有些注射剂中因含有杂质等成分，注入局部会引起胀痛，注入血管后可产生血细胞凝聚，引起血液循环功能障碍等不良反应；另外，因中药制剂的成分复杂，也存在因免疫反应引起的免疫性溶血。因此，凡是注射剂和可能引起免疫性溶血或非免疫性溶血反应的其他药物制剂均应进行溶血性试验。

溶血性试验（Hemolytic assay）是考察受试物是否具有溶血和红细胞凝聚等反应。药物制剂引起的溶血反应又可分为免疫性溶血和非免疫性溶血两类。免疫性溶血是药物通过免疫反应产生抗体而引起的溶血，为Ⅱ型和Ⅲ型过敏反应；非免疫性溶血是药物直接导致的溶血和红细胞凝聚等。

血塞通注射液主要成分为三七总皂苷，具有活血祛瘀、通脉活络的功效，主要用于脑卒中偏瘫、瘀血阻络证、动脉粥样硬化性血栓性脑梗死、脑栓塞、视网膜中央静脉阻塞见瘀血阻络证者。该注射液临床应用广泛，但皂苷是一类表面活性剂，有很强的乳化力，可使红细胞破裂，给机体带来严重危害，其溶血的不良反应在临床上也时有报道。

五、原理知识

本实验主要采用目测法和分光光度法观察血塞通注射液是否会导致溶血。

目测法：即肉眼观察法，通过肉眼来观察判断溶血情况。首先制备血细胞混悬液，加入中药注射剂后，立即置（37±0.5）℃的恒温箱中进行温育，开始每隔15分钟观察1次，1小时后，每隔1小时观察1次，一般观察3小时。若试验中的溶液呈澄明红色，管底无细胞残留或有少量红细胞残留，表明有溶血发生；如红细胞全部下沉，上清液体无色澄明，表明无溶血发生。若溶液中有棕红色或红棕色絮状沉淀，振摇后不分散，表明有红细胞凝聚发生。如有红细胞凝聚的现象，若凝聚物在试管振荡后又能均匀分散者为假凝聚，若凝聚物不能被摇散者为真凝聚。当阴性对照管无溶血和凝聚发生，阳性对照管有溶血发生时，若受试物管中的溶液在 3 小时内不发生溶血和凝聚，则受试物可以注射使用；若受试物管中的溶液在 3 小时内发生溶血（或）凝聚，则受试物不宜注射使用。

分光光度法：根据红细胞破裂释放出来的血红素在可见光波长段具有最大吸收的原理，采用分光光度法测定受试物的溶血程度。制备血细胞混悬液后，加入中药注射剂，立即置（37 ± 0.5）℃的恒温箱中进行温育，1 小时后取出，测定。首先取阳性管的上清液在紫外 - 可见分光光度计上扫描测得最大吸收波长，然后将各管的溶液置入干燥离心管中离心，取上清液在最大吸收波长处，以阴性管为空白读取各管吸光度值，最后用下式计算各试验管的溶血率（%）：

$$溶血率（\%）＝（A_试-A_阴）/（A_阳-A_阴）\times 100\%$$

式中：$A_试$为试验管吸光度；$A_阴$为阴性对照管吸光度；$A_阳$为阳性对照管吸光度。临床上一般要求溶血率＜5%。

六、实验材料

血塞通注射液、玻璃珠、注射器、试管、烧杯、生理盐水、恒温孵育箱、紫外分光光度计。

七、实验动物

家兔。

八、实验过程

1. 红细胞悬液的制备　每次取兔心脏血约 10mL，置含玻璃珠的烧杯中振摇约 10 分钟，除去纤维蛋白原使成脱纤血液，加入约 10 倍体积的生理盐水，摇匀，1500rpm 离心 15 分钟，弃上清液，沉淀的红细胞再用生理盐水同上法洗涤 3 次，至上清液不显红色。取沉淀红细胞 4mL 用生理盐水稀释至 200mL，配成 2% 的红细胞悬液供试验用，用时摇匀。

2. 供试液的制备　根据"注射剂安全性检查法应用指导原则"中对"溶血与凝聚检查法中设定限值"的规定，应以无溶血和凝聚的最大浓度的 1/2 作为限制浓度，如果注射剂原液无溶血和凝聚反应则以原液浓度为限值。本试验分别以血塞通注射液原液、用生理盐水稀释 2 倍的血塞通注射液、稀释 5 倍的血塞通注射液为供试液。

3. 目测法　取 6 支试管，编号。按照表 2-2 加入相应的溶液，加入后立即混匀，置（37±0.5）℃恒温水浴中保温。其中 1# ～ 3# 管为供试液管，4# 管为供试品对照管（血塞通注射液原液），5# 管为阴性对照管，6# 管为阳性对照管。按表 2-3 中判断标准肉眼观察有无溶血与凝聚现象出现。开始每隔 15 分钟观察 1 次，1 小时后，每隔 1 小时观察 1 次，观察 3 小时。

表2-2　血塞通注射液溶血与凝聚试验的加样表

试管编号	1#	2#	3#	4#	5#	6#
2% 红细胞悬液 /mL	2.5	2.5	2.5		2.5	2.5
生理盐水 /mL	2.2	2.2	2.2	4.7	2.5	
蒸馏水 /mL						2.5
供试品 /mL	0.3	0.3	0.3	0.3		

表2-3　溶血与凝聚肉眼观察的判断标准

出现现象	判断结果
红细胞下沉，上层液体无色澄明	表明无溶血发生
管底无红细胞残留或有少量红细胞残留，液体红色澄明	表明有溶血发生
溶液中有棕红色或红棕色絮状沉淀，振摇后不能均匀分散	表明有凝聚发生

4. 分光光度法　同"目测法"法处理样品，37℃温育 1 小时后，各管 1500rpm 离心 15 分钟。取阳性对照管（6# 试管）的上清液，置紫外 - 可见分光光度计中，在 200 ～ 800nm 波长间扫描，得到最大吸收波长（540nm 左右）。以 5# 试管为阴性对照，6# 试管为阳性对照，测定各管的吸光度值，计算各样本的溶血率（%）。

九、注意事项

1. 用肉眼观察时，注意与阳性对照、阴性对照参考，以减少观察误差。

2. 分光光度法操作时，由于离心的速度及温度的原因，可能有些药物分子及附加剂在离心时与红细胞发生碰撞的力量加大，速度加速，易致溶血的出现。

3. 不同的中药注射剂的颜色及深浅不同，若中药注射剂的色泽在血红素的最大吸收波长有吸收，中药注射剂的空白值的大小可能影响溶血结果的判断。

十、知识链接

对于注射剂溶血的检测，除了目测法和紫外分光光度法外，还有红细胞计数法、乳酸脱氢酶活性测定法。红细胞计数法利用加入供试品前后，红细胞数量的变化来反映溶血情况。

乳酸脱氢酶活性测定法原理如下：红细胞内有丰富的乳酸脱氢酶（LDH），当溶血发生时，红细胞破裂，其中的 LDH 就释放到血清中，使血清中 LDH 活性增加，根据乳酸脱氢酶催化 L- 乳酸与 NAD^+ 反应生成 NADH。此反应表达式为：

$$L-乳酸＋NAD^+→NADH＋H^+$$

NADH 在 340nm 处有特异吸收峰，其生成的速率与血清中 LDH 的活性呈正比，在 340nm 处测定 NADH 的生成率，即可测出 LDH 的活性，从中判断是否发生溶血。

十一、参考文献

[1] 程宾，张红宇，何道慧，等 . 血塞通注射液指纹图谱的聚类分析及溶血性相关分析 [J]. 中国民族民间医药，2017, 26(15): 32-34,38.

[2] 刘勤，王璐，张红宇 . 醒脑静注射液溶血性研究 [J]. 中国民族民间医药，2019, 28(14): 13-16.

第五节　槲皮苷与人血清白蛋白相互作用的观察

一、涉及学科

中药学、药理学、中药药理学、药物分析

二、实验目的

1. 掌握用荧光法研究槲皮苷与人血清白蛋白相结合的机制。
2. 理解白蛋白的荧光光谱。
3. 熟悉一种计算蛋白结合率的方法。

三、技能要求

1. 掌握荧光分光光度计的使用方法。
2. 掌握荧光法的鉴别与定量方法。

四、背景知识

槲皮苷是槲皮素的糖苷，又名栎素，广泛存在于多种药用或食用植物中，如槐花、丹皮、山楂、桑寄生、车前子、银杏叶、刺五加、鱼腥草等。槲皮苷具有抗氧化、抗肿瘤、降血糖、降血脂等多种药理作用。

药物的分布是指药物吸收后从血液循环到达机体各个器官和组织的过程。通常药物在体内的分布速度很快，可迅速在血液和各组织之间达到动态平衡。药物在体内各组织分布的程度和速度，主要取决于组织器官血流量和药物与血浆蛋白、组织细胞的结合能力。此外，药物载体转运蛋白的数量和功能状态、体液 pH、生理屏障作用以及药物的分子量、化学结构、脂溶性、pKa、极性、微粒制剂的粒径等都能够影响药物的体内分布。

大多数药物在血浆中均可与血浆蛋白不同程度地结合而形成结合型药物。血清白蛋白是血浆中含量最丰富的重要载体蛋白，它能与许多内源性和外源性化合物相结合，起到储运内源性代谢产物和外源性药物小分子的作用。药物与血清白蛋白结合后，将会影响药物在体内的分布，进而影响药物的药理效应。

五、原理知识

人血清白蛋白（human serum albumin，HSA）中由于色氨酸、酪氨酸等氨基酸残基的存在而具有内源性荧光，在紫外光激发下，HSA 具有较强的内源荧光发射；槲皮苷本身在扫描范围内无荧光，但在与人血清白蛋白相互作用的过程中能不同程度地猝灭人血清白蛋白的荧光。本实验采用荧光分析法研究槲皮苷与人血清白蛋白的相互作用，通过观察荧光猝灭现象，初步探讨两者相互作用的机制，并计算两者的蛋白结合率。

荧光猝灭发生机制可分为动态猝灭和静态猝灭，动态猝灭是猝灭剂分子和荧光物质分子碰撞而损失能量。静态猝灭是指猝灭剂分子与荧光分子之间借助分子间力，彼此结合形成了超分子复合物，而导致荧光体荧光强度减弱。动态猝灭过程遵循 Stern-Volmer 方程：

$$F_0/F = 1 + K_q\tau_0 [D] = 1 + K_{SV} [D]$$

F_0、F 分别为未加入和加入槲皮苷时 HSA 的荧光强度，$[D]$ 为猝灭剂浓度，K_{SV} 是动态猝灭常数；K_q 为双分子猝灭过程的速率常数；τ_0 为不存在猝灭剂时荧光分子的平均寿命（为 10^{-8}s）。

在药物分子对蛋白质的荧光猝灭为静态猝灭的情况下，荧光强度、猝灭剂浓度与结合常数及结合位点数之间的关系为：

$$lg[(F_0-F)/F] = lgK_A + nlg[D]$$

n 为在一定药物浓度范围内每个大分子存在的等同且独立的药物结合位点数目。在不同温度下，以 $lg[(F_0-F)/F]$ 对 $lg[D]$ 作直线回归，其斜率即为结合位点 n 值。

当槲皮苷与白蛋白的结合位点为 1 时，按照 Lineweaver-Burk 双倒数关系经整理后可得：

$$(F_0-F) = K_aF[D]$$

在不同温度下，以 F_0-F 对 $F*[D]$ 作直线回归，其斜率即为结合常数 K_a 的值。

平衡时，游离蛋白和游离药物的浓度与蛋白 - 药物复合物的平衡浓度可以表示为：

$$P + nD = PD_n$$

$$K_a = [PD_n]/([P]*[D]^n)$$

推导可得在结合位点 n = 1 时的蛋白结合率（W）为：

$$W = \frac{(K_aR + K_a + \frac{1}{[P_0]}) - \sqrt{(K_aR + K_a + \frac{1}{[P_0]})^2 - 4K_a{}^2R}}{2K_aR}$$

上式中，$R = [D_0]/[P_0]$，D_0 为初始加入的槲皮苷浓度，P_0 为初始加入的白蛋白浓度，K_a 为槲皮苷与白蛋白的结合常数。

六、实验材料

荧光分光光度计、微量移液器、离心管、槲皮苷对照品（2.5mmol/L）、Tris-HCl缓冲溶液（0.05mol/L，pH 7.4，含 NaCl 0.1mol/L）、HSA 溶液（0.1mmol/L）、超纯水、甲醇。

七、实验动物

无。

八、实验过程

1. 槲皮苷对 HSA 荧光光谱的影响　取 7 支 5mL 离心管，各加入 2.4mLHSA 溶液，分别加入 0.0μL、10.0μL、20.0μL、40.0μL、60.0μL、80.0μL、100.0μL 槲皮苷溶液，用微量移液器加 Tris-HCl 缓冲液至 2.5mL，将温度调至 25℃。另取 7 支试管，与上述相同的加样体积，将温度调整至 37℃。激发波长设置为 280nm，进行荧光光谱扫描，记录槲皮苷对 HSA 的荧光猝灭光谱图。

2. 猝灭机制的确定　以 F_0/F 对 [D] 进行直线回归，得到不同温度下的 K_{SV} 和 K_q。根据 K_{SV} 随温度的变化可以对猝灭机制进行判断。对于动态猝灭，温度升高有利于猝灭过程进行，K_{SV} 随温度的升高而增大；而静态猝灭，温度升高形成的复合物稳定性降低，K_{SV} 减小。

3. 计算槲皮苷与 HSA 的结合位点数目及结合常数　以 $lg[(F_0-F)/F]$ 对 $lg[D]$ 进行直线回归，其斜率即为结合位点 n 值。当槲皮苷与白蛋白的结合位点为 1 时，以 F_0-F 对 $F*[D]$ 进行直线回归，其斜率即为不同温度下结合常数 K_a 的值。

4. 蛋白结合率的计算　将计算得出的结合常数 K_a 值代入上述公式，计算蛋白结合率 W，并以槲皮苷的浓度为横坐标，蛋白结合率为纵坐标，绘制不同条件下槲皮苷与 HSA 的蛋白结合率图。

九、注意事项

1. 荧光分光光度计需要提前预热 30 分钟以上。仪器初始化时，请勿将样品放入样品池内。

2. 比色皿使用之前应清洗干净。若比色皿很脏，清洗方法为：先将比色皿置于铬酸洗液中浸泡半小时左右，再用蒸馏水洗净，晾干留用。

3. 比色皿用完之后，应先用无水乙醇清洗，再用蒸馏水洗净，晾干后收于比色皿盒中。

4. 定期清理仪器的比色部分，以保持仪器内部的整洁和洁净。

十、知识链接

1. 荧光分析法（fluorometry）是根据物质的荧光谱线位置及强度进行物质鉴定和含量测定的方法。荧光物质分子都具有两个特征光谱，即激发光谱（excitation spectrum）和发射光谱或称荧光光谱（fluorescence spectrum）。激发光谱：表示不同波长的激发光的照射下，某一波长荧光强度的变化。以激发波长（λ）为横坐标，荧光强度（IF）为纵坐标作图，便可得到荧光物质的激发光谱。荧光光谱：表示固定激发光波长和强度，在所发射的荧光中不同波长的荧光强度。以荧光波长（λ）为横坐标，荧光强度（IF）为纵坐标作图，便可得到荧光物质的荧光光谱。荧光猝灭：是指荧光物质与溶剂或其他溶质分子相互作用，引起荧光强度降低、消失或荧光强度与浓度不呈线性关系的现象。

2. 荧光分光光度计的使用 参考本书第三章第一节"仪器软件操作教程"。

十一、参考文献

[1] 王春，吴秋华，王志，等．马钱子碱与牛血清白蛋白相互作用的研究 [J]. 光谱学与光谱分析，2007, 27(4): 754-757.

[2] 黄芸，崔力剑，王建明，等．光谱法研究槲皮苷与人血清白蛋白的相互作用 [J]. 中草药，2011, 42(4): 676-679.

第六节 肝脏CYP$_{450}$酶对黄连素解毒作用的观察

一、涉及学科

中药学、药理学、中药药理学、药物分析

二、实验目的

1. 了解肝微粒体对药物的代谢作用。
2. 掌握一种测定药物含量的方法（紫外分光光度法）。

三、技能要求

1. 掌握紫外 - 可见分光光度计的使用方法。
2. 掌握标准曲线的绘制方法。

四、背景知识

黄连为毛茛科植物黄连、云连或三角叶黄连的干燥根茎，是临床常用的清热解毒药，始载于《神农本草经》，列为上品。其主要活性成分为黄连生物碱，主要包括盐酸小檗碱、盐酸黄连碱、盐酸巴马汀、盐酸药根碱及小檗红碱等。现代研究表明，小檗碱是黄连最重要的活性成分之一，具有抗菌、抗病毒、抗胃溃疡等药理作用，在降糖、降血脂、抗肿瘤以及抗心脑血管疾病方面发挥着重要作用。

肝脏是机体最主要的药物代谢器官，药物经过代谢后其药理活性或毒性发生改变。大多数药物在体内被代谢后极性增大，促进其排出体外，使药理作用降低或完全消失。药物代谢通常涉及Ⅰ相（phase Ⅰ）和Ⅱ相（phase Ⅱ）反应。Ⅰ相反应通过氧化、还原、水解，在药物分子结构中引入或脱去功能基团（如 -OH、NH_2、-SH）而生成极性增高的代谢产物。Ⅱ相反应是结合反应，是药物分子的极性基因与内源性物质（如葡萄糖醛酸、硫酸、醋酸、甘氨酸等）经共价键结合，生成极性更大、水溶性高的结合物而经尿排泄，很多Ⅰ相的代谢产物会继续进行Ⅱ相反应。

有研究表明，黄连素主要在肝脏代谢。其Ⅰ相的代谢产物包括去甲小檗碱、去亚甲基小檗碱、同时去甲和去亚甲基小檗碱、药根碱等；Ⅱ相的代谢产物包括去甲小檗碱、去亚甲基小檗碱、药根碱等与葡萄糖醛酸结合的产物。

五、原理知识

代谢是药物在体内消除的重要途径。药物的生物转化必须在酶的催化下才能进行，这些催化药物代谢的酶统称为药物代谢酶，简称药酶。肝脏中药酶的种类多而含量丰富，是药物代谢的主要器官。肝微粒体中细胞色素 P_{450} 单加氧酶系（cytochrome P_{450} monooxygenases，CYP_{450}）是参与体内药物代谢的重要酶系，药物可在该酶系下被氧化。

CYP 参与药物代谢的总反应式可用下式表达：

$$DH + NADPH + H^+ + O_2 \rightarrow DOH + H_2O + NADP^+$$

DH 为未经代谢的原型药物，DOH 为代谢产物。CYP 的基本作用是从辅酶Ⅱ及细胞色素 b5 获取两个 H⁺，另外接受一个氧分子，其中一个氧原子使药物羟化，另一个氧原子与两个 H⁺ 结合成水。

黄连素经药酶的代谢后，其含量会降低，因此通过测定黄连素的含量就可以观察到药酶对黄连素的代谢作用。由于黄连素的代谢产物与黄连素的紫外吸收图谱不同，故可以借助分光光度计测定溶液中黄连素的吸光度，根据朗伯 - 比尔定律确定黄连素溶液的浓度。

通常，用分光光度法测定药物的浓度时需要绘制标准曲线（回归曲线），标准曲线的绘制方法为：配制一系列浓度不同的标准溶液，在测定条件相同条件下，分别测定吸光度，以标准溶液浓度（C）为横坐标，相应吸光度（A）为纵坐标，绘制 A-C 的标准曲线。在相同条件下，测出样品溶液吸光度，从标准曲线中查出样品溶液的浓度。

六、实验材料

紫外 - 可见分光光度计、高速离心机、恒温水浴锅、微量移液器、离心管、黄连素标准溶液（500μg/mL）、黄连素样品溶液（50μg/mL）、大鼠肝微粒体溶液、灭活大鼠肝微粒体溶液、NADPH 再生体系、50% 甲醇 - 水溶液、蒸馏水。

七、实验动物

无。

八、实验过程

1. 标准曲线的制备　精密吸取黄连素标准溶液 0.0μL、20.0μL、40.0μL、60.0μL、80.0μL 及 100.0μL 分别置于 6 个 1.5mL 离心管中，分别用 50% 甲醇 - 水溶液补足至 1mL，摇匀。以 50% 甲醇 - 水溶液作为空白溶液，分别在 350nm 波长下测定各管溶液的吸光度，以浓度为横坐标，吸光度为纵坐标，绘制标准曲线。

2. 样品制备

（1）对照组：总体积为 1.5mL，首先加入 750μL 黄连素样品溶液（50μg/mL）和 150μL 灭活大鼠肝微粒体溶液，混匀，37℃温孵 5 分钟，然后加入 NADPH 再生溶液 600μL 启动反应，37℃水浴孵育 0 分钟、20 分钟、40 分钟后分别取出 450μL 上述溶液立即加入 1 倍体积（450μL）的冰冷甲醇溶液终止反应，10 000rpm，4℃离心 10 分钟后取上清液待测其浓度。

（2）实验组：总体积为 1.5mL，首先加入 750μL 黄连素样品溶液（50μg/mL）和 150μL 大鼠肝微粒体溶液，同法操作，取上清液待测其浓度。

3. 样品测定　分别采用上述选定的波长（350nm），测定反应 0 分钟、20 分钟、40 分钟后各溶液的吸光度，从标准曲线中读取反应 0 分钟、20 分钟、40 分钟后样品溶液中黄连素的浓度。

九、注意事项

1. 比色皿应干净透明无异物，否则引起对光的吸收，影响分析的准确度。

2. 终止反应时操作应迅速，以免测定不准确。

十、知识链接

1. 紫外 - 可见分光光度计的使用　参考本书第三章第一节"仪器软件操作教程"。

2. 标准曲线的绘制　参考本书第三章第四节"标准曲线的原理及操作教程"。

十一、参考文献

[1] 张伯莎，安叡，王新宏 . 黄连活性成分肠吸收及肝脏 P_{450} 酶代谢研究 [J]. 时珍国医国药 , 2012, 23(1): 154-156.

[2] 杨晓燕，叶静，孙桂霞，等 . 表小檗碱体外大鼠肝微粒体孵育代谢产物鉴定及对 CYP2D6 酶活性的抑制作用 [J]. 中国中药杂志 , 2014, 39(19): 3855-3859.

[3] 周瑞，项昌培，张晶晶，等 . 黄连化学成分及小檗碱药理作用研究进展 [J]. 中国中药杂志 , 2020, 45(19): 4561-4573.

第七节　天麻抗小鼠惊厥作用的观察

一、涉及学科

中药学、药理学、生理学、中药药理学

二、实验目的

1. 观察天麻水煎液对士的宁所致小鼠惊厥反应的影响。

2. 掌握一种惊厥模型的制备方法。

三、技能要求

1. 掌握药物致惊厥的实验方法。

2. 掌握小鼠捉拿及灌胃方法。

四、背景知识

　　天麻，始载于《神农本草经》名曰赤箭，列为上品。天麻二字最早见于宋代《开宝本草》，明朝李时珍在《本草纲目》中首次将两者进行了合并，称："天麻即赤箭之根"。天麻在民间则被誉为"夜郎神草"。天麻为兰科植物天麻（Gastrodia elata Bl.）的干燥块茎，具有息风止痉、平抑肝阳、祛风通络的功效。主治肝风内动、惊痫抽搐、眩晕、头痛、肢体麻木、手足不遂、风湿痹痛等疾病。

古方"天麻钩藤饮""半夏白术天麻汤"等名方中，都以天麻为主药。包括治疗小儿高热不退所致惊风抽搐的著名中成药"牛黄镇惊丸""至圣保元丹"；治疗肢体拘挛，手足麻木，腰腿酸痛的"天麻丸"；治疗原发性高血压"安宫降压丸"；治疗血管神经性头痛、动脉硬化的"镇脑宁胶囊"；治疗脑卒中后遗症、风湿性关节炎、类风湿性关节炎的"强力天麻杜仲胶囊"等。天麻可研成粉末直接吞服，每次用量 1 ~ 1.5g。以单味天麻细粉加工制成的中成药——全天麻胶囊，常用于治疗原发性高血压、偏头痛、脑梗死恢复期、风湿性关节炎、类风湿性关节炎等病症。

五、原理知识

天麻为平肝息风之要药，现代药理学研究表明天麻中抗惊厥主要成分是天麻素及其苷元、天麻多糖、香草醇、天麻醇提物。天麻苷元与脑内抑制性递质 γ-氨基丁酸有相似结构；推测天麻素可能在体内先分解成天麻苷元，与脑内苯二氮䓬受体结合发挥作用。还可能与其降低脑内多巴胺、去甲肾上腺素含量有关。

士的宁又名番木鳖碱，是从马钱子中提取的一种生物碱，常用其硝酸盐，为无色而有光泽的针状结晶，味极苦，可溶于水。士的宁属于中枢兴奋药，是脊髓抑制性神经元中甘氨酸受体的拮抗药，可选择性兴奋脊髓，大剂量腹腔注射使动物产生癫痫样强直性惊厥。现已证明，士的宁中毒所致的强直性惊厥就是轻微传入刺激引起强烈而泛发的兴奋传播的结果。造模后可观察到小鼠发生强直性惊厥，比较小鼠给药组与对照组发生惊厥的潜伏期（从给药到动物出现惊厥反应的时间）、惊厥率及动物的死亡率和死亡时间的异同。

六、实验材料

计时器、注射器（1mL）、士的宁、天麻水煎液（含生药 1g/mL）、生理盐水。

七、实验动物

小鼠。

八、实验过程

1. 每组取 12 只小鼠（雌雄均可），称重、标记、随机均分为 2 组。
2. 将小鼠固定，腹腔注射给予 0.1mL/10g 的天麻水煎液或生理盐水。
3. 30 分钟后皮下注射给予 0.06% 的士的宁 0.2mL/ 只。
4. 观察并记录给予士的宁后小鼠发生惊厥（后腿伸直）反应的潜伏期及每组发生

惊厥小鼠的百分比及动物死亡数。

5．记录结果，统计并整理全班的实验结果，比较天麻组及生理盐水组的惊厥潜伏期及发生惊厥动物百分比之间是否存在统计学差异。

九、注意事项

1．注意保持环境温度的恒定，并保持环境安静。

2．士的宁致惊厥剂量需每次实验前通过预试找出。

3．注意腹腔注射及皮下注射操作的区别。

十、知识链接

惊厥（convulsion）俗称抽筋、抽风、惊风，也称抽搐。表现为阵发性四肢和面部肌肉抽动，多伴有两侧眼球上翻、凝视或斜视，神志不清。有时伴有口吐白沫或嘴角牵动，呼吸暂停，面色青紫，发作时间多在 3～5 分钟，有时反复发作，甚至呈持续状态。此病是小儿常见的急症，尤以婴幼儿多见。6 岁以下儿童期惊厥的发生率为4%～6%，较成人高 10～15 倍，年龄越小发生率越高。惊厥的频繁发作或持续状态可危及患儿生命或可使患儿遗留严重的后遗症，影响小儿的智力发育和健康。

十一、参考文献

[1] 代声龙, 于榕. 天麻对小鼠戊四唑惊厥的保护作用 [J]. 中国新药与临床杂志, 2002, 21(11): 641-644.

[2] 张涛. 天麻提取物（天麻素）抗惊厥及神经保护作用的研究 [D]. 山东中医药大学, 2007.

第八节　延胡索镇痛作用的观察

一、涉及学科

中药学、药理学、生理学、中药药理学

二、实验目的

1．观察延胡索的镇痛作用。

2．掌握延胡索镇痛作用的机制。

3．掌握一种整体动物痛觉行为研究的方法。

三、技能要求

1. 掌握大鼠的捉拿及灌胃给药方法。
2. 掌握热痛阈的测定方法。
3. 了解热刺痛仪的工作原理。

四、背景知识

延胡索，首见于《雷公炮炙论》，又名元胡，为罂粟科多年生植物延胡索的干燥块茎。夏初茎叶枯萎时采挖，除去须根，洗净，置沸水中煮至恰无白心时，取出，晒干。生于山地林下，或为栽培，分布于河北、山东、江苏、浙江等地。此药辛散温通，既能活血，又能行气，止痛作用显著，为活血行气止痛之要药，李时珍谓其"能行血中气滞，气中血滞，故专治一身上下诸痛"。20世纪中叶，中国科学家成功地从延胡索中分离出镇痛效果明显的延胡索乙素（四氢帕马丁），它的镇痛作用较解热镇痛药强，又没有杜冷丁（盐酸哌替啶）等镇痛药物的成瘾性，口服吸收良好，适用于内科疾病引起的钝痛，如头痛、月经痛及分娩痛等。延胡索甲素、乙素和丑素均有镇痛、催眠、镇静与安定作用。其中延胡索乙素含量高，性质稳定，为延胡索指标性成分。

五、原理知识

延胡索辛散温通，既能活血，又能行气，止痛作用显著，为活血行气止痛之要药。延胡索乙素含量高，能通过抑制中脑网状结构和下丘脑的诱发电位，尤其是对皮层运动感觉区，发挥镇痛作用。

足底热测痛法（hargreaves法）是判断动物对热刺激的痛觉反应的常用方法，一般用热刺痛仪来测定，可用于测定大/小鼠在自由状态下足底光热刺激的痛阈时间。仪器中高热能瞬时发热卤素灯作刺激热源，通过高透热玻璃照射到大/小鼠后肢足底中心处皮肤。当照射一定时间后，大/小鼠迅速抬起后肢，位于透热中心处的光纤传感器精确侦测到该离开动作，仪器自动记录开始照射到抬腿动作的时间间隔（即痛阈潜伏期）。动物给药后，可通过测定动物痛阈值的改变程度，以确定药物的镇痛作用，可用痛阈提高率（%）表示，计算公式如下：

$$痛阈提高率（\%）＝（给药后痛阈-基础痛阈）/基础痛阈×100\%$$

六、实验材料

天平、鼠笼、鼠盒、热刺痛仪、注射器、大鼠灌胃器、醋炙延胡索水煎液（1g/mL）、生理盐水。

七、实验动物

大鼠。

八、实验过程

1．取大鼠 20 只，称重，标记，随机均分为 2 组：延胡索组和对照组。

2．将大鼠放入热刺痛仪上，待其安静（约需 5 分钟）。

3．大鼠筛选，具体如下：将红外光源对准安静大鼠的右后脚掌脚心处，在高温卤素灯照射下，大鼠抬起右后脚，卤素灯自动熄灭，仪器自动记录时间。筛选热痛阈在 10～20 秒的大鼠，如大鼠超过 30 秒仍不抬脚则舍弃不用，每只大鼠测量 3 次，取其平均值为热痛阈。

4．对筛选后符合要求的大鼠测量其基础热痛阈：每只大鼠测量 3 次，每次测量间隔 5 分钟，其基础痛阈值为 3 次测量的平均值。

5．灌胃给予延胡索水煎液或生理盐水，2mL/100g。

6．分别测量给药后 30 分钟、60 分钟、90 分钟大鼠的热痛阈值，并计算给药后的痛阈提高率（%）。

九、注意事项

1．测定热痛阈时为避免主观误差，应有专人负责，每次均重复测定 3 次，取平均值。

2．若不符合痛阈筛查标准的动物太多，可告知指导教师，由教师调节热刺痛仪的光强。

3．本实验又可用 1g/dL 角叉菜胶、1g/dL 琼脂或 1g/dL 右旋糖酐生理盐水液作为致痛剂，皮下注射 0.1mL/ 只。之后再测定给药后动物痛阈的变化，观察延胡索对急性疼痛模型大鼠痛阈的影响。

十、知识链接

痛阈（pain threshold）：各种能引起疼痛的刺激，在其刺激强度非常微弱时，并不令人感到疼痛；当刺激达到一定强度时才感到疼痛。"痛阈"即是指引起疼痛的最低刺激量。

正常情况下，疼痛是机体对外界伤害性刺激的感受，它是一种报警系统，提示有实存的或潜在的组织损伤的可能性。如果这种伤害性刺激是可以回避的，那么痛觉就是一种具有完全的积极意义的感觉形式，称为生理痛。这种意义上的疼痛模型实际上就是对伤害性感受阈的测量。它是通过观察动物对伤害性温度和机械刺激的逃避反应实现的。

如果动物遇到无法逃避的伤害性刺激，就会引起它的情绪反应，发出嘶叫声。这是需要高级神经配合的反应，并且不受局部运动功能的影响。因而，在伤害性刺激下引起的嘶叫反应也可以作为伤害性感受阈的测量指标。

十一、参考文献

[1] 黄锦煜，方敏，李嬯婧，等 . 延胡索在三叉神经痛大鼠模型中的镇痛作用研究 [J]. 南方医科大学学报，2010, 30(9): 2161-2164.

[2] 孙婷婷，龚千锋，李娆娆，等 . 延胡索指标性成分延胡索乙素的影响因素分析 [J]. 中国实验方剂学杂志，2013, 19(3): 89-92.

[3] 沈淑洁，刘少磊，黄荣清，等 . 金铃子散最新研究进展 [J]. 中医药导报，2016, 22(8): 111-113.

第九节　酸枣仁镇静作用的观察

一、涉及学科

中药学、药理学、生理学、中药药理学

二、实验目的

1. 观察酸枣仁的镇静、催眠作用。
2. 掌握一般行为学的观察方法、评价方法。

三、技能要求

1. 掌握小鼠的捕拿、给药方法。
2. 掌握动物行为学视频系统和动物行为分析系统的使用。

四、背景知识

酸枣仁为鼠李科植物酸枣［Ziziphus jujuba Mill.var.spinosa (Bunge)Hu ex H.F.Chou］的干燥成熟种子。将秋末冬初采收的成熟果实除去果肉及核壳，收集种子，晒干。此药气微，味淡。具有养肝、宁心、安神、敛汗的功效，主治虚烦不眠、惊悸怔忡、烦渴、虚汗。

酸枣仁含有多种脂肪、蛋白质和生物碱，如酸枣仁总皂苷、总黄酮、总生物碱等。其毒性极低，但过量服用也可产生毒性。现代药理研究表明，酸枣仁除具有镇静、催眠作用之外，也有镇痛、抗惊厥、降温作用。

目前，针对镇静催眠药物的药理学研究方法，主要有以下 3 类：行为学观察法、神经电生理实验方法、神经系统生物化学分析法。其中行为学观察法是通过仪器或人工目测考察药物引起中枢神经抑制或兴奋时，动物自主活动量的减弱或增加情况，这类方法能直接明了地反映药物的作用效果，考察药物的镇静催眠作用，适用于药效的初步评价，适合本科生实验。后两种多需要应用精密仪器，需经过长时间系统的训练，适用于研究生的实验。

五、原理知识

自发活动（spontaneous activity），是指不依赖外部刺激、仅由自身内部的刺激或状态所引起的动作，是动物的生理特征。小鼠的自发运动包括走动、站立、嗅、理毛、舔、撕咬、平衡失调、竖尾等动作。

自发活动的多少往往表现出其中枢的兴奋或抑制状态。镇静催眠药等中枢抑制药可明显减少小鼠的自发活动，而中枢兴奋药则可增加小鼠的自发活动。小鼠自发活动增减的程度与中枢兴奋药或抑制药的作用强度呈正比。研究表明，酸枣仁提取液可明显减少小鼠的自发活动。本实验通过记录小鼠自发活动的变化来判断酸枣仁对中枢的抑制作用。

六、实验材料

动物行为学视频系统和动物行为分析系统、注射器、电子秤、酸枣仁提取液（1g/mL）、生理盐水。

七、实验动物

小鼠。

八、实验过程

1. 随机分组　取体重 18～22g 的雄性健康小鼠 30 只，用苦味酸标号并称重，将动物随机均分为 3 组。

2. 给药　低药物剂量组按照 0.1mL/10g 的剂量灌胃给药，高药物剂量组为 0.3mL/10g，对照组给予 0.3mL/10g 的生理盐水。给药时应严格按照动物的体重给药。

3. 观察　给药 30 分钟后放入行为记录仪中，使其适应 5 分钟后，用动物行为学视频分析系统记录 30 分钟内活动次数。

4. 实验完毕，记录并整理实验结果，判断酸枣仁是否能明显的降低小鼠的自发活动。

九、注意事项

1. 自发活动易受主观因素影响，因此在操作前要明确观察指标，以减少误差。

2. 小鼠应尽量选取活泼者，同性；实验前禁食 12 小时。

3. 实验最好在 20℃以上室温下进行，室温过低会影响小鼠活动。

4. 实验前动物需要颠倒昼夜习性 3 天。实验最好在上午做，因为小鼠的活动通常在中午，下午减少。

十、知识链接

睡眠是每个人的健康需要，也是本应享有的基本权利，但快节奏的生活却"吞噬"着人们越来越多的睡眠时间。在 2020 年 3 月 21 日"世界睡眠日"之际，世界卫生组织公布的最新数字显示，全球近 1/4 的人受失眠困扰，每年近 8.6 亿人患失眠、抑郁障碍，仅中国就有 0.75 亿。与此同时，"睡不好觉"也带来了各种疾病，甚至缩短了人们的寿命。

酸枣仁是传统上治疗失眠的常用药物，有研究分析了 98 个含酸枣仁的处方，分析和挖掘用药规律。发现出现频次最高的药物为酸枣仁，其次为茯苓、人参等，在治疗失眠的处方组合模式中，以酸枣仁＋茯苓出现的频次最高；酸枣仁＋人参次之，而后依次为茯苓＋人参、酸枣仁＋茯苓＋人参、酸枣仁＋甘草。酸枣仁＋茯苓组治疗的总有效率高于酸枣仁＋人参组，故该研究表明治疗失眠的首选方案为酸枣仁＋茯苓处方。

十一、参考文献

[1] 王迎昌, 张小健, 赵宾彦, 等. 基于中医传承辅助系统分析含酸枣仁处方治疗失眠的组方规律 [J]. 中西医结合心脑血管病杂志, 2019, 17(7): 1084-1086.

第十节 麻黄汤及拆方对正常大鼠足跖汗液分泌的影响

一、涉及学科

中药学、药理学、生物化学、中药药理学

二、实验目的

1. 掌握一种发汗实验的研究方法。

2. 观察麻黄汤及其拆方对汗液分泌的影响。

3. 观察毛果芸香碱对汗液分泌的影响。

三、技能要求

1. 掌握大鼠的正确抓取及灌胃。
2. 掌握汗点的正确识别。

四、背景知识

麻黄汤出自《伤寒论》，为辛温发汗之峻剂，由麻黄、桂枝、杏仁、甘草四味药组成。具有发汗解表、宣肺平喘的功效。传统用于治疗太阳伤寒表实证所见恶寒发热、头痛身疼、无汗而喘、苔薄白、脉浮紧等症。方中麻黄苦辛性温，归肺与膀胱经，善开腠发汗，祛在表之风寒；宣肺平喘，开闭郁之肺气，为君药。由于本方证属卫郁营滞，单用麻黄发汗，只能解卫气之闭郁，所以又用透营达卫的桂枝为臣药，解肌发表，温通经脉，既助麻黄解表，使发汗之力倍增；又畅行营阴，使疼痛之症得解。二药相须为用，是辛温发汗的常用组合。杏仁降利肺气，与麻黄相伍，一宣一降，以恢复肺气之宣降，加强宣肺平喘之功，是为宣降肺气的常用组合，为佐药。炙甘草既能调和麻、杏之宣降，又能缓和麻、桂相合之峻烈，使汗出不致过猛而耗伤正气，是使药而兼佐药之用。四药配伍，表寒得散，营卫得通，肺气得宣，则诸症可愈。现代临床应用研究表明，该方广泛用于类风湿性关节炎、风寒感冒、小儿遗尿等疾病。

五、原理知识

麻黄汤为辛温发汗之峻剂，发汗作用明显。研究表明，麻黄汤发汗作用的机制可能是作用于下丘脑的体温调节中枢，使体温调定点下降，通过神经途径使汗腺分泌增加；增加外周毛细血管血液循环；扩张皮肤汗腺导管内径；另外，麻黄汤还具有激动M受体的作用。麻黄碱、伪麻黄碱、桂皮醛是其发汗作用的物质基础，但麻黄汤的功效并不是单体效应成分作用的简单相加。

大鼠足跖部肉垫上有汗腺分布，可利用碘与淀粉遇汗液产生紫色反应的机制，来观察和测定药物对大鼠汗液分泌的影响。

六、实验材料

动物秤、大鼠固定器、放大镜、麻黄汤水煎液（1.5g 原药材 /mL）、杏甘汤水煎液、生理盐水、无水乙醇、和田 - 高垣氏试剂（A 液和 B 液）、毛果芸香碱（7mg/mL）、苦味酸。

七、实验动物

大鼠。

八、实验过程

1. 称重、编号、分组 取健康大鼠 36 只，称重，用苦味酸液标记，随机均分为甲乙丙丁 4 组，每组 9 只。

2. 给药 用棉签蘸无水乙醇擦干净大鼠足底部后，甲组：灌服麻黄汤水煎液（1mL/100g）、乙组：灌服杏甘汤水煎液（1mL/100g）、丙组：皮下注射毛果芸香碱溶液（0.5mL/100g）、丁组：灌服生理盐水（1mL/100g），给药后分别将大鼠固定于大鼠固定器中，暴露双下肢，并用医用胶布轻轻缚住，防止大鼠活动时下肢回缩到固定器中。

3. 给药 30 分钟后，棉签拭干大鼠足跖部原有汗液，然后在大鼠足跖部皮肤涂上和田 - 高垣氏试剂 A 液，待干燥后，再涂上薄薄的一层 B 液，然后肉眼或用放大镜观察深紫色着色点（即汗点）的出现时间、颜色和数量。连续观察 30 分钟，每 5 ～ 10 分钟观察记录一次，实验结束后将数据进行统计学处理，即可比较各组间的差异。

九、注意事项

1. 固定大鼠时，操作应轻柔，尽量避免大鼠挣扎出汗而影响药效评价。

2. 为避免环境等因素对实验结果的干扰，尽量同时观察实验组和对照组大鼠足趾部汗点出现时间。

3. 实验室温度控制在（26±1）℃左右，实验室湿度控制在 65%±5%。

十、知识链接

发汗测定方法简介：汗液测定主要有直接测定和间接测定两种方法。直接测定除着色法外，尚有目测法、组织形态法、电生理法、汗液定量法、皮肤汗腺导管内径测定法几种；间接测定法有唾液测定法、泪液测定法。目测法主观因素影响较多，可以作为药物是否有发汗作用的初筛，着色法操作简单，不需特殊仪器，但对发汗作用较弱，如汗液分泌不足者则不易鉴别；汗液定量测定法装置虽简单，但要求较高且影响因素较多，不容易操作；组织形态观察法和皮肤汗腺导管内径测定法均是在显微镜下评价，或观察汗腺细胞的形态变化，或测定汗腺导管内径，虽能较为客观而准确地反映汗腺活动状态，但实验周期较长，成本较高；至于间接测定法可以作为发汗作用的一个测定方法，但不如直接测定法直观。具体实验中应根据研究的对象、目的等不同选用合适的实验方法。

十一、参考文献

[1] 王浩，朱丽 . 麻黄汤及类方的临床应用研究 [J]. 亚太传统医药，2011, 7(4): 40-42.

[2] 熊倩，张密，郑青山 . 麻黄汤不同配伍对大鼠发汗作用的定量评价 [J]. 中国临床

药理学与治疗学, 2011, 27(7): 763-768.

[3] 胡亚男, 张建英. 麻黄汤发汗作用的实验研究方法概况 [J]. 中国中医药科技, 2014, 21(2): 223-224.

[4] 刘月波, 章小敏, 洪冰, 等. 麻黄汤配方颗粒与传统汤剂发汗作用的比较研究 [J]. 浙江中医杂志, 2019, 54(6): 454-456.

第十一节　复方黄连颗粒剂解热作用的观察

一、涉及学科

生理学、药理学、中药学、中药药理学

二、实验目的

1. 观察复方黄连颗粒剂对发热大鼠体温的影响。
2. 掌握一种发热模型的制备方法。

三、技能要求

1. 掌握大鼠的体温测定方法（肛温）。
2. 掌握大鼠的捉拿、灌胃给药、皮下注射的方法。

四、背景知识

恒温动物在神经和体液的共同调节下，维持机体产热和散热过程的相对平衡，从而实现体温的恒定。体温调节的基本中枢在下丘脑，下丘脑前部热敏神经元和冷敏神经元的共同作用，决定了体温调节的调定点。体温偏离这一调定点水平时，可通过反馈系统的调节，使体温回到调定点水平。调定点是可以变动的。发热就可能是由于细菌内毒素等致热原使视前区 - 下丘脑前部的热敏神经元阈值升高、调定点水平上移所致。

复方黄连颗粒是在双黄连（金银花、黄芩、连翘）组方基础上，加入人工牛黄等成分精制而成。方中金银花清热解毒、疏风散热，为君药；黄芩清热燥湿、泻火解毒，连翘清热解毒、疏风散热，俱为臣药，人工牛黄的加入进一步加强了该方的清热解毒作用。该药具有疏风解表、清热解毒的功效，用于外感风热所致的感冒，症见发热、咳嗽、咽痛等。临床实践表明，该药在治疗流感发热、上呼吸道感染、病毒性肺炎等有明显疗效。

现代药理学研究表明，双黄连复方具有解热、抗炎、抗菌、抗病原微生物等作用；

人工牛黄可作用于中枢神经系统,有抑制产热或外源性致热因子的作用,阻止或降低了下丘脑视前区体温调节中枢调定点的上移而发挥解热作用,但其详细机制有待于进一步研究证实。

线粒体是人体细胞重要的细胞器之一,主要功能是合成三磷腺苷(ATP),为细胞生命活动提供直接能量。线粒体解耦联剂(如2,4-二硝基苯酚)使氧化磷酸化解耦联,解耦联剂并不抑制呼吸链的电子传递,甚至还加速电子传递,促进糖、脂肪和蛋白质的消耗,并刺激线粒体耗氧,但不形成ATP,电子传递过程中释放的自由能以热量的形式散失。

五、原理知识

2,4-二硝基苯酚(2,4-dinitrophenol,DNP)是一种常见的解耦联剂,可刺激细胞发生氧化,抑制磷酸化过程,使氧化过程受刺激,所增加的能量无法通过磷酸化转变为三磷腺苷或磷酸肌酸的形式贮存而以热能散发,导致发热。皮下注射DNP刺激动物出现无菌性炎症,模拟临床非感染性发热模型,此法可作为复制热病症候模型的可靠方法。既往研究表明DNP诱导的发热模型升温后持续时间较短,约1小时。本实验采用DNP作为致热原造成实验性动物发热模型,并以正常大鼠作为对照,观察复方黄连颗粒剂的解热作用。

大鼠体温的测定方法(肛温):把大鼠固定(腹面朝上),左手将尾巴上提,漏出肛门,先按下体温计开关按钮,将涂有食物油/石蜡的体温计慢慢地插入肛门约2cm左右深度。当显示器上的"℃"标记停止闪烁时(约需1分钟)取出。记录体温后关闭电源并用酒精棉球擦净和消毒。大鼠正常体温在36～37℃。夏季高于冬季,下午高于上午,一般有0.5℃温差。

六、实验材料

数字式肛温计、磅秤、注射器、大鼠灌胃器、纱布、2,4-二硝基苯酚生理盐水溶液(0.15%)、复方黄连颗粒剂、生理盐水、苦味酸。

七、实验动物

雄性大鼠。

八、实验过程

1. 随机分组　取体重150～200g的雄性健康大鼠10只,按抓取顺序编号,用苦味酸标号并称重,随机将动物均分成2组,每组5只,分别为模型组和给药组。

2. 测定大鼠的正常体温　按照大鼠肛温的测定方法,连续3次测定大鼠的肛温,取平均值作为大鼠的正常体温。

3．大鼠给药　给药时应严格按照动物体重给药，给药剂量应准确。模型组：灌胃生理盐水 5mL/kg；给药组：灌胃复方黄连颗粒剂 6.0g/kg。各组大鼠灌胃给药 0.5 小时后于大鼠背部皮下注射 2,4- 二硝基苯酚生理盐水溶液（10mL/kg），观察动物给予 2,4- 二硝基苯酚后的活动情况及身体表现（如：身体颤抖、行动迟缓、怠动、呼吸急促、俯卧不动等）。

4．测定体温的变化　给予 2,4- 二硝基苯酚生理盐水溶液后每隔 20 分钟测定肛温，连续测定 2 小时。

九、注意事项

1．实验前应连续两天测量实验用大鼠体温，体温应在正常范围内，且体温浮动不应超过 0.5℃。

2．每次测温前应在肛温计前部涂以少许液状石蜡，测温时操作应尽可能轻柔。

十、知识链接

1．2,4- 二硝基苯酚作为减肥药的历史　2,4- 二硝基苯酚是最受关注的弱酸质子型化学解耦联剂，并且首次以线粒体为靶标治疗肥胖。1933—1938 年 DNP 被广泛用作减肥药，该药上市一年后，仅美国使用人数已达到 10 万。然而，DNP 用量受限制，因为解耦联过程中产生热量会使体温大幅度升高并引起致命的中暑。由于 DNP 的有效剂量与中毒剂量很接近，使其很容易服用过量而引起不良反应。服用高剂量的 DNP 可导致不可控的高热，由此引起的体温过高会使细胞中的酶变性失活，使 ATP 过度消耗，从而不能满足正常生命活动的需求，进而导致细胞和器官死亡。大规模细胞死亡可诱导高血钾症、肾损伤以及系统性炎症反应综合征（systemic inflammatory response syndrome，SIRS），最终导致多器官功能障碍综合征（multiple organ dysfunction syndrome，MODS）。人类一次性服用 20 ～ 50mg/kg DNP 可直接导致死亡。基于对诸多不良反应的考虑，1938 年末，DNP 被迫从美国市场下架并被禁止用于人类肥胖症的治疗。

2．均值和标准差的计算　参考本书第三章第二节"常用统计分析及实现方法"。

十一、参考文献

[1] 卢芳，董培良，陈平平，等 . 三种热病证候模型的最佳造模方法的探索和评价 [J]. 山东中医杂志，2009, 28(2): 114-116.

[2] 李晓红，张英华，牟阳 . 复方黄连颗粒剂对 2,4- 二硝基苯酚所致大鼠发热的影响 [J]. 中国中医药科技，2012, 19(6): 509.

[3] 金甲，张凤，杨玲玲，等 . 线粒体解偶联剂的研究进展 [J]. 生命科学，2013, 25(7): 707-715.

第十二节　参附注射液对低血压家兔心电血压的影响

一、涉及学科

中药学、药理学、生理学、中药药理学

二、实验目的

1. 掌握一种失血性低血压家兔模型的制备方法。
2. 观察参附注射液对低血压家兔心电、血压的影响。

三、技能要求

1. 掌握家兔的气管插管、颈动脉插管、股动静脉分离术。
2. 掌握家兔心电、血压的测定方法。

四、背景知识

参附汤源自《校注妇人良方·卷九》，由人参一两、附子五钱组成。后人临床应用证实汤中人参大补元气，能促使阳复血行，为君；附子大辛大热，能通行阳气、温补元阳，为臣；两者联用，具有益气、温阳、固脱之功，主治厥脱及阳虚诸证。

基于参附汤研制的参附口服液、参附注射液已成为急症抢救的必备药物。现代药理学研究表明，参附汤具有延长动物耐缺氧时间、保护心肌、抗心律失常、增加冠脉血流量、抗休克、抗脂质过氧化、调节免疫功能、改善血液流变学、兴奋垂体肾上腺皮质功能等药理作用。临床上常用于提升血压和改善微循环，治疗难治性充血性心力衰竭。

五、原理知识

参附注射液主要包含红参和附片，主要药理成分为红参中的人参皂苷和附片中的乌头类生物碱。它们在心血管调节方面的作用有：人参皂苷主要作用于外周血管，小剂量升压，大剂量降压；生物碱类主要作用于心脏 β_1 受体，产生正性变时、变力、变传导的作用，作用于血管 α_1 受体，使外周血管收缩，血压升高。其升压作用主要通过增强心输出量、促进微循环来实现的。

实验动物低血压模型建立的主要方法有：股动脉放血造成的失血性低血压、缩窄腹主动脉或颈动脉造成的低血压、改变体位造成的体位性低血压、降压药引起的低血压等。本实验利用麻醉家兔股动脉放血引发失血性低血压来观察参附注射液的强心升压作用。家兔血容量占体重的 5%～8%，例如 2.5kg 的家兔总血量为 125～200mL，正常血压为 75～105mmHg。通过股动脉放血，使家兔的血压维持在 60mmHg 约 30 分钟，即可给药观察。

六、实验材料

家兔手术台、数据记录分析系统、压力换能器、三通管、手术器械（直和弯的组织剪、止血钳、眼科剪、弯镊）、气管插管、动脉插管、注射器、针形电极、动物秤、动脉夹、注射针头、烧杯、兔腿绳、牙绳、聚乙烯管、纱布、手术线、25% 乌拉坦、参附注射液、肝素、生理盐水。

七、实验动物

家兔。

八、实验过程

1. 打开软件并调零　在电脑桌面上找到相应的软件图标，双击打开，并将血压通道调零。具体操作为：传感器通大气，平放在实验桌上，打开通道下拉菜单，选择桥式放大器（Bridge Amp），在弹出的对话框中点击归零键（Zero）。

2. 家兔麻醉并固定　取家兔 1 只，称重，25% 乌拉坦 4mL/kg 耳缘静脉注射麻醉。麻醉程度主要通过 4 个指标判断：呼吸运动、角膜反射、肌张力、痛反应。若呼吸规则而稳定、角膜反射消失、肌肉松弛、痛反应消失则麻醉良好。将兔以仰卧位固定于兔台。

3. 分离气管和一侧颈总动脉，分别进行气管插管和颈动脉插管：剪去颈部毛发，充分暴露手术野，纵向切开颈部正中皮肤 7～10cm，钝性分离皮下组织和颈部肌肉，直至暴露气管。在气管下穿线备用，在甲状软骨下方第 3～第 4 个环状软骨上做一倒"T"形切口，插入"Y"形气管插管，并用线固定好。用示指和拇指捏住颈部皮肤和肌肉的边缘，其余三指从下向上顶起，即可看到颈总动脉和旁边 3 条神经。钝性分离一侧颈总动脉约 2cm，从颈总动脉下穿两根线，一根结扎远心端，近心端用动脉夹夹住，用眼科剪朝近心端方向剪一小口，然后将连接于压力换能器的动脉插管插入动脉腔内，另一根线结扎固定。

4. 以相类似的方式分离一侧股动脉和另一侧股静脉，并完成股动脉及静脉的插管。股动脉插管用于放血操作，股静脉插管用于注入肝素以防凝血并用于紧急条件下输血。

5. 心电电极连接　将针形电极插入相对应导联肢体皮下，Ⅱ导联（右上肢负极，左下肢正极，右下肢地线）。记录家兔正常心电血压。

6. 记录给予参附注射液后家兔的心电血压　待记录正常心电血压后，经耳缘静脉注射 1% 肝素（1mL/kg）进行全身肝素化，再经股动脉缓慢放血，使颈动脉血压持续稳定在 60mmHg 约 30 分钟，耳缘静脉给予参附注射液 2.5mL/kg，观察心电血压的变化。

九、注意事项

1．耳缘静脉注射药物时应先快后慢，前 2/3 快速推注，后 1/3 缓慢推注。
2．动脉插管前一定要保证压力换能器及导管内充满肝素生理盐水且无气泡。
3．调整好三通位置，注意不要损坏换能器。
4．电极应插入皮下，不可插入肌肉，避免肌电干扰。
5．股动脉放血的速度不宜过快，如血压低于 60mmHg，可由股静脉缓慢回输少量血液。
6．血压不宜放得过低，否则易引起失血性休克并死亡。

十、知识链接

1．参附注射液的解毒　传统中医认为附子味辛、有毒。现代医学证明：附子主要成分为乌头碱类物质，其中乌头碱（含双酯类生物碱）毒性最大（乌头碱中毒剂量 0.2mg，致死量 3 ～ 4mg）。研究证明：附片经过严格的炮制加工后可完全消除毒性成分，但用一般传统的盐水泡、水漂、沸水煮及热蒸等工艺去毒效果不够理想，不宜用于生产注射剂。采用专门的炮制方法对附片进行炮制加工，其提取液在进一步水解过程中加入特殊催化剂，可使双酯类生物碱很好地水解为乌头原碱，仅为乌头碱毒性的 1/2000 左右，几乎无毒。

2．高血压的患者可使用参附注射液　参附注射液的主要作用是通过增强心输出量、促进微循环提升血压，这与传统的通过收缩血管升压的药物是不同的。研究证明：参附主要影响低于正常水平的血压，能使心肌缺血所致心肌收缩力下降的低血压有效回升。实验结果未显示对高血压动物的降压作用，但也未见其对高血压的进一步升高效应；对正常血压的大鼠亦无明显影响。说明参附注射液对正常血压和高血压无明显影响。这与临床观察到的参附注射液对正常及轻、中度高血压者无影响结果相一致。

3．用 PowerLab 软件提取心电血压数据的方法　参考本书第三章第一节"仪器软件操作教程"。

十一、参考文献

[1] 夏中元，郑利民，熊桂先．生脉、参附注射液对家兔休克复苏时血流动力学影响的对比研究 [J]．中国中医急症，1999, 8(6): 271-272,243.

[2] 朱金墙，梁钰彬，华声瑜，等．参附注射液的成分及其对心血管系统的药理作用研究进展 [J]．中成药，2014, 36(4): 819-823.

[3] 赵萱，傅超美，曹丽梅，等．参附注射液化学成分与药理作用研究进展 [J]．中药

与临床 , 2018, 9(2): 70-74.

[4] 曾德金 . 参附注射液的药理研究及临床应用进展 [J]. 中西医结合研究 , 2019, 11(3): 159-161.

第十三节 复方丹参滴丸对小鼠凝血功能的影响

一、涉及学科

中药学、药理学、生理学、中药药理学

二、实验目的

1. 观察复方丹参滴丸对小鼠外伤出血时间的影响。
2. 观察复方丹参滴丸对小鼠凝血功能的影响。

三、技能要求

1. 掌握小鼠尾静脉割破法测定出血时间的方法。
2. 掌握分光光度法测定血细胞相对浓度的方法。

四、背景知识

复方丹参滴丸，出自《中华人民共和国药典》。具有活血化瘀、理气止痛之功效。主治气滞血瘀所致的胸痹，症见胸闷、心前区刺痛，冠心病心绞痛见上述症候者。方用丹参为君药，通行血脉，活血祛瘀；三七为臣药，化瘀通络止痛；冰片为佐药，芳香开窍，通阳定痛；诸药合用，具有活血化瘀、理气止痛的功效。

丹参，始载于《神农本草经》，列为上品。为唇形科植物丹参 *Salvia miltiorrhiza* Bunge 的干燥根和根茎。春、秋二季采挖，除去泥沙，干燥。全国大部分地区都有分布。具有活血祛瘀、通经止痛、清心除烦、凉血消痈之功效。用于胸痹心痛、脘腹胁痛、症瘕积聚、热痹疼痛、心烦不眠、月经不调、痛经经闭、疮疡肿痛。

三七，始载于《本草纲目》。为五加科植物三七［Panax notoginseng (Burk.) F.H.Chen］的干燥根。具有化瘀止血、活血止痛的功效。主治出血症、跌打损伤、瘀血肿痛。

冰片，是由菊科艾纳香茎叶或樟科植物龙脑樟枝叶经水蒸气蒸馏并重结晶而得。其可用于闭证神昏、目赤肿痛、喉痹口疮、疮疡肿痛、溃后不敛等。《本草经疏》中有"凡脑卒中非外来之风邪，乃因气血虚而病者忌之；小儿吐泻后成惊者为慢脾风，急惊属实热可用，慢惊属虚寒不可用；眼目昏暗属肝肾虚者不宜入点药"。

出血时间（bleeding time，BT）是指在一定条件下，人为刺破皮肤毛细血管后，从血液自然流出到自然停止所需的时间。出血时间的测定受血小板的数量和质量、毛细血管结构和功能以及血小板与毛细血管之间相互作用的影响较大，而受血液凝固因子含量及活性作用的影响较小。

五、原理知识

丹参为活血化瘀之要药，现代药理学研究表明丹参有着良好的抗凝、抗血栓及改善微循环等作用。丹酚酸 B 能够抑制病灶内组织因子（tissue factor，TF）的水平而抑制凝血系统的激活，能减少血小板胶原受体整合素 $\alpha_2\beta_1$ 的表达，从而抑制血小板于暴露的内皮下胶原黏附。隐丹参酮可抑制血管内皮细胞黏附分子 -1（vascul cell adhesion molecule-1，VCAM-1）的表达，发挥抑制血小板与内皮细胞黏附的作用。丹参总酚酸盐可提高血浆组织型纤溶酶原激活物（tissue-type plasminogen activator，t-PA）水平，同时降低纤溶酶原激活物抑制药 -1（plasminogen activator inhibitor-1，PAI-1）水平而增强机体纤溶能力。三七中所含的有效成分具有止血、抗血小板聚集、抗血栓形成、促进造血改善心脏功能等作用。三七既能止血，又能改善微循环、抗血小板聚集、抗血栓形成，并可促进造血，有"止血不留瘀，化瘀不伤正"的特点。

本实验中所用尾静脉割破法止血时间测定是将小鼠尾静脉在距离尾端 2cm 处以横切方式轻轻划破约 1/3 的深度，立即将割破的小鼠尾部放入室温（24℃左右）条件下的一定量的蒸馏水中，直至尾部不再有血液流出，将此时间定为小鼠尾静脉外伤止血时间，即出血时间（T）。药物对出血时间的改变可用下式进行计算：

$$出血时间改变百分率（\%）=（T_{复方丹参滴丸组}-T_{生理盐水组}）/T_{生理盐水组}\times100\%$$

含有血液成分的蒸馏水中颜色的深浅与出血量呈正相关，通过测定含血液的蒸馏水在 450nm 处的吸光度值（A_{450}，与血红蛋白浓度呈正比），即可间接反映出动物的出血量，药物对出血量的改变可用下式进行计算：

$$出血量改变百分率（\%）=(A_{复方丹参滴丸组}-A_{生理盐水组}）/A_{生理盐水组}\times100\%$$

六、实验材料

注射器、小鼠灌胃器、秒表、小鼠固定器、15mL 离心管、棉球、手术刀片、2cm 长的标尺、紫外 - 可见分光光度计、比色皿、擦镜纸、复方丹参滴丸溶液、生理盐水、蒸馏水。

七、实验动物

小鼠。

八、实验过程

1. 每组取 12 只小鼠，随机均分为 2 组。

2．灌胃给予复方丹参滴丸水溶液 0.2mL/10g（给药组）或等量生理盐水（对照组）。

3．给药 30 分钟后，将小鼠置于小鼠固定器内，在尾静脉末端 2cm 处切一横向切口，仅切开背侧静脉。切口深度以有血珠出现同时不流出为宜。

4．立即将尾部浸入 24℃蒸馏水中，待尾部伤口停止出血后，观察水中颜色的变化及止血时间。

5．将所得血细胞溶液置于紫外 - 可见分光光度计中，测定其在 450nm 处的吸光度。

6．记录，整理并分析结果。

九、注意事项

1．出血时间受实验环境的温度影响，最适宜温度为 24℃。

2．切割小鼠尾静脉前，需用温水擦拭皮肤，去除尾部表层角质。切开静脉时要控制切口深度，切忌切开多条尾静脉。

3．尾静脉切口深度、长度、位置、方向，毛细血管所受压力等也影响出血时间的测定，因此尾静脉切割应迅速且平行（由一人操作，降低操作误差）；切割完成后立即放入蒸馏水中且让尾部自然下垂。

4．本实验中所述出血时间并非严格意义上的出血时间，而是在某种影响因素（如蒸馏水）存在下的出血时间。

十、知识链接

出血时间用于评价皮肤毛细血管的止血能力，主要用于检查血小板疾病、血管与血小板之间功能的缺陷、某些凝血因子的缺陷；凝血时间用于测定血液的凝固能力，主要是测定内源性凝血途径中各种凝血因子是否缺乏，功能是否正常，或者是否有抗凝物质增多。在临床上，因 BT 测定影响因素多，故目前国际上已很少使用 BT 测定，其检测功能已主要被血小板计数、血小板功能试验及筛查凝血功能的凝血酶原时间（prothrombin time，PT）和活化部分凝血活酶时间（activated partial thromboplastin time，APTT）测定所替代。

十一、参考文献

[1] 王振生，陈朝仕，杨祖才，等．丹参的抗凝与纤维蛋白（原）溶解作用的体外实验研究 [J]．中华内科杂志，1976, 1(6): 341-344.

[2] 张海英，盛树东，薛洁．三七止血与抗血栓作用的实验研究 [J]．新疆医科大学学报，2012, 35(4): 487-490.

第十四节 桑寄生提取物（凝集素）对凝血功能的影响

一、涉及学科

中药学、药理学、中药药理学

二、实验目的

1. 掌握亲和层析的原理。
2. 观察凝集素对红细胞的凝集作用。

三、技能要求

1. 掌握随机分组的方法。
2. 掌握小鼠的捉拿及灌胃给药方法。

四、背景知识

桑寄生，味苦、甘，性平；归肝、肾经。为桑寄生科植物桑寄生 *Taxillus chinensis* (DC.) Danser. 的干燥带叶茎枝。具有祛风湿、补肝肾、强筋骨、安胎元的功效，主要用于风湿痹痛、腰膝酸软、筋骨无力、崩漏经多、妊娠漏血、胎动不安、头晕目眩的治疗。桑寄生，一般冬季至次春采割，除去粗茎，切段，干燥，或蒸后干燥。桑寄生茎枝呈圆柱形，表面红褐色或灰褐色，具细纵纹，并有多数细小突起的棕色皮孔，嫩枝有的可见棕褐色茸毛；质坚硬，断面不整齐，皮部红棕色，木部色较浅。叶多卷曲，具短柄；叶片展平后呈卵形或椭圆形，表面黄褐色。幼叶被细茸毛，先端钝圆，基部圆形或宽楔形，全缘；革质。气微，味涩。

现代研究表明，桑寄生含有黄酮类、萜类衍生物、挥发性成分、凝集素等成分，具有降血压、降血脂、降血糖、抗氧化、抗肿瘤、抗炎镇痛等多种药理活性。桑寄生凝集素是一类植物蛋白，有研究显示桑寄生凝集素对肿瘤细胞具有明显的抑制作用。

五、原理知识

植物凝集素（lectin）是一类存在于植物中（尤其是豆科植物）的特殊蛋白，对糖有很高的亲和性，凝集素与糖的结合方式类似于酶与底物的结合，故可引起表面糖基团丰富的红细胞发生凝集现象。凝集素分子含有两个或多个糖的结合位点，当大量的凝集素同时结合于细胞表面的糖分子时就发生凝集，交叉连接现象的出现及程度取决于凝集素的浓度和细胞表面糖分子的比例关系。凝集素除了能和细胞膜上的糖分子结合外还可以和游离的糖结合，因此只要向细胞悬液中加入一定浓度的游离糖，就能阻止凝集素诱导的细胞凝集作用。本实验利用植物凝集素在体外能使红细胞发生凝集作用来鉴定分离纯化的凝集素。

亲和层析的基本原理是基于生物体中高分子化合物具有与某些特定分子通过次级键进行可逆结合的特性，例如抗体与抗原的相互作用等，根据生物分子之间的亲和吸附原理而建立的层析方法称为亲和层析（affinity chromatography）（有关层析技术的详细内容请参考本书第一章第三节"基本实验技术"）。

用亲和层析法分离纯化凝集素基本分为两类，一类是利用固定化的配体纯化凝集素；另一类更常用的方法是利用凝集素专一而可逆地与糖结合的特性，用糖的衍生物作为亲和吸附剂完成纯化。本实验采用后一种方法，将从桑寄生中提取的凝集素粗蛋白通过 Sephadex G-50 层析柱，利用凝集素分子与葡萄糖分子非共价结合而分离，再通过含有葡萄糖分子的缓冲液将其洗脱而得到纯化。

六、实验材料

纱布、Sephadex G-50 层析柱、桑寄生粉末、生理盐水、PBS 缓冲液、2% 红细胞悬液、硫酸铵固体粉末。

七、实验动物

无。

八、实验过程

1. 桑寄生凝集素粗制备　①称取 10g 桑寄生的粉末，用 0.5×PBS 缓冲液 80mL 在 4℃浸泡 8 ～ 12 小时，并在此期间不停搅拌；②将混合物用四层纱布过滤。滤液中加入终浓度为 30% 的硫酸铵粉末，混匀后在 4℃静置 3 ～ 4 小时，4℃，3000rpm 离心 15 分钟；③取上清液并根据上清液体积补加硫酸铵至终浓度 50%，在 4℃静置 4 小时后，4℃，3000rpm 离心 15 分钟，弃去上清液，将沉淀溶于 5 ～ 10mL PBS 缓冲液。用孔径为 0.45μm 微孔滤膜过滤得到的滤液即为凝集素粗提物（样品 1）。

2. 凝集素的亲和纯化　①取装好的 Sephadex G-50 柱（也可用预装柱），用 PBS 缓冲液平衡；②将过滤后的凝集素粗提物上柱，用 PBS 缓冲液洗脱至流出液的 280nm 处吸光度值恢复至上柱前水平，此洗脱液为杂蛋白；③改用含有 0.2mol/L 葡萄糖的 PBS 缓冲液洗脱，仍洗脱至流出液的 280nm 处吸光度值恢复至上柱前水平。此洗脱峰即为纯化后的凝集素（样品 2）。

3. 凝集素活性测定　①收集凝集素的粗提物（样品 1）及纯化产物（样品 2），在低温下用生理盐水透析约 1 小时，重复 3 次以去除葡萄糖；②取点滴板一块，在三孔内分别滴入对照生理盐水，在 280nm 吸光度相等的样品 1 和样品 2 各 2 滴。再分别滴入红细胞悬液 1 滴，置于 37℃保温 1 小时，取出后在显微镜下观察比较红细胞凝集情况；③将样品 1 和样品 2 进一步用生理盐水稀释成 1：5、1：25、1：125、1：625……，再用上述方法测定对红细胞的凝集作用，找出具有生物活性的凝集素最大稀释倍数。

九、注意事项

1．操作过程中需要反复搅拌，请各组内成员相互合作。

2．本实验为定量研究，要求稀释样品务必准确，以减少误差。

十、知识链接

为了研究特定蛋白质的性质，我们需要去掉蛋白质的杂质同时又要保证蛋白质的活性。以下为蛋白纯化的常见方法：

1．粗分离　此步骤是蛋白纯化最初应该考虑的方法，一般而言，分离方式有盐析、等电点沉淀、有机溶剂萃取等。这些方法的特点是简便、处理量大，能在除去大量杂质的同时浓缩蛋白溶液。

2．层析法　样品经过粗分离后，一般体积较小而易于进一步纯化。一般可选用亲和层析（即本实验所用的方法）、吸附层析、离子交换层析、凝胶过滤等，必要时还可选用等电聚焦电泳等分离方式。

3．结晶法　其应用的前提是蛋白质已经足够纯。结晶过程也具有一定蛋白纯化作用，而重结晶又可除去少量夹杂的、不易通过其他方法除去的蛋白质。蛋白的结晶不仅是纯度的表现，而且是蛋白质处于活性状态的有力证据。

十一、参考文献

[1] 陈希宏，曾仲奎，刘荣华．桑寄生凝集素的纯化及部分性质研究 [J]．生物化学杂志．1992, 8(2): 150-156.

[2] 潘鑫，刘山莉．中药桑寄生凝集素的分离及体外抗肿瘤活性的研究 [J]．天然产物研究与开发．2006, 18(2): 210-213.

第十五节　满山红对小鼠的祛痰作用的观察

一、涉及学科

中药学、药理学、生理学、中药药理学

二、实验目的

1. 学习酚红从呼吸道排泄的检测方法。
2. 观察满山红对小鼠气管内酚红的影响。
3. 观察满山红祛痰作用。

三、技能要求

1. 掌握小鼠捉拿、腹腔注射等操作。
2. 掌握紫外 - 可见分光光度计的使用。

四、背景知识

满山红为杜鹃花科植物兴安杜鹃的干燥叶，夏秋二季采收，阴干。其味辛、苦，性寒。归肺、脾经。具有止咳祛痰的功效，用于治疗咳嗽、气喘、痰多。现代药理学研究表明满山红有止咳、祛痰、平喘、抗炎、抑菌等作用。

研究发现满山红的有效成分主要有黄酮类（杜鹃素、金丝桃苷、山奈酚、槲皮素、杨梅酮等）、挥发油类（牛儿酮、桉油素、杜鹃酮、杜松脑、薄荷醇、桉叶醇等）、香豆素类（东莨菪素、伞形花内酯等）、酚酸类（香草酸、对羟基苯甲酸、没食子酸、原儿茶酸、丁香酸等）和其他成分（氢醌、木毒素、熊果苷等）。满山红提取物满山红油有强烈刺激性香气，味清凉而辛辣，有止咳、祛痰的作用，用于急慢性支气管炎，可被制成单味制剂，也常应用于各种成方制剂中；杜鹃素是其主要有效成分。

五、原理知识

药物祛痰作用大多为增强呼吸道腺体的分泌，使痰液变稀，或裂解痰液中的黏液成分，使痰液的黏性下降，或增强黏膜上皮细胞的纤毛运动，使痰液易于排出。酚红气管排泄法为常用的祛痰实验方法。利用酚红指示剂自小鼠腹腔注射并吸收后，可部分地由支气管黏液腺分泌入气管，祛痰作用的药物在使支气管分泌液增加的同时，其由呼吸道黏膜排出的酚红也随之增加。因而可从药物对气管内酚红排泄量的影响来观察其祛痰作用。酚红在碱性溶液中呈红色，将从气管中洗出的液体，用比色法（紫外 - 可见分光光度计）测出酚红的排泄量，从而观察药物的祛痰作用。

满山红及其有效成分杜鹃素具有祛痰作用，直接作用于呼吸道黏膜，促进纤毛运动，增强气管、支气管机械清除异物的功能，可使痰内酸性糖蛋白纤维断裂，唾液酸含量下降，使痰黏度下降，痰液变稀，易于咳出，同时可使痰量逐渐减少。本实验通过检测呼吸道洗出液在 546nm 处吸光度值（A_{546}）的变化来确定酚红从呼吸道的排泄量，计算满山红的祛痰指数，观察满山红提取物的祛痰作用。

$$祛痰指数（\%）＝A_{满山红组}/A_{对照组}×100\%$$

六、实验材料

紫外 - 可见分光光度计、比色皿、电子天平、离心机、小鼠笼、注射器、手术剪、眼科镊、试管、试管架、离心管、满山红提取物、0.5% 酚红溶液、5% NaHCO₃、生理盐水。

七、实验动物

小鼠。

八、实验过程

1. 取小鼠 12 只，随机分成对照组与给药组，每组 6 只。

2. 灌胃给药　给药组给予满山红提取物（4.4g/kg），对照组给予同等体积的生理盐水。

3. 腹腔注射　灌胃给药 45 分钟后，对所有小鼠腹腔注射 0.5% 酚红 0.5mL。

4. 脱颈处死　腹腔注射 15 分钟后，脱颈椎处死，分离气管。

5. 测定吸光度值　用 1mL 注射器吸取 5% NaHCO₃ 溶液 0.5mL，从喉头下推入气管内，洗出液收集在试管中，重复灌洗 3 次呼吸道，收集洗出液共 1.5mL。洗出液 2000rpm 离心 5 分钟，取上清液用分光光度计在 546nm 波长处测定吸光度值。

6. 计算　根据吸光度值，制备标准曲线后计算相应的酚红排泌量，计算祛痰指数，并进行统计学处理。

九、注意事项

1. 注射酚红后随着时间的延长，酚红的量会有明显变化，应严格把控时间。

2. 注意在冲洗气管过程中操作轻柔，避免损伤气管。

3. 实验前小鼠禁食 12 小时，不禁水。

十、知识链接

1. 药物祛痰作用常用实验方法　药物祛痰作用大多为增强呼吸道腺体的分泌，使痰液变稀，或裂解痰液中的黏液成分，使痰液的黏性下降，或增强黏膜上皮细胞的纤毛运动，使痰液易于排出。常用的实验方法有：①酚红气管排泄法：利用酚红从小鼠或家兔腹腔注射后可从气管排泄的特点，测定气管酚红的排泄量，以判断受试药物对气管分泌液量的影响。②毛细玻管排痰量法：常用麻醉大鼠。利用插入气管的玻璃毛细管吸取其中的痰液，以毛细管中痰液柱的长度来评价受试药物的效果。③气管纤毛黏液流动速度测定法：常用家鸽、家兔，以墨汁为标志物（也可用染料、炭粉、软木粒等），观察一定时间内墨汁在气管黏膜表面运动距离的长短，进而判断受试药物的排痰效果。

2．统计学方法　参考本书第三章第二节"常用的统计分析及实现方法"。

十一、参考文献

[1] 赵承孝，杨飞，梁泰刚，等 . 满山红滴丸平喘抗炎作用的研究 [J]. 中国药物与临床 , 2010, 10(7): 756-758.

[2] 蒲燕，高卓林，漆磊，等 . 中药材满山红两种提取物抗炎与镇痛作用 [J]. 中医药临床 , 2017, 29(6): 853-856.

第十六节　桑白皮对乙酰胆碱诱导的豚鼠气管平滑肌收缩作用的影响

一、涉及学科

中药学、药理学、生理学、中药药理学

二、实验目的

1．观察乙酰胆碱、桑白皮对豚鼠气管条的作用。

2．掌握一种平喘药常用的实验方法（气管螺旋条法）。

三、技能要求

1．掌握离体豚鼠气管制备技术。

2．掌握量效曲线的绘制。

四、背景知识

桑白皮，为桑科植物桑 *Morus alba* L. 的根皮。始载于《神农本草经》，其性寒，入肺经，可宣肺平喘，利水消肿。常用于肺热喘咳、水饮停肺、胀满喘急等症。大量的临床实验也表明桑白皮在治疗喘咳方面具有很好的作用。桑白皮的化学成分有黄酮类、呋喃类、香豆素类、萜类、甾醇类、糖类及挥发油类等。药理研究指出桑白皮的氯仿提取物、醇提取物、丙酮提取物、黄酮提取物等均可发挥显著的镇咳作用。

离体气管法是筛选平喘药常用的实验方法之一。豚鼠的气管对药物的反应敏感，且更接近于人的气管，因此豚鼠的气管是离体实验常用的标本。离体气管法常用的有气管片、气管环和气管螺旋条。主要区别在于气管的剪切方法和连接方式不同，气管平滑肌有环形、斜形和纵形 3 种排列，气管片主要靠纵形纤维的收缩产生张力变化。这 3 种肌纤维均可使螺旋条产生收缩和舒张作用，所以在理论上螺旋条产生的收缩和舒张作用较其他两种强。

五、原理知识

使支气管平滑肌松弛是平喘药物的主要作用之一。离体气管平滑肌上主要分布有 β_2 受体、M 受体和 H_1 受体。β_2 受体兴奋使支气管平滑肌舒张，M 受体和 H_1 受体兴奋使平滑肌收缩。不同的药物通过直接或间接激动不同的受体使离体气管条产生收缩或松弛作用。乙酰胆碱是 M 受体激动药，可使支气管平滑肌收缩。

桑白皮总黄酮使组胺、乙酰胆碱、氯化钙的量效曲线非平行右移，最大效应降低，并能抑制外钙内流引起的平滑肌收缩。本实验以离体豚鼠气管条为实验对象，观察桑白皮总黄酮对乙酰胆碱量效曲线的影响。

六、实验材料

计算机、数据分析系统、张力换能器、平滑肌槽、手术器械、培养皿、注射器（1mL）、微量进样器、木槌、丝线、乙酰胆碱、营养液（克 - 亨氏液）、氧气、桑白皮总黄酮。

七、实验动物

豚鼠。

八、实验过程

1. 打开软件　在电脑桌面上找到相应的软件图标，双击打开，并将通道调零。

2. 制备离体气管条标本　①豚鼠用木槌击昏，放血致死，迅速切开颈部皮肤，分离气管，将甲状软骨下至气管下端分叉处的整段气管剪下，立刻置于盛有氧饱和的克 - 亨氏液的培养皿内；②仔细剥离筋膜后，剪成宽约 3mm、长约 20mm 的螺旋条，如图 2-1 所示；③将气管螺旋条下端固定在浴槽金属钩上，上端与张力换能器连接，保持浴槽恒温 37℃并通混合氧（5% CO_2 和 95% O_2），初始负荷为 2g。

3. 给药　①稳定 30 分钟左右，描记正常曲线；②记录张力变化曲线。应用累积给药法加入乙酰胆碱 $1 \times (10^{-7} \sim 10^{-2})$ mol/L 观察并记录气管螺旋条的收缩反应（给药浓度与体积见表

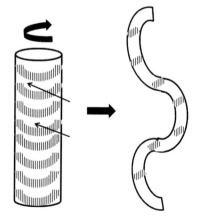

图2-1　离体气管螺旋条的制备
（左图示剪取方向）

2-4）；随后冲洗 3 遍，20 分钟后加入桑白皮总黄酮（终浓度为 $2×10^{-4}$g/mL），孵育 20 分钟，再次建立乙酰胆碱诱发气管螺旋条收缩的浓度 - 反应曲线。

表2-4　乙酰胆碱的给药浓度与体积

次序	1	2	3	4	5	6
乙酰胆碱浓度（mol/10μL）	$1×10^{-9}$	$1×10^{-8}$	$1×10^{-7}$	$1×10^{-6}$	$1×10^{-5}$	$1×10^{-4}$
加药量（μL）	20	18	18	18	18	18

4．整理数据，绘制给药前后的量效曲线，分析桑白皮总黄酮对离体气管平滑肌的影响。

九、注意事项

1．气管标本制备应轻巧，避免牵拉、压迫。标本勿用手拿，不能在空气中暴露太久，以免失去敏感性。

2．不要触及浴管壁，确保垂直放置。加前负荷注意轻柔，以免力量过大损坏换能器。

3．加药时不要滴在管壁上，应直接将微量进样器伸入液面下打出药液。

4．每只微量进样器只能用来抽取一种药液，更换药物时应更换微量进样器。

5．调节气体的流速，以气泡独立逸出且不间断为佳。

十、知识链接

离体气管的制备方法：

1．气管片的制备　分离出气管，自甲状软骨下剪下全部气管，放入盛有克 - 享氏液的平皿中，把气管周围的结缔组织剪除。然后在气管的腹面（软骨环面）纵行切开，再在 2～3 个软骨环的间隔横切，将取下的气管平分 5～6 段，将每段气管在其纵切口处用针线缝上，相互连成一串，即成气管标本（图 2-2）。

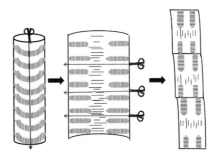

图2-2　豚鼠气管片制备步骤

注：从左向右分别表示：腹面纵切、横切、气管片串联。

2. 离体气管连环的制备　取下整段气管，从软骨环之间由前向后和由后向前进行交叉横切，横切时均不切断，保留一小段，整条气管从上到下横切 10 ～ 15 处，然后两端分别缝上线，一端固定，另一端拉开，即成气管连环（图 2-3）。

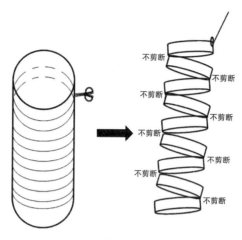

图2-3　气管连环制备法

3. 离体气管螺旋条的制备　取下整段气管置于盛有克 - 享氏液的平皿中，剥离筋膜后，将气管由一端向另一端螺旋形剪成条状，每 2 ～ 3 个软骨环剪一个螺旋。将标本一端连于浴槽底部，另一端接于张力换能器。

十一、参考文献

[1] 蒋毅萍，杨迎暴 . 离体气管法实验对理解平滑肌生理特性的作用与意义 [J]. 第一军医大学分校学报，2001, 24(2): 109-110, 112.

[2] 关骏良，吴钊华，吴万征 . 化橘红提取物对豚鼠离体气管平滑肌收缩功能的影响 [J]. 中药材，2004, 27(7): 515-517.

[3] 韦媛媛，徐峰，陈晓伟，等 . 桑白皮总黄酮对组胺所致离体豚鼠气管收缩的影响 [J]. 安徽农业科学，2008, 36(32): 14107, 14187.

[4] 武夏，朱亚飞，马锐，等 . 桑白皮汤对豚鼠离体气管平滑肌的舒张作用 [J]. 宁夏医科大学学报，2020, 42(10): 987-990, 995.

第十七节　生大黄、芒硝与大承气汤对小鼠胃肠运动的影响

一、涉及学科

中药药理、中药学、方剂学、生理学、药理学

二、实验目的

1. 掌握一种研究药物对胃肠运动影响的方法。
2. 熟悉大黄、芒硝与大承气汤对胃肠运动的影响及作用机制的异同。

三、技能要求

1. 掌握小鼠灌胃给药的方法。
2. 掌握炭末在小肠的推进率的测量方法。
3. 掌握小鼠胃排空实验方法。

四、背景知识

大承气汤为《伤寒论》中的著名经典方剂，具有峻下热结之功效。方中以大黄苦寒通降为君，泻热通便，荡涤肠胃。芒硝咸寒润降为臣，助大黄泻热通便，并能软坚润燥。两药相须为用，共奏泻热通便、荡涤肠胃之功。厚朴辛温，行气除满，疏通气机，枳实辛寒，理气消痞，两者相须为用，畅通气机，合助大黄、芒硝推荡积滞下行。四药合用可起到泻下热结、通达腑气的作用。

胃排空和小肠推进实验为研究胃肠功能的基本实验方法，目前测定实验性胃排空和小肠推进时食物形态（固体或液体）及成分不同，胃的排空机制亦不同。用营养性半固体糊研究胃排空小肠推进，更符合生理状况。

五、原理知识

生大黄，对胃肠实热有"釜底抽薪"之功。大黄番泻苷 A 和大黄酸苷为主要泻下成分，结合型蒽苷大部分未经小肠吸收而抵达大肠，被肠道细菌酶水解成大黄酸蒽酮而刺激肠黏膜及肠壁肌层内神经丛，促进肠蠕动而致泻。大黄久煎或炮制后，致泻成分分解，作用减弱。

芒硝，具有泻下通便、润燥软坚、清火消肿之功效。主含十水合硫酸钠（$Na_2SO_4 \cdot 10H_2O$），硫酸根离子不易被黏膜吸收，潴留肠内形成高渗溶液，使肠内水分增加引起机械性刺激，而促进肠蠕动，产生泻下作用。

大承气汤，大黄、芒硝泻下通便，以治燥实；厚朴、枳实行气散结，以治痞满，泻下行气并重，共奏峻下热结之功。药理研究表明大承气汤可促进胃肠道运动，对离体肠管具有明显的兴奋作用；通过对小肠葡萄糖转运电位的抑制作用而增加肠容积；明显抑制实验性肠梗阻大鼠离体结肠平滑肌 Ca^{2+} 内流，减少组织细胞内 Ca^{2+} 浓度，有利于减轻 Ca^{2+} 浓度升高对结肠组织的损伤，从而缓解梗阻相关症状。

本实验利用黑色半固体糊作为指示剂，观察其胃残留量（m）以及肠道的推进距离（L）。用胃内残留率和炭末推进率分别来表示，计算公式如下：

$$胃内残留物重量（g）=m_{胃全重}-m_{胃净重}$$
$$胃内残留率（\%）=m_{胃内残留物}/m_{黑色半固体糊}\times100\%$$
$$炭末推进率（\%）=L_{黑色半固体糊}/小肠全长\times100\%$$

六、实验材料

手术剪、眼科镊、眼科剪、直尺、注射器、灌胃器、搪瓷盘、称量天平、滤纸、称量纸、营养性半固体糊、大黄（1g/mL）、芒硝（10%）、大承气汤（含生药1g/mL）。

七、实验动物

小鼠。

八、实验过程

1. 随机分组　取禁食20～24小时体重相近的20只小白鼠，随机分为4组，每组5只，苦味酸标记并称重。

2. 随机确定组别　将动物组别按甲、乙、丙、丁的顺序排列，随机分为对照组、大黄组、芒硝组、大承气汤组。

3. 灌胃给药　对照组灌胃给生理盐水，各给药组分别灌胃大黄、芒硝、大承气汤，按0.3mL/10g体重灌胃。

4. 胃排空测定　给药30分钟后灌胃给予半固体糊0.8mL/只。20分钟后颈椎脱臼处死，打开腹腔结扎胃贲门和幽门，取胃，用滤纸擦干后称全重，然后沿胃大弯剪开胃体，洗去胃内容物后擦干，称净重，以胃全重和胃净重之差为胃内残留物重量（g），计算胃内残留物占所灌半固体糊的重量百分比为胃内残留率（%）。

5. 炭末推进率测定　同时分离肠系膜，剪取上端至幽门，下端至回盲部的肠管，置于白纸上。轻轻将小肠拉成直线，测量幽门至回盲部肠管长度作为"小肠总长度"。从幽门至黑色半固体糊前沿的距离作为"炭末在肠内推进距离"。取各组小鼠平均值，用公式计算炭末推进率（%）；并观察各组小肠容积是否增大。

九、注意事项

1. 开始给药时间及处死动物的时间必须准确，以免时间不同而造成实验误差。

2. 及时进行胃幽门与贲门结扎，防止内容物流出，造成实验误差。结扎用的丝线长度要保持各组一致。

3. 黑色半固体糊灌胃随取随用，不能长时间滞留于灌胃器中，避免堵塞灌胃器口。

4. 分离小肠时小心轻柔，防止小肠中断。

5. 小鼠实验前禁食12小时，确保胃肠无食物残渣。

十、知识链接

1. 大承气汤治疗胃肠功能障碍　近年来，越来越多的研究者发现用经典方大承气汤治疗胃肠功能障碍与衰竭（gastrointestinal dysfunction and failure，GIDF）患者能够取得一定的疗效，其中对胃肠道术后患者、脓毒症、重症急性胰腺炎、肠梗阻等危重疾病并发症的 GIDF 疗效尤为明显。

2. 大黄不同炮制品的泻下作用　大黄经过不同的方法炮制，其化学成分及其药效变化差异很大，甚至产生相反的药效。大黄的泻下成分为蒽醌类，炮制工艺对大黄总蒽醌含量有一定的影响。药理研究发现大黄不同炮制品的大承气汤对内毒素、NO 和 TNF-α 的含量均有不同程度的影响，这些变化与大黄不同炮制品配伍的大承气汤作用相对应，且大黄蒽醌类成分含量的变化在一定程度上对大承气汤的功效存在一定的影响和共性关系。

十一、参考文献

[1] 邢建峰，封卫毅，侯家玉. 小鼠胃排空及小肠推进实验方法的探讨 [J]. 北京中医药大学学报，2003, 26(4): 50.

[2] 张洁慧，肖铁刚，阚任烨，等. 大承气汤治疗胃肠功能障碍的临床及作用机制研究进展 [J]. 中国中西医结合消化杂志，2019, 27(1): 72-76.

[3] 魏江存，秦祖杰，谢臻，等. 生、酒大黄对大承气汤小鼠泻下作用的比较研究 [J]. 中华中医药学刊，2019, 37(2): 326-329.

第十八节　白术提取物对离体豚鼠回肠平滑肌运动的影响

一、涉及学科

中药学、药理学、生理学、中药药理学

二、实验目的

1. 观察卡巴胆碱诱发回肠平滑肌的收缩反应，并计算该效应的 EC_{50}。
2. 观察炒白术提取物及白术内酯 I 对卡巴胆碱诱发肠肌收缩反应的抑制作用。

三、技能要求

1. 掌握离体豚鼠回肠平滑肌制备技术。
2. 掌握 EC_{50} 的计算方法。

四、背景知识

白术为菊科植物白术的干燥根茎，味苦、甘、温，归脾、胃经；具有健脾益气、燥湿和中之功效；《医学启源》记载："除湿益燥，和中益气，温中，去脾胃中湿，除胃热，强脾胃，进饮食，止渴，安胎。"广泛应用于治疗脾胃气弱、不思饮食、倦怠少气、腹胀泄泻、痰饮眩悸、水肿、自汗、胎动不安。

现代药理研究表明，白术具有调整胃肠运动的功能，该作用与肠管所处功能状态有关，与胃肠道的肠神经系统、胃肠激素及神经递质等也有关系。在正常情况下，白术水煎液对家兔离体肠管有兴奋作用，当肠管受乙酰胆碱作用而处于兴奋状态时，白术又呈现出抑制作用；当肠管受肾上腺素作用而处于抑制状态时，白术又具有兴奋作用，白术皆能使肠管活动恢复至接近正常的水平。阿托品能明显抑制白术兴奋肠管的作用，推测其兴奋肠运动的作用主要是通过兴奋 M 胆碱受体而产生的。用色素葡聚糖蓝 2000 为胃肠内标志物，也证实白术水煎液有明显促进小鼠胃排空及小肠推进功能的作用。另外，白术挥发油对胃肠运动有抑制作用，能明显抑制肠管的自发运动，拮抗氯化钡的作用。

白术对胃肠平滑肌的作用与其所含的活性成分有关，如脂溶性成分苍术酮、白术内酯Ⅰ、白术内酯Ⅱ、白术内酯Ⅲ、双白术内酯、白术内酰胺、杜松脑、蒲公英萜醇乙酸酯、β-香树脂醇乙酸酯、β-谷甾醇、γ-菠甾醇，水溶性成分尿苷等。

五、原理知识

哺乳动物的消化道平滑肌具有肌组织共有的特性，如兴奋性、传导性、收缩性。同时，消化道平滑肌还具有其自身的特性，如兴奋性低、收缩缓慢、富有延展性，具有自动节律性、紧张性，对温度、化学和机械牵张刺激较为敏感等。消化道平滑肌自动节律性运动的特性，源于其肌肉细胞本身的自发缓慢放电，并受中枢神经系统及体液因素的调节，所以可以取离体的肠管并放置于人工创造的正常生理环境下，利用生物信号记录分析系统研究药物对小肠平滑肌收缩的影响。

卡巴胆碱能直接兴奋 M 受体和 N 受体，产生完全的拟乙酰胆碱作用。它能增加肠肌的收缩，使张力曲线上升，由于卡巴胆碱不能被环境中的酶所降解，累积增加卡巴胆碱的浓度，可使肠肌的收缩效应相应增强，当效应达到一定程度后，再增加药物剂量，效应不会再继续增强，到达其最大效应。能引起 50% 最大效应的浓度，称之为半最大效应浓度（concentration for 50% of maximal effect，EC_{50}），EC_{50} 是评价药物安全性的重要指标。炒白术醇提物及白术内酯Ⅰ能对抗胆碱引起的回肠平滑肌收缩，因此，给予一定剂量的卡巴胆碱后，再给予炒白术醇提物或白术内酯Ⅰ，可以观察到张力曲线的下移。

六、实验材料

计算机、数据分析系统、张力换能器、水浴装置、标本钩、氧气瓶、手术刀片、手术刀柄、持针器、止血钳、普通手术剪、眼科镊、眼科剪，玻璃皿、量筒、烧杯、进样器、滴定管、卡巴胆碱、炒白术醇提物、白术内酯Ⅰ、改良 Krebs-Henseleit（克 - 亨氏）营养液。

七、实验动物

豚鼠。

八、实验过程

1. 打开软件　双击软件图标，打开软件并将通道调零。

2. 制备豚鼠回肠肌标本　豚鼠敲晕，迅速打开腹腔后，取出回肠肌 10cm，置于 5% CO_2 和 95% O_2 混合气体预先饱和的 4℃改良克 - 亨氏液玻璃皿中漂洗干净。将肠肌剪成 1～1.5cm 长的一段。肠管下端用手术针轻轻从肠腔向外穿出，打结后，固定于 L 型挂钩上，肠管上端对侧亦同样方法手术丝线穿出后，通过单根手术丝线连接于张力换能器。肠肌的张力信号通过张力换能器记录于数据采集系统。对回肠肌施以 1g 的前负荷，于改良克 - 亨氏液（37±0.2）℃中平衡 20 分钟。平衡期间，持续通以 5% CO_2 和 95% O_2 混合气体，每 10 分钟换一次营养液。

3. 给药　平衡 20 分钟后，加入卡巴胆碱 20μL（终浓度 1×10⁻⁷mol/L），待收缩至平台期后再加入炒白术醇提物（终浓度 8mg/mL），记录张力曲线的变化；换液、定容，15 分钟后再次加入卡巴胆碱 20μL（终浓度 1×10⁻⁷mol/L），待收缩至平台期后再加入白术内酯Ⅰ 200μL，观察张力曲线的变化；换液、定容，15 分钟后使用累积给药法建立卡巴胆碱［终浓度（0.01～3）×10⁻⁶mol/L］诱发回肠肌收缩的浓度 - 张力曲线，观察并记录肠肌的收缩反应（给药浓度与体积见表 2-5）。

表2-5　给药浓度与体积

给药次序	加药浓度（mol/10μL）	加药量（μL）
1	$1×10^{-10}$	20
2	$1×10^{-10}$	40
3	$1×10^{-9}$	14
4	$1×10^{-9}$	40
5	$1×10^{-8}$	14
6	$1×10^{-8}$	40

4. 数据处理与作图　应用软件计算相应的张力数据。记录单次给药诱发的收缩力以及给予炒白术醇提物、白术内酯 I 后的收缩力变化。以药物浓度的对数值为横坐标，药物诱发的收缩反应百分比为纵坐标，绘制卡巴胆碱的量效曲线，并计算该收缩效应的 EC_{50} 值。

九、注意事项

1. 回肠肌标本制备应轻柔，勿用手拿，避免牵拉、压迫。标本不能在空气中暴露太久，以免活性降低。

2. 标本不要触及浴管壁，确保垂直放置。加前负荷注意轻柔，以免力量过大损坏换能器。

3. 每只微量进样器只能用来抽取一种药液，更换药物时应更换微量进样器。加药时应直接将微量进样器伸入液面下，不要滴在管壁上。

4. 调节气体的流速，以气泡独立逸出且不间断为佳。

十、知识链接

1. 离体实验介绍　离体实验是指将器官或细胞从体内分离出来，在一定条件下进行的研究。离体实验具有：①条件易于控制；②结果准确；③实验效率高等特点。离体实验要求：①温度（37±0.5）℃；②营养液；③气体（氧气与二氧化碳混合气）。

2. 白术为"补气健脾第一要药"，可用于治疗脾胃功能失常导致的胃肠道疾病。其化学成分主要为挥发油（苍术酮、白术内酯 I、白术内酯 II、白术内酯 III 和双白术内酯等）、白术多糖、氨基酸等成分，这些化学成分有抗炎、抗肿瘤、提高机体免疫力、抗衰老、调节胃肠等药理作用。主要机制包括有调节胃肠道运动、调节肠道微生态、修复胃肠道黏膜损伤、抗炎、抗肿瘤等。近年来，人们对白术多糖及白术内酯类成分进行了广泛而深入的研究，其抗菌、抗炎和抗肿瘤作用已成为研究的热点。

3. 相关仪器及软件操作　参考本书第三章第一节"仪器软件操作教程"。

十一、参考文献

[1] 李伟，文红梅，崔小兵，等. 白术的化学成分研究 [J]. 中草药 , 2007, 38(10): 1460-1462.

[2] 余平，费莹，李洪玉，等. 以离体肠肌抑制作用评价麸炒炮制工艺对白术药效的影响 [J]. 中华中医药学刊 , 2017, 35(5): 1091-1093.

[3] 王晶，张世洋，盛永成. 白术治疗胃肠道疾病药理作用研究进展 [J]. 中华中医药学刊 , 2018, 36(12): 2854-2858.

第十九节　茵陈蒿汤对家兔的利胆作用的观察

一、涉及学科

中药学、方剂学、药理学、生理学、中药药理学

二、实验目的

1. 观察茵陈蒿汤水煎液的利胆作用。
2. 掌握一种测定胆汁排出速率的方法。

三、技能要求

1. 掌握家兔的捉拿、给药及腹部手术操作方法。
2. 掌握家兔胆总管插管的方法。

四、背景知识

茵陈蒿汤始载于汉代张仲景所著的《伤寒论》一书，书中提到"伤寒七八日，身黄如橘子色，小便不利，腹微满者，茵陈蒿汤主之"。本方为治疗湿热黄疸之常用方，可用于治疗瘀热发黄（《伤寒论》）及谷疸（《金匮要略》）。病因皆缘于邪热入里，与脾湿相合，湿热壅滞中焦所致。湿热壅结，气机受阻，故腹微满、恶心呕吐、大便不爽甚或秘结；无汗而热不得外越，小便不利则湿不得下泄，以致湿热熏蒸肝胆，胆汁外溢，浸渍肌肤，则一身面目俱黄、黄色鲜明；湿热内郁，津液不化，则口渴。舌苔黄腻，脉沉数为湿热内蕴之证。

此方由茵陈、栀子及大黄3味中药组成，具有清热利湿、利胆退黄的作用。方中重用茵陈为君药，本品苦泄下降，善能清热利湿，为治黄疸要药；臣以栀子清热降火，通利三焦，助茵陈引湿热从小便而去；佐以大黄泻热逐瘀，通利大便，导瘀热从大便而下；共奏清热利湿退黄的功效。该方配伍严谨，组方精当，是经方的典型代表。现代研究表明茵陈蒿汤具有利胆、降血脂、抑制肝细胞凋亡及改善实验性胆汁郁积等作用。

五、原理知识

临床及实验研究证实茵陈蒿汤具有明显的利胆作用。茵陈可改善肝功能，扩张胆管，收缩胆囊，增加胆酸、磷脂、胆固醇的分泌排泄，使胆汁分泌量增加，加速胆汁排泄。茵陈利胆的主要有效成分为茵陈色原酮，茵陈的利胆退黄作用也与其诱导UDP-

葡萄糖醛酸转移酶（UDP glucuronosyltransferase，UDPGT）活性密切相关，该酶促进了胆红素的葡萄糖醛酸化，使结合胆红素生成增加，从而促进胆红素代谢。栀子也具有利胆的功效，可以引起胆囊收缩，帮助患者增强胆汁分泌功能。临床中常配以茵陈、熊胆等药物加快退黄的速度。

本研究采用家兔胆总管插管法，观察家兔给药前后胆汁流量（V）的变化，以反映茵陈蒿汤的利胆作用。可用给药后胆汁流量的增加率（%）表示：

$$胆汁流量增加率（\%）=（V_{给药后}-V_{给药前}）/ V_{给药前}\times100\%$$

式中，$V_{给药前}$为给药前的胆汁流量（mL/min）；$V_{给药后}$为给药后的胆汁流量（mL/min）。

六、实验材料

兔解剖台、胆总管引流用塑料管、精确量杯（10mL）、计时器、剪毛刀、血管钳、眼科镊、注射器、5 号针头、纱布、药棉、丝线、台秤、茵陈蒿汤水煎醇沉液（含原药材 2g/mL）、生理盐水、3% 戊巴比妥钠。

七、实验动物

家兔。

八、实验过程

1. 取禁食 8～12 小时家兔 2 只，用 3% 戊巴比妥钠 1mL/kg 耳缘静脉注射麻醉后，仰位固定于兔解剖台上。

2. 上腹部剪毛，从剑突下腹部正中线切开皮肤 6～10cm。沿正中腹白线切开腹壁，找到胃幽门部及其相连的十二指肠。

3. 用手指轻轻翻转幽门及其相连的十二指肠上部，可见开口于十二指肠的胆总管壶腹部，并可向其上方追踪到胆总管。

4. 用眼科镊分离出一小段胆总管，在胆总管下方穿两根丝线，先在胆总管离十二指肠壁 1.5cm 处结扎一根丝线，不剪断，用作牵引胆总管用。提起牵引丝线，由于胆总管已被结扎阻断，可见上段胆总管内充满绿色胆汁。

5. 在牵引丝线 0.2～0.3cm 处的胆总管上方剪开一小口，插入内径为 1～2mm 的胆汁引流用塑料导管，深 2～3cm，结扎固定。

6. 通过此引流导管将胆总管内的胆汁引流出体外，用精确量杯收集，记录一定时间内胆汁的体积（也可计数流出的滴数）。

7. 从兔耳缘静脉推注药物（生理盐水 2.5mL/kg 或茵陈蒿汤 2.5mL/kg），每只动物均观察给药前 10 分钟及给药后 10 分钟胆汁的流量（mL/min）。

8. 观察用药前后胆汁流量的变化情况，整理并统计全班各组的实验结果，比较茵陈蒿汤组及生理盐水组的胆汁排量是否存在统计学差异。

九、注意事项

1. 胆总管引流胆汁的塑料导管可用头皮针上的半透明塑料管制成。管的尖端剪成斜口，离管口 2～3mm 处加热拉成稍细的颈部，以便结扎及固定胆总管。

2. 开腹手术中若有出血点，可用丝线结扎止血。

3. 胆总管比较细，切勿用力拉牵引线而拉断，故操作必须细心轻柔。

十、知识链接

黄疸是常见症状与体征，其发生是由于胆红素代谢障碍而引起血清内胆红素浓度升高所致。临床上表现为巩膜、黏膜、皮肤及其他组织被染成黄色。因巩膜含有较多的弹性硬蛋白，与胆红素有较强的亲和力，故黄疸患者巩膜黄染常先于黏膜、皮肤而首先被察觉。当血清总胆红素在 17.1～34.2μmol/L，而肉眼看不出黄疸时，称隐性黄疸或亚临床黄疸；当血清总胆红素浓度超过 34.2μmol/L 时，临床上即可发现黄疸，也称为显性黄疸。

十一、参考文献

[1] 徐国萍，白娟，舒静娜，等 . 茵陈蒿汤的药理研究进展 [J]. 浙江中西医结合杂志，2011, 21(1): 64-67.

[2] 张燕娜，李晓峰，冯健 . 茵陈蒿汤利胆退黄作用的最新研究进展 [J]. 中国现代医生，2013, 51(4): 23-25.

第二十节　人参总皂苷对胰脂肪酶的抑制作用的观察

一、涉及学科

生理学、药理学、中药学、中药药理学

二、实验目的

1. 观察人参总皂苷对胰脂肪酶的抑制作用。
2. 掌握胰脂肪酶活性测定的方法。

三、技能要求

1. 掌握溶液的配制方法。

2. 掌握荧光分光光度计的使用。

四、背景知识

随着人们生活水平的提高，肥胖已成为影响人类健康的重要不良因素之一。肥胖在影响人们生活质量的同时，更可引发冠心病、高血压、高血脂、2 型糖尿病、某些癌症以及其他严重的疾病。肥胖产生的原因主要是脂类代谢紊乱，因而可以针对那些参与脂类代谢过程的酶类选择性地研究和筛选有效的减肥药物。膳食脂肪是人体内多余热量的主要来源，近年来治疗肥胖的各种新方法中有许多是通过抑制胰脂肪酶的活性从而抑制膳食中三酰甘油的吸收。主要原因在于膳食中的三酰甘油大多只有经过食管中脂肪酶的分解作用，降解为甘油二酯、单甘油酯、甘油和脂肪酸，这些脂解产物与胆汁酸盐混合，形成脂肪微滴，然后才能被小肠吸收。而在这些脂肪酶中，胰脂肪酶负责 50% ～ 70% 膳食脂肪类物质的分解和消化。因此，有效抑制胰脂肪酶活性，就可达到减少脂肪吸收控制和治疗肥胖的目的。

目前用于治疗肥胖的胰脂肪酶抑制药主要来源于植物提取物和微生物发酵产物，其中来自微生物发酵生产的脂肪酶抑制药已有产品上市，最成功的例子是瑞士罗氏公司于 1987 年从链霉菌（Streptomyces toxytricini）中找到的奥利司他（lipstatin）。越来越多的研究表明，来自植物药中的小分子物质可有效抑制胰脂肪酶的活性，如皂苷类物质（桔梗皂苷、蓝盆花皂苷、竹节参皂甙 A 等）以及多酚类物质（乌龙茶多酚、莲浸提物等）。人参为我国名贵中药，目前认为皂苷成分是其主要的活性成分，有研究表明人参皂苷 Rc、Rb1、Rb2 等成分均具有抑制胰脂肪酶活性的作用。

五、原理知识

4- 甲基伞形酮油酸酯（4-methylumbelliferyl oleate，4MuO）是胰脂肪酶的底物，在胰脂肪酶的作用下，4MuO 被水解为油酸（oleic acid）和 4Mu，4Mu 可激发出荧光，利用其荧光强度的大小，可得知 4Mu 的生成量，进而判断该水解反应进行的程度（基本原理如图 2-4 所示）。

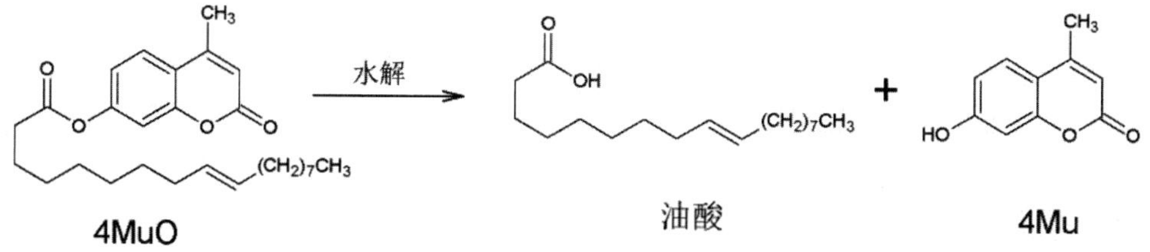

图2-4　脂肪酶活性的测定原理

在一定条件下，具有胰脂肪酶活性抑制作用的中药可以减少 4Mu 的生成量，荧光强度变小，根据荧光强度的变化，可评估中药对胰脂肪酶活性的抑制作用。中药抑制作用的大小，可用抑制率表示，抑制率越大，药物的活性越强。

$$抑制率（\%）=[1-（F_{s1}-F_{s0}）/（F_{b1}-F_{b0}）]\times100\%$$

其中 F_{b0}、F_{b1} 分别为空白在 0 分钟、20 分钟的动态荧光吸收值；F_{s0}、F_{s1} 分别为样品在 0 分钟、20 分钟的动态荧光吸收值。

4Mu 的荧光特性与环境的 pH 有关，不同 pH 条件下其激发波长也有所不同。4Mu 在 pH 4.6、pH 7.4、pH 10.4 的荧光最大激发波长（λ_{ex}）分别为 330nm、370nm、385nm，最大发射波长（λ_{em}）在 445～454nm。本实验在 pH 6.0 的条件下进行，λ_{ex} 可设置为 330nm，λ_{em} 可设置为 450nm。

六、实验材料

荧光分光光度计、掌上离心机、恒温孵育箱、1mL 离心管、移液器、人参总皂苷、猪胰脂肪酶（porcine pancreatic lipase，type Ⅱ，PPL）、奥利司他、4- 甲基伞形酮油酸酯、BIS-TRIS、NaCl、CaCl₂、50% 乙醇。

七、实验动物

无。

八、实验过程

1. 缓冲溶液的配置　200mM Bis-Tris、600mM NaCl、5.2mM CaCl₂，调节 pH 6.0。

2. 人参总皂苷溶液的配制　称取人参皂苷提取物 50.0mg，加入缓冲溶液 500mL，配制成 0.1mg/mL 的人参总皂苷溶液。

3. 胰脂肪酶溶液的配制　取猪胰脂肪酶（PPL）10mg，加入缓冲溶液 10mL，配制成 1mg/mL 的 PPL 溶液。

4. 阳性对照（奥利司他）溶液的配制　称取奥利司他 10.0mg，加入缓冲溶液 500mL，配制成 0.02mg/mL 的阳性对照溶液。

5. 4- 甲基伞形酮油酸酯（4MuO）溶液的配制　取 10.0mg 4MuO，加入 50% 甲醇溶液 10mL，配制成 1mg/mL 的 4MuO 溶液。

6. 反应体系　取人参总皂苷溶液或阳性对照溶液 250μL，加入缓冲溶液 600μL，再加入 PPL 溶液 50μL，充分混匀，置 37℃水浴槽孵育 10 分钟。再加入 100μL 4MuO 溶液，混匀后，在 37℃下用荧光分光光度计进行动态荧光测定（$\lambda_{ex}=330nm$，$\lambda_{em}=450nm$），分别测定 0 分钟、20 分钟的荧光强度，具体加样方法见表 2-6，按照前述公式计算抑制率。

表2-6　胰脂肪酶活性抑制实验的反应体系（μL）

反应体系	Fs$_1$ 样品管	Fs$_0$ 样品管	Fb$_1$ 空白管	Fb$_0$ 空白管
样品（或阳性对照）溶液	250	250	0	0
缓冲溶液	600	600	850	850
PPL 溶液	50	50	50	50
4MuO 溶液	100	100	100	100
测定时间	20 分钟	0 分钟	20 分钟	0 分钟

九、注意事项

1．4Mu 的荧光强度与温度、pH、缓冲溶液的种类和浓度有关。

2．胰脂肪酶的活性与有机溶剂的含量有关，有机溶剂超过一定浓度会抑制胰脂肪酶的活性。

十、知识链接

1．胰脂肪酶的活力还可以采用酸碱滴定法进行测定　在反应体系中加入 0.5g 底物乳液（4% 聚乙烯醇与三丁酸甘油酯以 3 ∶ 1 混合），在 37℃下恒温机械搅拌 5 分钟，再加入一定量胰脂肪酶迅速混匀并在 37℃下准确反应 3 分钟，以乙醇（95%）终止反应。用 NaOH 溶液（0.1mol/L）滴定至中性，记录消耗 NaOH 溶液体积。脂肪酶活力单位定义为：37℃，pH 为 7.5 条件下，脂肪酶每分钟水解三丁酸甘油酯生成 1μmol 脂肪酸所需的酶量，为 1 个活力单位。按下式计算胰脂肪酶活力：

$$酶活力（U）=1000×（A-B）×M/（T×W）$$

式中：A 为平行实验组消耗氢氧化钠滴定液的平均体积，mL；B 为空白实验消耗氢氧化钠滴定液的体积，mL；M 为氢氧化钠滴定液的摩尔浓度，mol；W 为脂肪酶的取样量，g；T 为反应时间，分钟。

2．荧光分光光度计的使用　请参考本书第三章第一节"仪器软件操作教程"。

十一、参考文献

[1] 刘蕊，郑毅男．人参（西洋参）抑制胰脂肪酶活性及其抗肥胖作用 [J]．人参研究，2010, 22(1): 14-19.

[2] 孙晓丽，张锴镔，纪秀红，等．药食两用中药中脂肪酶以及 α- 葡萄糖苷酶抑制剂的筛选 [J]．中国中药杂志，2012, 37(9): 1319-1323.

[3]Jahn M, Zerr A, Fedorowicz F M, et al. Measuring lipolytic activity to support process improvements to manage lipase-mediated polysorbate degradation[J]. Pharmaceutical Research, 2020, 37(6): 118.

第二十一节　芦荟提取物（叶绿素）对胃溃疡的抑制作用的观察

一、涉及学科

中药学、药理学、中药药理学、病理学

二、实验目的

1．了解芦荟中叶绿素的组成。

2．学会芦荟叶绿素吸收光谱的测定方法。

3．观察芦荟提取物对实验性胃溃疡的防治作用。

三、技能要求

1．掌握叶绿素的提取方法。

2．掌握吸收光谱的测定方法。

四、背景知识

芦荟，为百合科植物库拉索芦荟（Aloe vera L.）、斑纹芦荟［Aloe vera L.var. chinensis (Haw.)Berger.］、好望角芦荟（Aloe ferox Mill.）的叶汁经浓缩的干燥品。库拉索芦荟原产非洲北部地区，目前南美洲的西印度群岛广泛栽培，我国亦有栽培。斑纹芦荟在我国福建、台湾、广东、广西、四川、云南等地有栽培。好望角芦荟分布于非洲南部地区。芦荟具有泻下、清肝、杀虫之功效，常用于热结便秘、肝火头痛、目赤惊风、虫积腹痛、疥癣、痔瘘的治疗。

芦荟中含有大量的叶绿素，现代医学发现，叶绿素可促进溃疡伤口愈合，加速肉芽新生，特别是久治难愈的胃溃疡，比传统的抗溃疡胃药更好；叶绿素还有保护胃壁和抗胃蛋白酶的作用，对慢性胃炎、慢性结肠炎有良好的辅助治疗的效果；同时它还具有改善便秘、降低胆固醇、抗衰老、排毒消炎、脱臭、抗癌抗突变等功能，在医药、除臭剂及各种口服保健品中也具有广泛应用。叶绿素含量测定方法一般有分光光度法、活体叶绿素仪法和光谱法，以分光光度法应用最广泛。

五、原理知识

叶绿体内含有的色素包括绿色素（叶绿素 a、叶绿素 b）和黄色素（叶黄素、类胡萝卜素）两大类。这两类色素不溶于水而溶于有机溶剂，故可用乙醇或丙酮等提取。叶绿素与类胡萝卜素具有光学活性，吸收光量子后的激发态叶绿素不稳定，会放出荧光而回到基态。可用分光光度计精确测定。

正常情况下，机体有胃黏液 - 碳酸氢盐屏障、胃黏膜屏障、黏膜细胞更新以及胃、十二指肠节律性运动功能等一系列保护性机制，使胃、肠黏膜不受胃酸和胃蛋白酶侵蚀。消化性溃疡是由多种因素引起的一种常见病。如过度的精神紧张和情绪激动引起的神经系统和内分泌功能的紊乱；饮食失调，如粗糙食物、骨刺等对黏膜的物理性损害；大量摄入刺激性食物，如过酸、辛辣食物、酒精等；服用某些药物，如阿司匹林、吲哚美辛、利血平等；不规则的进食时间和细菌等都可引起胃黏膜损伤和胃液分泌功能的失常，导致溃疡产生。

酒精可刺激胃酸分泌，对胃黏膜也有直接损伤作用，短期摄入大量酒精可引起胃黏膜的损伤而产生溃疡。本实验通过建立酒精性胃溃疡模型，并选用新鲜制备的叶绿素进行治疗，探讨叶绿素对胃溃疡的防治作用。

六、实验材料

天平、平头镊子、手术剪、缝合针线、紫外 - 可见分光光度计、荧光分光光度计、新鲜芦荟、戊巴比妥钠、生理盐水、无水乙醇。

七、实验动物

大鼠。

八、实验过程

1. 样品制备　取新鲜芦荟叶片，弃去叶尖和根部，仅保留中间部分，要求无黑斑、无病变、无腐烂，颜色均匀一致。将鲜叶洗干净后用蒸馏水洗涤一次，滤纸吸干表面水分放于烧杯内，破碎匀浆作为实验材料。

2. 称取芦荟的浆液 1g，置于烧杯中，加入无水乙醇 40mL，慢速搅拌 5 分钟后室温静置 30 分钟，过滤，收集滤液作为芦荟提取物供后续测定及动物实验。

3. 测定　以无水乙醇为空白，采用狭缝宽度 2nm，扫描速度中速，扫描范围 550 ~ 750nm，测量模式为 Abs 进行光谱扫描，得到叶绿素的吸收光谱。同时，测定提取液在 663nm 和 645nm 处的吸收值，分别记作 A_{663} 和 A_{645}。叶绿素的浓度可由以下公式计算（公式推导参考本实验知识链接部分）：

$$C_a（mg/L）=12.7A_{663}-2.69A_{645}$$
$$C_b（mg/L）=22.9A_{645}-4.68A_{663}$$
$$C_{a+b}（mg/L）=C_a+C_b$$

根据提取液中叶绿素浓度，换算为每克鲜叶中叶绿素含量（mg/g 鲜重）。

4．手术　用戊巴比妥钠将大鼠麻醉后固定于手术板上，自剑突下剪开腹壁，用扁平头的镊子将肝脏内侧的胃拉出腹腔，用手术线在幽门和十二指肠的交界处做结扎后将胃放回原位并缝合腹部。

5．分组　9只大鼠随机均分为3组——阴性对照、阳性对照及治疗组。待大鼠清醒后，阴性对照组灌胃1mL生理盐水；阳性对照组灌胃1mL无水乙醇；治疗组灌胃1mL上述新鲜制备的芦荟提取物。

6．解剖　术后3小时将大鼠处死，剪开腹壁缝线，将胃取出，沿胃大弯将胃剪开，用自来水冲洗干净内容物后平展于玻璃板上。

7．计数　用小方格（2mm×2mm）的计数板，测定大鼠胃黏膜的总面积、溃疡面积及溃疡的数目。计算出溃疡面积占胃黏膜总面积的百分比。将实验结果计入实验结果的表格中。

九、注意事项

1．叶绿素对光、热、pH敏感，提取过程中操作要求低温、准确、迅速，弱碱性条件。

2．大鼠术前饥饿处理48小时（自由饮水），是为了使大鼠排空胃内容物，应将大鼠关在架空的铁丝笼中，防其吃粪粒与铺垫物。

3．用镊子翻动、夹取胃部时，动作要轻柔，以免器官组织受损。

十、知识链接

在测定叶绿素含量时，一般都采用分光光度法，即根据叶绿素对可见光的吸收光谱，在某一特定波长下，测定其吸光度（A），然后利用Arnon公式计算叶绿素含量。这里我们简单介绍一下上述公式的推导过程，供有兴趣的同学参考。

根据Lambert-Beer定律，两种组分的混合溶液，由于最大吸收峰的不同，它们的浓度C和吸光度A之间的关系如下：

$$A_1 = C_a \times k_{a1} + C_b \times k_{b1} \quad (1)$$
$$A_2 = C_a \times k_{a2} + C_b \times k_{b2} \quad (2)$$

式中C_a、C_b分别为组分a、b的浓度（g/L）；k_{a1}、k_{a2}、k_{b1}、k_{b2}分别为组分a、b在波长λ_1、λ_2时的比吸收系数；A_1、A_2分别为在组分a、b的最大吸收峰波长λ_1、λ_2时的混合液吸光度。

其中叶绿素a的最大吸收峰波长$\lambda_1=663nm$，叶绿素b的最大吸收峰波长$\lambda_2=645nm$，当叶绿素a、叶绿素b的丙酮溶液浓度为1g/L时，其比吸收系数分别为$k_{a1}=82.04$（663nm），$k_{a2}=16.75$（645nm），$k_{b1}=9.27$（663nm），$k_{b2}=45.60$（645nm）。代入上述（1）（2）两式，得

$$A_{663} = 82.04 \times C_a + 9.27 \times C_b \quad (3)$$

$$A_{645}=16.75 \times C_a + 45.60 \times C_b \quad (4)$$

解方程，并将 C_a、C_b 浓度换为 mg/L，即可得到：

$$C_a = 12.7A_{663} - 2.69A_{645}$$

$$C_b = 22.9A_{645} - 4.68A_{663}$$

总叶绿素浓度 C_T（mg/L）：

$$C_T = C_a + C_b = 8.02A_{663} + 20.21A_{645}$$

另外，由于叶绿素 a、叶绿素 b 在 652nm 处具有相同的比吸收系数（34.5），故叶绿素 a、叶绿素 b 的总量也可由下式算出：

$$C_T = A_{652}/34.5 \quad (g/L)$$

十一、参考文献

[1] 段光明. 叶绿素含量测定中 Arnon 公式的推导 [J]. 植物生理学通讯, 1992, 28(3): 221-222.

[2] 陈新香, 蔡碧琼, 蔡珠玉, 等. 芦荟皮叶绿素的提取及稳定性研究 [J]. 江西农业大学学报, 2010, 32(1): 175-180.

[3] 张燕, 董利, 黎春怡. 库拉索芦荟叶绿素的提取和稳定性 [J]. 广东化工, 2015, 42(15): 82-85.

第二十二节　秦艽对蛋清致大鼠足趾肿胀的影响

一、涉及学科

中药学、药理学、生理学、中药药理学

二、实验目的

1. 掌握用鸡蛋清引起大鼠足趾急性炎症的方法。
2. 观察秦艽的抗炎作用。
3. 掌握足趾肿胀测定仪的使用方法。

三、技能要求

1. 熟练应用灌胃给药的方法。
2. 掌握足皮下注射方法。
3. 学会大鼠足趾容积的测定方法。

四、背景知识

秦艽，为龙胆科植物秦艽（Gentiana macrophylla Pall.）、麻花秦艽（Gentianastraminea Maxim.）、粗茎秦艽（Gentianacras-sicaulis Duthie ex Burk.）或秦艽（Gentianadahurica Fisch.）的干燥根。性平，味辛、苦，归胃、肝、胆经，主治风湿痹痛、脑卒中半身不遂、筋脉拘挛、骨节酸痛、湿热黄疸、骨蒸潮热、小儿疳积发热。

秦艽的主要功效为祛风湿、清湿热、止痹痛，具有抗炎、抗过敏、解热、镇痛、抗菌等药理作用。秦艽乙醇浸出液对二甲苯致小鼠耳肿胀、甲醛和蛋清致小鼠足趾肿胀、乙酸致小鼠腹腔毛细血管通透性增加均有显著的抑制作用；秦艽醇提物能显著减轻佐剂性关节炎大鼠的关节肿胀、降低关节炎指数。

秦艽碱甲是秦艽抗炎的有效成分之一，它能增强肾上腺皮质的功能，抗炎作用强度与可的松相似，较水杨酸钠强。大鼠腹腔注射秦艽碱甲后（90mg/kg），外用染料渗出法可见秦艽碱甲能明显降低因注射蛋清引起的毛细血管通透性增加；抗炎的同时能降低大鼠肾上腺内维生素 C 含量；去除大鼠双侧肾上腺或用戊巴比妥钠麻醉，抗炎作用消失。说明秦艽碱甲不是直接作用于肾上腺皮质，而可能是通过兴奋下丘脑、垂体，使促肾上腺皮质激素分泌增加，从而增强肾上腺皮质功能。秦艽碱甲既能直接抑制吞噬细胞释放前列腺素 E_2（prostaglandin E_2，PGE_2），也可抑制环氧化酶 -2（COX-2）活性，降低炎症部位 PGE_2 的合成释放。

五、原理知识

炎症指的是具有血管系统的活体组织对于损伤因子所引起的防御反应。炎症过程的中心环节是血管反应，炎症主要表现为红、肿、热、痛和功能障碍，是机体对刺激的一种防御反应。常见的致炎因子有生物性因子、物理性因子、化学性因子、异物、坏死组织及变态反应等。鸡蛋清（异种蛋白质）作为致炎剂，注入大鼠足趾内，引起组胺、5-HT 等炎症介质的释放，导致局部毛细血管通透性亢进、渗出和肿胀，使足趾呈现早期急性炎症表现。通过测量致炎前后大鼠足趾容积的变化来观察秦艽的抗炎作用。

按下式计算动物在给药后的不同时间内足趾肿胀率及足肿抑制率：

$$足趾肿胀率（\%）=（V_{致炎后}-V_{致炎前}）/V_{致炎前}\times100\%$$

$$抑制率（\%）=（对照组足趾肿胀率-给药组足趾肿胀率）/对照组足趾肿胀率\times100\%$$

六、实验材料

天平、鼠笼、PV-200 型足趾容积测量仪、注射器、大鼠灌胃器、秦艽醇提液（2g/mL）、100% 蛋清液、生理盐水。

七、实验动物

雄性大鼠。

八、实验过程

1. 称重分组　取大鼠18只，称重，标记，随机均分为3组。

2. 标记　将大鼠右后肢用手固定，在其右踝关节突起点（或其下部）处用笔做一标记，动物的右后肢浸入足趾容积测量仪内，每次浸入液面深度以标记处为界。

3. 测定正常足趾容积　打开足趾容积测量仪，将大鼠的右后足浸入，读取的数值，即为动物右后足的正常体积（mL）。连测两次，求其平均值为正常值。

4. 给药　对照组动物灌胃生理盐水（10mL/kg）；中药组的大鼠按照20g/kg的剂量灌胃秦艽醇提液；阳性药物组的大鼠按照40mg/kg的剂量灌胃吲哚美辛。

5. 足皮下注射　灌胃30分钟后，从大鼠的右后肢足掌心向踝关节方向进针，每只大鼠皮下注射0.1mL的100%蛋清液。

6. 测量足容积　注射蛋清后，每隔30分钟测定大鼠的右后足趾容积，连续5次。

7. 计算　药物在给药后的不同时间内足趾肿胀率及足肿抑制率。

九、注意事项

1. 测定足容积时选定统一测量位置（大鼠足外踝关节突起处），以减少误差；实验时每次均重复测定2次，取平均值。

2. 足皮下注射蛋清是制备炎症模型的关键，一般用1mL注射器从大鼠的远心端进针，沿着足中线，刺入后足皮下，出针的时候180°旋转针头，以避免蛋清流出。

3. 可采用坐标纸作图，横坐标为时间，纵坐标为足趾肿胀率，直观比较各组的足趾肿胀率，观察药物的作用情况。

4. 本实验时间根据情况可在3～6小时完成。实验时间过短，不易观察到明显的药物作用。

十、知识链接

1. 常见炎症模型　实验性炎症模型较多，主要针对炎症过程发展的3个不同时期而设计的。

以血管通透性为主要改变的急性炎症模型（以红斑或肿胀、渗出形成肿胀为主要指标），例如角叉菜胶或鸡蛋清致大鼠足趾肿胀法、二甲苯致小鼠耳肿胀法、大鼠胸膜炎法等。

以细胞游走为主要指标的白细胞趋化性炎症模型，例：白细胞趋化性体内实验法。

以组织增生为指标的慢性炎症模型，例如大鼠棉球植入法（即肉芽肿模型）、大鼠巴豆油免疫法。

免疫性炎症模型：大鼠佐剂性关节炎、豚鼠免疫性胸膜炎。比如在大鼠右后足趾皮下注射弗氏完全佐剂 0.1mL，可导致佐剂性关节炎原发性病变。

2．常用致炎剂

（1）短效致炎剂：鸡蛋清（白蛋白）、5-HT、组织胺等 30 分钟炎症肿胀达高峰，消失亦快。蛋清致炎机制：引起组胺、5-HT 等炎症介质的释放，导致局部毛细血管通透性亢进、渗出和肿胀，使足趾呈红、肿、热、痛等早期急性炎症表现。

（2）中效致炎剂：角叉菜胶、琼脂、酵母。60 分钟炎症肿胀达高峰。

（3）角叉菜胶致炎机制：引起中枢神经系统的环氧化酶 -2（COX-2）减少，除了 PGE_2 应答诱导，还会导致前列腺素 D_2（PGD_2）、6- 酮 - 前列腺素 $F_{1\alpha}$（6-keto-$PGF_{1\alpha}$）和血栓素 B_2（TXB_2）的合成增加。

十一、参考文献

[1] 包婷雯，左明丽，王敏，等 . 藏药麻花秦艽不同部位醇提物的抗炎作用研究 [J]. 中国药房，2018, 29(22): 3114-3118.

[2] 李跟旺，王磊 . 秦艽在关节炎抗炎镇痛治疗中的作用 [J]. 西部中医药，2018, 31(3): 133-136.

第二十三节　番木瓜中蛋白酶的提取及活性测定

一、涉及学科

中药学、药理学、分子生物学、生物化学

二、实验目的

1．掌握蛋白酶的活性及其测定方法。

2．掌握化学法测定蛋白质含量的原理和方法。

3．了解蛋白酶提取的技术方法。

三、技能要求

1．掌握标准曲线的制备方法。

2．掌握分光光度计的使用方法。

四、背景知识

番木瓜，中药名，为番木瓜科植物番木瓜（Carica papaya L.）的果实。在我国福建、台湾、广东、海南、广西、云南等地有栽培。具有消食下乳、除湿通络、解毒驱虫之功效。常用于消化不良，胃、十二指肠溃疡疼痛，乳汁稀少，风湿痹痛，肢体麻木，湿疹，烂疮，肠道寄生虫病等疾病的治疗。

番木瓜未成熟果实中含有木瓜蛋白酶（papain）、木瓜凝乳蛋白酶 A（chymopapain A）、木瓜凝乳蛋白酶 B（chymopapain B）、木瓜肽酶 B（papaya Peptidase B）等多种蛋白水解酶。其中，木瓜蛋白酶（又称木瓜酶）属巯基蛋白酶，是番木瓜中含有的一种低特异性蛋白水解酶，广泛地存在于番木瓜的根、茎、叶和果实内，其中在未成熟的乳汁中含量最丰富。木瓜蛋白酶的相对分子量为 23 406，由一种单肽链组成，含有 212 个氨基酸残基，可水解蛋白质和多肽中精氨酸和赖氨酸的羧基端，并能优先水解那些在肽键的 N 端具有 2 个羧基的氨基酸或芳香族氨基酸的肽键。

木瓜蛋白酶中至少有 3 个氨基酸残基存在于酶的活性中心部位，他们分别是 Cys25、His159 和 Asp158，当 Cys25 被氧化剂氧化或与金属离子结合时，酶的活力被抑制，而还原剂半胱氨酸（或亚硫酸盐）或 EDTA 能恢复酶的活力。另外 6 个半胱氨酸残基形成了三对二硫键，且都不在活性部位。木瓜蛋白酶具有酶活性高、热稳定性好、天然卫生安全等特点，因此在食品、医药等行业得到广泛应用。

五、原理知识

木瓜蛋白酶是一种在酸性、中性、碱性环境下均能分解蛋白质的蛋白酶。它的外观为白色至浅黄色的粉末，微有吸湿性；木瓜蛋白酶溶于水和甘油，水溶液为无色或淡黄色，有时呈乳白色；几乎不溶于乙醇、氯仿和乙醚等有机溶剂。木瓜蛋白酶是一种含巯基（-SH）肽链内切酶，有较广泛的特异性，对动植物蛋白、多肽等有较强的水解能力。木瓜蛋白酶的最适合 pH 6 ～ 7（一般可耐受 3 ～ 9.5），在中性或偏酸性时也有作用，等电点（pI）为 8.75；木瓜蛋白酶的最适合温度 55 ～ 65℃（可耐受 10 ～ 85℃），耐热性强，在 90℃时也不会完全失活；受氧化剂抑制，还原性物质激活。

酶活力也称为酶活性，是指催化一定化学反应的能力。酶活力的大小用在一定条件下，它催化某一化学反应的速率来表示。一个酶活力单位是指在特定条件下，1 分钟内能转化 1μg 分子底物的酶量，习惯上常用每克 / 每毫升酶制剂含有多少个活力单位（U）来表示。酪蛋白经蛋白酶作用后，水解成相对分子量较小的肽和氨基酸，在反应混合物中加入三氯乙酸溶液，仅有相对分子量小的肽和氨基酸能维持溶解状态，溶解于三氯乙酸的肽 / 氨基酸的数量与酶量和反应时间呈正比关系。本实验中，木瓜蛋白酶的活力单位定义为：1 个酶活力单位（U）是指在该实验条件下（pH 7.0，60℃）每分钟水解酪蛋白释放出的三氯乙酸可溶物在 275nm 的吸光度相当于 1μg 酪氨酸的吸光度

（0.0145）时所需的酶量。

BCA（bicinchoninic acid）法测定蛋白的浓度：蛋白质分子中的肽键结构在碱性环境下能与 Cu^{2+} 生成络合物，将 Cu^{2+} 还原成 Cu^+，而 BCA 试剂可敏感特异地与 Cu^+ 结合，形成稳定的紫红色复合物，并在 562nm 处有最大光吸收值，该复合物颜色深浅与蛋白质浓度呈正比，可根据吸收值的大小来测定蛋白质的含量。

六、实验材料

低温台式离心机、紫外 - 可见分光光度计、BCA 法蛋白浓度测定试剂盒、匀浆器、烧杯、纱布、离心管、移液器、100μL 枪头、1mL 枪头、番木瓜、生理盐水、1mol/L HCl、1mol/L NaOH、蒸馏水、无水乙醇、PBS 缓冲液、BSA 标准品（1mg/mL）、2% 酪蛋白溶液、酶保护剂、酶稀释液。

七、实验动物

无。

八、实验过程

1．木瓜蛋白酶原液（酶 1）的制备　①取新鲜的未成熟的番木瓜果肉 10g，用刀切成小块置于匀浆机中，加入预冷的 PBS 缓冲液 20mL，匀浆；②用 8 ～ 10 层纱布过滤，将所得滤液（约 8mL）分装到离心管，4℃，3500rpm 离心 15 分钟。收集上清液即为木瓜蛋白酶原液（酶 1）。

2．木瓜蛋白酶原液的初级纯化产物（酶 2）的制备　①将木瓜蛋白酶原液（8mL）置于冰上，加入各 1mL 酶保护剂，调节 pH 至 7.0，加入冷无水乙醇（15mL）至终浓度 60%。4℃静置 1 ～ 2 小时；②将溶液分装到离心管，4℃，5000rpm 离心 20 分钟。弃去上清，将离心管倒扣在滤纸上晾干。加入约 3mL 酶稀释液溶解后即为木瓜蛋白酶的初级纯化产物（酶 2）。

3．木瓜蛋白酶的含量测定

（1）制作 BSA 蛋白浓度梯度：取 6 支 1.5mL 离心管，按表 2-7 的配制方法分别加入各溶液。

表2-7　不同浓度的标准蛋白质的配制

管号	1	2	3	4	5	6
PBS（μL）	200	180	160	120	40	0
BSA 标准液（μL）	0	20	40	80	160	200
BSA 终浓度（μg/mL）	0	100	200	400	800	1000

（2）分光光度法测定酶 1 和酶 2 中蛋白质浓度：①配制 BCA 工作液：依据样品数量，将合适体积的试剂 A 和试剂 B 按体积比 50 : 1 配制适量 BCA 工作液，并充分混匀（配制 BCA 工作液前请将试剂 A 摇晃均匀）。②吸取 0.2mL 的每种标准品和待测样品置于 5mL 离心管中。③加入 2.0mL 的 BCA 工作液，彻底混匀。加盖，37℃ 孵育 30 分钟后冷却至室温。④用紫外 - 可见分光光度计于 562nm 处检测其吸光度。⑤根据标准曲线计算出样品中的蛋白浓度。

样品蛋白质浓度（μg/mL）＝样品稀释液的蛋白质浓度 × 样品稀释倍数。

4．木瓜蛋白酶的活性测定　取 4 只 5mL 离心管，按表 2-8 依次操作。

表2-8　蛋白酶活性测定

	对照 1	样品 1	对照 2	样品 2
2% 酪蛋白	1.5mL	1.5mL	1.5mL	1.5mL
酶保护液	0.5mL	0.5mL	0.5mL	0.5mL
60℃ 保温 10 分钟				
酶 1 稀释液	-	0.1mL	-	-
酶 2 稀释液	-	-	-	0.1mL
60℃ 保温 10 分钟				
15% 三氯乙酸	2.5mL	2.5mL	2.5mL	2.5mL
酶 1 稀释液	0.1mL	-	-	-
酶 2 稀释液	-	-	0.1mL	-
静置 30 分钟后过滤取上清				
吸光度测定	在 275nm 测定上清液的光吸收			
静置 30 分钟后过滤取上清				
吸光度测定	在 275nm 测定上清液的光吸收			

酶活力的计算按以下公式：

酶活力（U/mL）＝A_{275}/0.0145×稀释倍数/（10分钟×0.1mL）

其中，A_{275} 为 275nm 吸光度的值。

九、注意事项

1．样品稀释的倍数应使蛋白质含量在标准曲线范围之内，若超过此范围则需将样品酌情稀释。

2．试剂使用后，请旋紧瓶盖，防止溶液挥发和与空气的物质发生化学反应。

3．活性测定实验中，要严格控制反应时间。

十、知识链接

1. 常用的蛋白浓度测定方法　①紫外直接测定法：此法的原理是蛋白质一般在 280nm 处具有特定的紫外吸收，且吸收峰与蛋白浓度呈正相关，可按照相应的换算方法，将吸光度转换为样品浓度。此法优点是测定过程简单，适用于较纯净、成分相对单一的蛋白质。缺点是易于受到核酸等物质干扰，敏感度低，对蛋白浓度要求高。②紫外吸收法：此法的基本原理和紫外直接测定法一致，都是利用了蛋白质在 280nm 处的特定紫外吸收峰来测定蛋白质含量。但较紫外直接测定法而言，本法利用了标准曲线来校正误差，故比直接测定法更为准确，应用较为广泛。③双缩脲法（Biuret 法）：此法的基本原理是双缩脲反应。即在强碱性溶液中，双缩脲试剂与 $CuSO_4$ 形成紫色络合物。凡是具有两个酰胺基或者两个相连肽键的化合物，或通过一个碳原子相连的两个肽键都有双缩脲反应。形成的紫色络合物颜色的深浅与蛋白质浓度呈正比，而与蛋白质分子量及氨基酸成分无关。此法优点是较快速，而且干扰物质较少。缺点是灵敏度差，不适用于十分精确的蛋白质含量测定。④ Lowry 法（Folin- 酚法）：此法的基本原理是双缩脲反应，是在双缩脲法的基础上发展起来的。在生成的紫色络合物中加入酚试剂以增加显色量，从而提高了检测蛋白质的灵敏度。优点是灵敏度高，缺点是要精确控制操作时间且耗时长，专一性差，干扰物质多。⑤ BCA 法：此法是 Lowry 法的改进方法。BCA 试剂可敏感特异地与 Cu^+ 结合，形成稳定的紫红色复合物，并在 562nm 处有最大光吸收值，该复合物颜色深浅与蛋白质浓度呈正比，可根据吸收值的大小来测定蛋白质的含量。与 Lowry 法相比，操作更为简单，灵敏度更高，几乎没有干扰物质的影响。⑥考马斯亮蓝法（Bradford 法）：此法是依据蛋白质与染料结合的原理，定量测定微量蛋白质的方法。考马斯亮蓝 G-250 与蛋白质通过范德华力结合，使得最大吸收峰从 465nm 变为 595nm。在 595nm 处的吸光度值与蛋白质浓度呈正比。此法的优点是灵敏度高，最低蛋白质检测量为 1μg；测定快速、简便，干扰物质少。缺点是此法应用于各种不同蛋白质时有较大偏差，且标准曲线有轻微的非线性。⑦凯氏定氮法：此法的基本原理是通过测定蛋白质中氮元素含量来推算蛋白质含量。一般情况下，蛋白质的含氮量为 16%，即用样品中蛋白氮含量乘以 6.25 即得到蛋白质含量。缺点是灵敏度低，费时长。优点是干扰少，适用于标准蛋白含量的准确测定。

2. 标准曲线的绘制　参考本书第三章第四节"标准曲线的原理及操作教程"。

十一、参考文献

[1] 李卫民 . 木瓜蛋白酶活力的快速测定 [J]. 饮料工业 , 2009, 12(10): 30-33.

[2] 万婧 . 番木瓜中木瓜蛋白酶的提取工艺研究 [D]. 海南大学 , 2010.

第二十四节 乌梢蛇DNA分子遗传标记的鉴定

一、涉及学科

分子生物学、中药药理学、中药鉴定学

二、实验目的

1. 掌握 DNA 分子遗传标记技术。
2. 理解 DNA 技术鉴别中药材的方法。
3. 了解乌梢蛇鉴定的要点和方法。

三、技能要求

1. 掌握 PCR 仪器的使用方法。
2. 掌握 DNA 电泳方法。
3. 掌握紫外凝胶成像分析系统的使用方法。

四、背景知识

乌梢蛇，味甘，性平，入肺、脾、肝经，为游蛇科乌梢蛇属动物乌梢蛇［Zaocys dhumnades（Cantor）］除去内脏的全体。动物乌梢蛇，又名乌蛇、青蛇、乌风蛇、乌梢鞭、乌药蛇、黑乌蛇、黑花蛇、水律蛇、剑脊蛇、一溜黑等，分布于我国陕西、甘肃、江苏、安徽、浙江、江西、福建、台湾、河南、湖北、湖南、广东、广西、四川、贵州。具有祛风湿、通经络、止痉之功效。主治风湿顽痹、肌肤麻木、筋脉拘挛、肢体瘫痪、破伤风、麻风、风疹疥癣等疾病。现代药理学研究表明，乌梢蛇具有抗炎、镇痛、抗惊厥、抗蛇毒等作用。

中药材鉴定是中药研究的重要组成部分，中药鉴定的宗旨是解决中药材"真伪优劣"的问题。它包括两方面的内容：一方面明确正品、伪品，解决品种混乱、替代、仿制等问题；另一方面对多来源中药和道地药材进行比较全面的品质评价研究。对中药准确鉴定的挑战是其来源复杂，时有互混、互代、以假充真现象存在，很大程度上制约了中医药的安全有效及其向现代化、标准化和国际化的发展。

传统形态学鉴定主要以形、色、气、味、质地等性状检测为主，简便快捷但对鉴定人员要求较高。现已从基源鉴定、性状鉴别、显微鉴定、理化鉴定四方面建立比较客观的中药鉴定标准。传统形态学鉴定方法存在的几个缺陷：形态可塑性和遗传可变性，容易导致不正确的鉴定；形态学方法无法鉴定许多群体中普遍存在的隐存分类单元；形态学鉴定受生物性别和发育阶段的限制。

随着科学技术的发展，细胞学、生物化学、血清学、分子标记等生物技术亦逐渐应用到中药鉴定中来。DNA分子标记方法的兴起和逐步成熟，使得中药材以组织解剖学、化学等客观指标为依托的现代质量评价方法得到了有益的补充。

五、原理知识

遗传标记（genetic marker）是指可追踪染色体、染色体某一节段或者某个基因座在家系中传递的任何一种遗传特性。它具有可遗传性和可识别性的基本特征。

DNA分子遗传标记技术，是指通过直接分析遗传物质的多态性来诊断生物内在基因排布规律及其外在性状表现规律的技术。相对于表型标记方法，分子遗传标记鉴定技术具有更加准确可靠的特点。

生物体特定的遗传信息就包含在DNA分子的碱基排列顺序之中。比较物种间DNA分子的遗传多样性的差异来鉴定物种就是DNA分子遗传标记鉴定。DNA作为遗传信息的直接载体，不受外界因素和生物体发育阶段及器官组织差异的影响，每一个体的任一体细胞均含有相同的遗传信息。DNA分子遗传标记反映的是药材间DNA水平上的遗传差异，因此可以排除其他鉴别特征（如形态、化学等）由于生长发育过程及生态环境改变而导致的变异和可塑性。DNA分子遗传标记的优点有：①直接以DNA的形式表现，在生物体的各个组织、各个发育阶段均可检测到，不受环境限制，不存在表达与否等问题；②数量多，遍布整个基因组，可检测的基因座位几乎是无限的；③多态性高，自然界存在许多等位变异，无须人为创造；④表现为中性，不影响目标性状的表达。

常规PCR目的是扩增研究对象某一特定的基因片段，这需要在待扩增的特定基因片段上、下游找到一个高度保守的区域，根据此区域中的DNA序列资料，设计一对引物（常称为通用引物），用此引物就可以对研究对象的特定基因片段进行有效的扩增。大量扩增后将其分离纯化、进行克隆、测序等方面的研究（PCR相关内容可参考本书第三章第一节"仪器软件操作教程"）。

中药材高特异性PCR鉴别则是根据正品及其混淆品药材生物特定区域的DNA序列数据，设计有高度特异性的某种正品药材的鉴别引物。此对引物在PCR扩增时只能对来自正品药材DNA模板中特定的区域进行有效扩增，而对来自混淆品或其他生物DNA模板中的该区域不能扩增。DNA模板使用高特异性的鉴别引物在适当的条件下进行PCR扩增。电泳检测如为阳性则为正品药材，反之为非正品。

本实验利用DNA分子遗传标记技术鉴别中药材乌梢蛇真伪的方法。利用一对高特异性鉴别引物，通过PCR技术可用于鉴别中药材乌梢蛇与市场上常见的伪品：滑鼠蛇、黑眉锦蛇、红点锦蛇、王锦蛇、赤链华游蛇、玉斑锦蛇、赤链蛇、灰鼠蛇、眼镜蛇、三索锦蛇。此方法只需通过简单的样本DNA提取、PCR特异性扩增、电泳检测三步即可完成对药材真伪的鉴别。操作简单、易于掌握、准确性高。

六、实验材料

PCR 仪、电泳仪、紫外凝胶成像仪、乌梢蛇、赤链蛇、DNA 聚合酶、H_2O、琼脂糖、TAE 缓冲液、Tris 饱和酚、氯仿、蔗糖、Tris-HCl、Na_2EDTA、蛋白酶 K、SDS、无水乙醇、GelRed。

七、实验动物

无。

八、实验过程

1. 模板 DNA 的提取 ①每组选取无霉变和虫蛀的药材标本肌肉部分 100mg，置于研钵中经液氮速冻后研成粉末；②将 100mg 粉末分装至 2 只 1.5mL 离心管中（50mg 每管），加入 400μL 已灭菌的匀浆缓冲液进行混匀，加入蛋白酶 K 至终浓度为 150μg/mL，再加入 10% SDS 至终浓度为 0.8%；③55℃水浴中 3～4 小时，其间轻摇数次，取出后立即冰浴至 4℃；④400g 离心 5 分钟，取上清液，加入等体积 Tris 饱和酚抽提，混匀 10 分钟，两相混合成乳状；⑤5000g 离心 15 分钟，取上层水相。再用 Tris 饱和酚重复一次后用氯仿抽提两次；⑥5000g 离心 15 分钟，取上层水相。加入两倍无水乙醇沉淀 DNA，-20℃冰箱过夜；⑦取出后 5500g 离心 15 分钟，沉淀物用 70% 乙醇洗涤两次，室温倒置 5～10 分钟挥干乙醇，用 50μL 水溶解 DNA，-20℃保存备用。

2. PCR 扩增 所用 PCR 反应体系及条件如表 2-9 和表 2-10 所示，在 PCR 仪上进行扩增（扩增时间约 1.5 小时）。

表2-9　PCR反应体系

组分	体积（20μL）
基因组模板（100ng/μL）	1μL
正向引物（10μM）	1μL
反向引物（10μM）	1μL
2×Taq Mix	10μL
蒸馏水	7μL

表2-10　PCR反应条件

温度	时间
94℃预变性	3 分钟
变性 94℃	30 秒

续表

温度	时间
退火、延伸 68℃	30 秒
从变性到延伸步骤，循环数 $n = 25$	
后延伸 72℃	5 分钟

其中两种高度特异性鉴别引物序列是：

正向：5'-GCGAAAGCTCGACCTAGCAAGGGGACCACA-3'；

反向：5'-CATTCCTAATGGTGGGTTGTTATTTAGTCG-3'；

3．电泳检测　PCR 实验中设置无模板 DNA 的阴性对照，反应完成后，取 10μL 反应液进行 1.5% 琼脂糖凝胶电泳（电压 100V，电泳时间约 30 分钟），取出后在紫外凝胶成像仪中观察，紫外线下可在 100～130bp 处扩增出明亮且唯一条带的样品即为正品乌梢蛇，混淆品及阴性对照均应无任何条带出现。

九、注意事项

1．采用了 GelRed（实际无毒）作为 DNA 染料，但仍应注意非实验操作期间勿靠近电泳区。

2．DNA 提取步骤是决定实验成功与否的关键，需严格按照实验要求操作。

3．Tris 饱和酚和氯仿应在通风橱里操作。

十、知识链接

1．真伪乌梢蛇的性状鉴别方法　正品乌梢蛇药材呈圆盘状，盘径约 16cm，表面黑褐色或绿黑色，密被菱形鳞片。背鳞行数成双，背中央 2～4 行鳞片强烈起棱，形成两条纵贯全体的黑线。头盘在中间，扁圆形，眼大而下凹陷，有光泽。上唇鳞 8 枚，第 4、第 5 枚入眶，颊鳞 1 枚，眼前下鳞 1 枚，较小，眼后鳞 2 枚，脊部高耸成屋脊状。腹部剖开边缘向内卷曲，脊肌肉厚，黄白色或淡棕色，可见排列整齐的肋骨，尾部渐细而长。尾下鳞双行，气腥，味淡，乌梢蛇饮片呈段状或片状。表面黑褐色或绿黑色，密被菱形鳞片，脊部高耸成屋脊状。腹部剖开边缘向内卷曲，脊肌肉厚，可见排列整齐的肋骨，切面黄白色或灰棕色。乌梢蛇饮片呈半筒状小段，长约 30mm，表皮乌黑色，脊部具高突成屋脊状。切面黄白色或灰棕色，质坚硬，气腥，味淡。乌梢蛇肉呈小段片状，长 20～30mm，无皮、骨，黄白色或灰黑色，质韧，气腥，略有酒气。

伪造的乌梢蛇多为圆盘状或切成段状，体态多丰满，它的外观与乌梢蛇类同，但看其横断面可发现无脊肌和肋骨，内容物多为棕黄色、棕褐色或黑褐色，包裹 2～4 条不等的脊椎。将其入水浸泡数小时，蛇皮与内容物即分离，内容物渐溶化。将内容物装片，显微镜下观察可见大量糊化淀粉粒团块或淀粉粒。这种伪造的乌梢蛇，蛇皮是乌梢蛇的皮或其他蛇皮，加入一些淀粉、沙土等，人工加工盘成圆盘状或切制成段状。

2．仪器使用方法 参考本书第三章第一节"仪器软件操作教程"。

十一、参考文献

[1] 王义权，周开亚，徐珞珊，等 . 中药材乌梢蛇及其混淆品的 DNA 序列分析鉴别 [J]. 药学学报 , 1999, 34(1): 67-71.

[2] 杨光明，蔡宝昌，王明艳，等 . 分子生物学技术在中药鉴定中的应用 [J]. 世界科学技术 - 中药现代化 , 2001, 3(4): 29-34.

[3] 唐晓晶 . DNA 分子标记在中药材鉴定中的应用研究 [D]. 中国中医科学院 , 2006.

第二十五节　金银花提取物的体外抑菌作用的观察

一、涉及学科

中药学、药理学、中药药理学、病原微生物学

二、实验目的

1．观察金银花提取物的抑菌作用。
2．掌握最低抑菌浓度（MIC）的计算方法。

三、技能要求

1．掌握菌落 CFU 的稀释和计算方法。
2．掌握细菌的培养方法。
3．掌握灭菌的常用方法。

四、背景知识

金银花，为忍冬科忍冬属植物忍冬（Lonicera japonica Thunb.）、华南忍冬［Lonicera confusa（Sweet）DC.］、菰腺忍冬（Lonicera hypoglauca Miq.）、黄褐毛忍冬（Lonicera fulvotomentosa Hsu et S.C. Cheng）的花蕾。此药味甘、性寒，归肺、胃经，具有清热解毒、疏散退热之功效，主治外感风热或温病发热、中暑、热毒血痢、痈肿疔疮、喉痹等多种感染性疾病。

现代药理实验和临床研究发现，金银花对于多种致病菌毒素的分泌有较强的抑制

作用，对常见细菌感染有较好的临床疗效。金银花与连翘、板蓝根等中草药有协同作用，与β-内酰胺类抗生素合用有叠加作用，作用机制可能干扰了病菌体内蛋白质合成或抑制了细菌细胞壁的合成等过程，研究分析其抗菌的有效成分可能与药物所含绿原酸、异绿原酸及木樨草素等物质有关。

五、原理知识

体外实验表明，金银花抗菌范围广，对金黄色葡萄球菌、链球菌、大肠埃希菌、痢疾杆菌、肺炎球菌、铜绿假单细胞菌、脑膜炎链球菌、结核杆菌等均有较好的抑制作用，一般认为金银花水浸剂比煎剂作用更强，抗菌的主要成分是绿原酸及异绿原酸。细菌通常为菌落计数，即每毫升菌液的菌落的数量（colony forming units，CFU），单位是 CFU/mL。

用于测定抗菌药物体外抑制细菌生长效力的实验称为抑菌实验。通过抑菌实验，可以测定一个药物的最低抑菌浓度，用以评价该药物的抑菌性能，这是抗菌药物的最基本的药效学数据。主要方法有进行定性测定的扩散法（如抑菌斑实验）和进行定量测定的稀释法（如最低抑菌浓度实验）。本实验采用最低抑菌浓度实验对金银花的抗菌作用进行了初步实验，考察了其水提物及醇提物对常见致病菌的抑制作用，测定其最低抑菌浓度（minimum inhibitory concentration，MIC）及最低杀菌浓度（minimum bactericidal concentration，MBC）。MIC 指可抑制细菌生长的最低药物浓度，MBC 指平皿培养时细菌菌落数在 5 以下的最低药物浓度。

六、实验材料

恒温培养箱、试管、接种环、大肠埃希菌、金银花水提取物、金银花乙醇提取物、生理盐水、肉汤培养基（LB 培养基）。

七、实验动物

无。

八、实验过程

1. 制备菌种悬液　将实验用细菌接种于 LB 固体培养基斜面上，37℃培养 24 小时，将活化的细菌传种于固体肉汤培养基，再于 37℃培养 16～18 小时，再传种于 LB 液体培养基，增殖培养 2～6 小时，用 LB 液体培养基校正其浓度约为 1.0×10^7 CFU/mL。

2. 试管二倍稀释法　取无菌试管 40 只，分为 4 组（两组为水提物，两组为醇提物，每个药物浓度两个平行管）。每组内每管加入肉汤培养基 1mL，在第 2 管加入药物 1mL 混匀，从第 2 管取出 1mL 加入第 3 管混匀，依次连续倍比稀释至第 9 管，并从第 9 管中弃去 1mL。第 1 管为空白对照，第 2～第 9 管的药物浓度依次减半，第 10 管为不含药物的阳性对照。在 2～10 管内各加入制备好的菌悬液 100μL，使每管最终菌液浓度约为 5×10^5CFU/mL。置于 37℃ 恒温培养箱中培养 16～18 小时。

3．MIC 与 MBC 测定　将上述每支试管中吸取 100μL，移种于相应琼脂培养基上倒置培养，以平皿上菌落数小于阳性对照为该药液对该菌种的 MIC，以平皿上菌落数小于 5 为该药液对该菌种的 MBC。

九、注意事项

1．菌种的转接一定要在超净台完成，以保证无杂菌污染。

2．本实验为测定药物效价的定量研究，要求操作认真准确，给药时应固定一人操作，准确吸量药液。

3．菌落的培养时间不宜过长，否则容易导致药物失效。

十、知识链接

1．金银花水提取物的制备　称取金银花置于 10 倍蒸馏水中。浸泡 30 分钟，用微火加热煮沸 15 分钟，用 20 层纱布过滤，为 1 液。将滤渣再加 5 倍蒸馏水煎煮一次，为 2 液。合并 1、2 液，用旋转蒸发仪蒸发浓缩至含原生药 2g/mL。121℃ 高温灭菌 15 分钟后 4℃ 保存备用。

2．金银花醇提取物的制备　称取金银花粉碎，加入 10 倍体积的 90% 乙醇，加热回流提取 100 分钟，过滤为 1 液；残渣再加 5 倍体积 90% 乙醇，回流提取一次，为 2 液。合并 1、2 液，过滤，减压干燥，挥去乙醇，用无菌蒸馏水调整浓度至含原生药 2g/mL。

十一、参考文献

[1] 李平，赵成 . 金银花水提物及醇提物体外抗菌实验 [J]. 药品鉴定，2010, 17(17): 48, 50.

[2] 冯秀丽，余仲平，刘畅，等 . 金银花及其复方的体外抑菌实验 [C]. 全国天然药物和中药毒理、药理学交流研讨会 . 2012.

第二十六节　厚朴提取物的抗氧化作用比较

一、涉及学科

生理学、药理学、中药学、中药药理学、分析化学

二、实验目的

1. 观察不同溶剂提取的厚朴提取物的抗氧化作用。
2. 掌握评价化合物抗氧化能力的 DPPH 自由基清除法。

三、技能要求

1. 掌握用超声波提取中药的方法。
2. 掌握电子天平、紫外 - 可见分光光度计的使用。

四、背景知识

科学研究表明，自由基与老年痴呆、帕金森症、癌症等多种慢性疾病有关，自由基不仅存在于人体内，也来自于人体外。自由基对人体的损害实际上是一种氧化过程。因此，要降低自由基的损害，就要从抗氧化做起。降低自由基危害的途径也有两条：一是利用内源性自由基清除系统清除体内多余的自由基；二是外源性抗氧化剂，即自由基清除剂，阻断自由基对人体的入侵。人体内的内源性自由基清除系统，包括超氧化物歧化酶（superoxide dismutase，SOD）、过氧化氢酶（catalase，CAT）、谷胱甘肽过氧化酶（glutathione peroxidase，GSH-Px）等一些酶和维生素 C、维生素 E、还原性谷胱甘肽、胡萝卜素和硒等一些抗氧化剂。

中药的功效与其抗氧化作用有密切的关系，大量中药提取物或从中分离得到的单体化合物可通过调节和增强机体特异性及非特异性免疫功能，抑制自由基的产生，或直接对抗自由基对细胞及组织的损伤作用，如中药的酚类、黄酮、生物碱、多糖、皂苷等有效成分均具有较好的抗氧化活性。因此，从中药中寻找天然高效和低毒性抗氧化剂日益受到人们的关注。

厚朴（*Magnolia officinalis*）是常用的中草药，利用厚朴配方的中成药多达 200 余种，它具有燥湿消痰、下气除满的功效，用于湿滞伤中、脘痞吐泻、食积气滞、腹胀便秘、痰饮喘咳。现代药理学研究表明，厚朴的多种成分（如：和厚朴酚等）具有明显的抗氧化作用。

五、原理知识

1，1- 二苯基 -2- 苦肼基（DPPH）自由基清除法是筛选天然抗氧化剂、评价化合物抗氧化能力的最常用方法之一。

DPPH 自由基在有机溶剂中是一种稳定的自由基，呈紫色，它在 517nm 处有强吸收，当加入自由基清除剂时，DPPH 的单电子被配对而使其颜色变浅，在最大吸收波长处的吸光度变小，而且这种颜色变浅的程度与自由基清除剂的清除能力呈正比，从而以评价试验样品的抗氧化能力。通常以抑制率 IR 或半抑制浓度 IC_{50}（清除率为 50% 时所需抗氧化剂的浓度）来衡量物质的抗氧化活性。本实验采用抑制率来表示，抑制率 IR 值越大，表明测定对象的抗氧化活性越强，反之，则抗氧化活性较弱。

$$抑制率（IR，\%）=[A_0-（A_x-A_0'）]/A_0×100\%$$

式中，A_0 为样品空白时溶液吸光度值；A_x 为含有样品提取物时溶液吸光度值；A_0' 为样品提取物本底吸光度值。

该方法的主要缺点是被测物在 517nm 处有吸收时将会干扰测定结果的准确性，此外 DPPH 自由基是人工合成的自由基，在生物体内并不存在，也限制了该方法的使用。

六、实验材料

超声波提取仪、恒温孵育箱、紫外 - 可见分光光度计、离心机、10mL 离心管、移液器、厚朴粉末、DPPH 溶液、维生素 C 溶液、超纯水、50% 乙醇、无水乙醇。

七、实验动物

无。

八、实验过程

1. 药材的提取　精确称取 0.05g 的厚朴粉末试样 3 份，分别置于 10mL 离心管中，分别加入 5mL 超纯水、5mL 50% 乙醇溶液、5mL 无水乙醇，密封。室温下，置于超声波提取仪，超声波提取 20 分钟。将各离心管置于离心机内，3000rpm 离心 5 分钟，取上清液备用。

2. DPPH 溶液的配制　称取 0.00528g DPPH，加入无水乙醇溶解并定容至 100mL 量瓶中，得 0.1339mmol/L DPPH 乙醇溶液（4℃保存）。

3. 维生素 C（VC）溶液　用无水乙醇作为溶剂，配成浓度为 0.5mg/mL 的溶液，待用。

4. 移取各提取上清液 0.2mL 于 10mL 离心管，分别加入 DPPH 乙醇溶液 4mL，混合均匀，于 37℃恒温反应 20 分钟。以 4mL DPPH 与 0.2mL 去离子水的混合溶液为空白对照，加样方法见表 2-11。

表2-11　DPPH自由基反应体系（mL）

样品	DPPH	提取液	超纯水	50% 乙醇	无水乙醇
待测样品（水提取）	4	0.2			0.2
待测样品（50% 乙醇提取）	4	0.2		0.2	
待测样品（乙醇提取）	4	0.2	0.2		
阳性对照（VC）	4	0.2#	0.2		

样品	DPPH	提取液	超纯水	50% 乙醇	无水乙醇
阴性对照（A_0）	4		0.2		0.2
阴性对照（A_0'）		0.2##	4	0.2	

注：#维生素C溶液；##用50%乙醇提取的厚朴溶液。

5. 用分光光度计测定各样本 517nm 处的吸光度值，计算各样本的抑制率。

九、注意事项

1. 超声波提取仪在工作时会产生大量的热，为防止温度过高可加入冷水或冰块。
2. 维生素 C（VC）溶液易被氧化变质，应现用现配。

十、知识链接

抗氧化活性的评价方法包括体内法和体外法。体内法通过测定丙二醛（malonic dialdehyde，MDA）含量、SOD、GSH-Px、CAT 的活性等以评价中药的抗氧化活性。虽然，体内抗氧化实验更接近生物的实际体系，但动物实验周期长、花费高、影响因素复杂，不适合药物抗氧化活性的初筛工作。

体外抗氧化实验可快速评价，高通量筛选，且操作简单，在生产实践中被广泛使用。常见的体外方法包括：①脂质过氧化化学检测方法：主要包括过氧化值法、硫氰酸铁法、硫代巴比妥酸法和共轭二烯法等，其中硫氰酸铁法、过氧化值法为测定脂质的国标方法，硫代巴比妥酸法是检测脂质过氧化的最常用方法；②清除自由基法：常用的方法有 ORAC 法、DPPH 法、DMPO 法等，ORAC 法主要是测生物体内存在的自由基，后两者方法主要为测人工合成的自由基；③抗氧化剂还原能力测定：目前最常用的是还原铁离子法（FRAP）；④金属离子螯合法：氧化剂可与金属离子结合，特别是二价铁离子，其基本原理是：金属离子与抗氧化剂能够发生螯合反应，从而避免亚铁离子与过氧化氢结合，产生自由基，间接反映化合物的抗氧化能力；⑤除此之外，近几年所采用的一系列色谱法也被用于评价化合物的抗氧化能力，如毛细管凝胶电泳法、高效液相色谱、气相色谱法等。

十一、参考文献

[1] 谈利红，杨宗发，张丹，等 . 中药抗氧化活性成分及评价方法研究进展 [J]. 亚太传统医药 , 2017, 13(10): 35-37.

[2] 魏东伟，周亚萍，朱世杰，等 . 10 种中草药抗氧化活性的比较研究 [J]. 广东农业科学 , 2018, 45(9): 109-115.

[3] 丁浩东，夏卫生，曾军英 . 厚朴多酚的提取及体内抗氧化研究 [J]. 湖南农业科学 , 2018, 390(3): 29-32.

第二十七节 白芷对黑色素沉积的抑制作用的观察

一、涉及学科

生理学、药理学、中药学、中药药理学、分析化学

二、实验目的

1. 观察白芷提取液对酪氨酸酶的抑制作用。
2. 掌握酪氨酸酶抑制实验。

三、技能要求

1. 掌握用超声波提取中药的方法。
2. 掌握移液器、分光光度计、离心机的使用。

四、背景知识

酪氨酸酶为含 Cu^{2+} 的氧化酶，普遍存在于哺乳动物、植物和微生物中，主要参与生物体内黑色素和其他多酚类物质的形成过程，是生物体合成黑色素的关键酶。酪氨酸酶抑制药通过抑制酪氨酸酶活性而减少黑色素的生成，因而可用来预防和治疗色素沉着等，如图 2-5 所示。

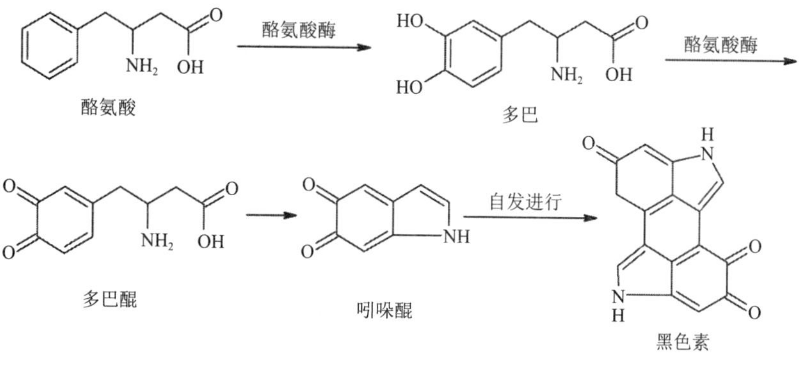

图2-5 黑色素的体内生成过程

白芷,《神农本草经》谓其"长肌肤，润泽，可作面脂"；《本草经百种录》提到"白芷极香，能祛风燥湿，其质又极滑润，能和利血脉，而不枯耗，用之则有利而无害"。据统计，古书中美容护肤方约有 1974 个，其中使用频次最高的就是白芷。近年来，许多文献报道白芷提取物可以抑制酪氨酸酶活性，对黑色素有显著的抑制作用。因而，

白芷是中药护肤、美白产品中最常见的添加药材。

五、原理知识

在皮肤黑色素生物合成中，酪氨酸酶是关键酶，其催化多巴形成多巴醌，后者自发进行一系列反应最后形成黑色素。酪氨酸酶在 pH 6.8 的磷酸缓冲溶液中，可催化多巴转化成多巴醌，在分光光度计 475nm 处存在最大吸收，通过测定该吸光度值可反应多巴醌的生成量。具有酪氨酸酶活性抑制作用的中药可以减少多巴转化成多巴醌的量，从而降低吸光度值，根据吸光度值的变化，评估原料对酪氨酸酶活性的抑制作用。

六、实验材料

超声波提取仪、恒温孵育箱、紫外 - 可见分光光度计、离心机、10mL 离心管、移液器、pH 6.8 的磷酸氢二钠 - 柠檬酸缓冲液、酪氨酸酶固体（活力 ≥ 1000vt/mg）、左旋多巴（纯度 ≥ 98%）、曲酸（纯度 ≥ 98.5%）、白芷粉末、50% 乙醇。

七、实验动物

无。

八、实验过程

1. 药材的提取　精确称取 0.1g 的白芷粉末试样 3 份，分别置于 10mL 离心管中，分别加入 5mL 50% 乙醇溶液，密封。室温下，置于超声波提取仪，超声波提取 20 分钟。将各离心管置于离心机内，3000rpm 离心 5 分钟，取上清液备用。

2. 曲酸溶液（阳性对照）的配制　称取 10.0mg 曲酸，加入 50% 乙醇溶解并定容至 50mL 量瓶中，得 0.2mg/mL 的曲酸溶液（阳性对照溶液 1）；将该溶液稀释 5 倍，得 0.04mg/mL 的曲酸溶液（阳性对照溶液 2）。

3. 酪氨酸酶溶液　用 pH 6.8 磷酸氢二钠 - 柠檬酸缓冲液配制，100μg/mL，临用配制。

4. 左旋多巴溶液　用 pH 6.8 磷酸氢二钠 - 柠檬酸缓冲液配制，1mg/mL，避光保存。

5. 在样品管（T）和酶反应管（C）中各加入 0.5mL 酪氨酸酶溶液，样品本底（T_0）与溶剂本底（C_0）以 0.5mL 磷酸氢二钠 - 柠檬酸缓冲液代替，将样品和酪氨酸酶充分混匀，置 37℃水浴槽孵育 10 分钟。依次在各管中加入 2mL 的左旋多巴溶液，控制每管反应时间为 5 分钟，反应结束后立刻将各管反应溶液移入比色皿中，在 475nm 处测定吸光度值。具体加样方法见表 2-12，阳性对照的加样方法同样品管，不同浓度的阳性对照溶液用以评估反应体系是否正常。

表2-12 酪氨酸酶抑制实验的反应体系（mL）

溶液	T- 样品管	T_0- 样品本底	C- 酶反应管	C_0- 溶剂本底
样品溶液	1	1		
缓冲溶液		0.5	1	1.5
酪氨酸酶溶液	0.5		0.5	
左旋多巴溶液	2	2	2	2
平行次数	3/ 样	1/ 样	3/ 试验	1/ 试验

酪氨酸酶抑制率的计算：

$$抑制率（\%）=[1-（T-T_0）/（C-C_0）]×100\%$$

式中，T 为样品管吸光度值，即样品与酪氨酸酶反应后溶液吸光度值；T_0 为样品本底吸光度值；C 为酶反应管吸光度值，即未加样品时酪氨酸酶和多巴反应的吸光度值；C_0 为溶剂本底吸光度值。

九、注意事项

1. 超声波提取仪在工作时会产生大量的热，为防止温度过高可加入冷水或冰块。

2. 应严格控制反应时间，以减少误差。

十、知识链接

1. 对酪氨酸酶的认识始于 1895 年，人们发现蘑菇新鲜时为红色，而暴露于空气中呈现出黑色，自此发现酪氨酸酶存在于生物系统发育阶段的各个水平。羽毛、毛发、眼睛、昆虫表皮、果实、种子的黑色、褐色、浅黄色、丁达尔蓝等色素都是酪氨酸酶作用的结果。哺乳动物酪氨酸酶常见于黑素细胞中，黑素细胞是存在于皮肤，发囊和眼睛中并产生色素的高度特异性的细胞。酪氨酸酶功能减退或缺失时，即会影响黑色素代谢，从而发生疾病如白癜风和白化病，动物与人的常染色体隐性疾病也与酪氨酸酶的缺失或活性下降有关。酪氨酸酶具有重要的生理生化特性，在医药、环境、食品、精细化工等领域具有广泛的用途：酪氨酸酶可以氧化 L- 酪氨酸合成 L- 多巴和黑色素，L- 多巴用于帕金森症的治疗；酪氨酸酶可用于环境工程领域处理含苯酚及胺类废水；用于精细化工领域催化有机合成反应。

2. 酪氨酸酶广泛存在于动物、植物及微生物体内，可以从新鲜完好的马铃薯中提取酪氨酸酶。具体操作为：将马铃薯洗净，于 4℃预冷 4 小时左右。去皮，切成约 1.0cm^3 块状，于 -20℃冷冻过夜。称重，按 1：1（指 1g 马铃薯加 1mL 缓冲液）的比例加入 4℃预冷的磷酸钠缓冲液，用组织捣碎机制成匀浆，3 层纱布过滤，滤液于 4000rpm 离心 10 分钟，上清液即为所得的酪氨酸酶粗制液。

十一、参考文献

[1] 欧志敏，王普，王鸿，等. 酪氨酸酶的应用研究进展 [J]. 中国生物工程杂志，2005, 025(B04): 163-169.

[2] 欧喜燕，于秀华. 白芷美白液体外抑制酪氨酸酶活性的实验研究 [J]. 长春中医药大学学报，2012, 28(6): 960-961.

[3] 高彤彤，许云，晏志勇. 不同浓度白芷美白液对人体酪氨酸酶活性抑制情况分析 [J]. 中药材，2015, 38(2): 373-375.

第三章　附　录

第一节　仪器软件操作教程

一、电子天平（图3-1）

1. 使用方法

（1）开机：按下 ON/OFF 键，接通显示器，等待仪器自检。当显示器显示归零时，自检过程结束，天平可进行称量。

（2）调平：通过天平的地脚螺栓调节（左旋升高，右旋下降），将水平指示器调成水平（气泡位于正中央的位置）。

（3）预热：天平在初次接通电源或长时间断电后开机时，至少需要30分钟的预热时间。因此，实验室电子天平在正常使用情况下，不要经常断电。

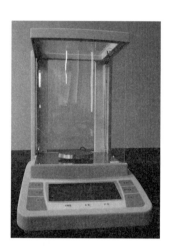

图3-1　电子天平

（4）称量：放置称量纸，按显示屏两侧的去皮键（Tare）调零，待显示器显示"0"时，在称量纸上加上所要称量的试剂。

（5）称量完毕，按 ON/OFF 键，关闭显示器。

2. 注意事项

（1）分析天平有最大量程，称重物品的重量应勿超过最大量程。

（2）移动天平或者是长时间不用天平都需要对天平进行校准。

（3）使用时一般只需要用到开机和去皮键两个按键，其余的按键最好不要按。

（4）天平开机一般需要预热30分钟。

（5）测量时需要在秤盘上垫上称量纸或者其他容器，然后去皮置零，每次用不同的容器称量时都需要重新去皮。

（6）每次用完天平后都要清洗秤盘防风圈、金属底以及外壳，用湿布或者温和的清洁剂清洗即可。

（7）若较长时间不使用天平，一定要切断电源，防风圈内放上干燥剂，盖上防尘罩。

二、移液器

移液器也叫移液枪（图3-2），是在一定量程范围内，将液体从原容器内移取到另一容器内的一种计量工具。广泛应用于生物、化学等领域。

1．使用方法

（1）选择合适的移液器：移取标准溶液（如水、缓冲液、稀释的盐溶液和酸碱溶液）时多使用空气置换移液器（又叫气体活塞式移液器）；移取具有高挥发性、高黏稠度以及密度大于 $2.0g/cm^3$ 的液体或者在聚合酶链反应（PCR）测定中加样时使用正压式或外置活塞式移液器。移液时应选择比所移取液体体积稍大的量程的移液器，如移取 15μL 的液体，最好选择最大量程为 20μL 的移液器，选择 50μL 及更大量程的移液器都不够准确。

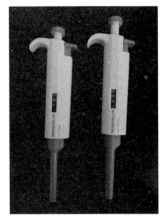

图3-2　移液器

（2）设定移液体积：调节移液器的移液体积控制旋钮进行移液量的设定。调节移液量时，从大体积调整为小体积时，直接旋转刻度至设定体积；从小体积调整为大体积时，应先旋转刻度至超过设定体积的刻度，再回调至设定体积，以保证移取的最佳精确度。

（3）装配吸头：使用单通道移液器时，将可调式移液器的嘴锥对准吸头管口，轻轻用力垂直下压，并垂直方向旋转按压使之拧紧。使用多通道移液器时，将移液器的第一排对准第一个管嘴，倾斜插入，前后稍微摇动拧紧。

（4）移液：保证移液器、吸头和待移取液体处于同一温度；然后用待移取液体润洗吸头 1～2 次，尤其是黏稠的液体或密度与水不同的液体。移取液体时，将吸头尖端垂直浸入液面以下 2～3mm（严禁将吸头全部插入溶液中），缓慢放松操作杆，待吸头吸入溶液后静置 2～3 秒，并斜贴在容器壁上淌走吸头外壁多余的液体。

（5）移液器的放置：移液器使用完毕后，用大拇指按住吸头推杆向下压，安全退出吸头后将其容量调到最大量程，然后将移液器悬挂在专用的移液器架上，长期不用时应置于专用盒内。

2．操作方法

（1）前进移液法：也称为正向移液法。按下移液操作杆至第一停点位置，将吸头置入液面下，然后缓慢松开按钮回原点；接着将移液操作杆按至第一停点位置排出液体，稍停片刻继续将移液操作杆按至第二停点位置排出残余液体，最后缓慢松开移液操作杆。此法适用于移取密度与水接近的液体。

（2）反向移液法：先按下按钮至第二停点位置，将吸头置入液面下，慢慢松开移液操作杆回原点；排出液体时将移液操作杆按至第一停点位置排出设置好体积的液体，继续保持按住移液操作杆位于第一停点位置取下有残留液体的吸头而弃之。此法适用于移取具有一定黏度或有泡沫的液体。

3．注意事项

（1）在调节移液器的设定体积过程中，转动旋钮不可太快，也不能超出其最大或最小量程，否则易导致量取不准确，并且易卡住内部机械装置而损坏移液器。

（2）在装配吸头的过程中，用移液器反复强烈撞击吸头反而会拧不紧，长期如此操作，会导致移液器中零件松散，严重时会导致调节刻度的旋钮卡住而损坏移液器。

（3）当移液器吸头里有液体时，切勿将移液器水平放置或倒置，以免液体倒流而腐蚀活塞弹簧。

（4）对移液器进行消毒时，应使用说明书中推荐的消毒方法。

三、低温高速离心机

低温高速离心机是指转速在 3500 ～ 50 000rpm，同时具有冷冻功能的高速离心机（图3-3）。它利用高速旋转转头产生的强大离心力，使离心管内的悬浮液或乳浊液中沉降系数不同的物质发生沉降，从而使之分离、浓缩和提纯。由于其具有冷冻系统，因此可以精确地控制离心室的温度，不但可以满足对低温控制要求严格的生物试剂的提取，而且还可以提高离心效率。被广泛应用于生命科学的研究领域，是分子生物学、分子化学、临床医学、微生物、病毒等实验和科学研究中不可缺少的重要工具。

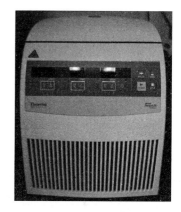

图3-3 低温度速离心机

1．使用方法

（1）台式低温高速离心机的工作台应平整坚固，工作间应干净整洁，干燥并通风良好，检查仪器。

（2）根据转速和液体体积选择合适的转头。

（3）接通电源，打开电源开关。

（4）设置温度。

（5）将待离心的液体装入合适的离心管中，配平后对称地放入转头中。

（6）调节速度和时间（离心力与转速的换算应参考本书第一章第三节"基本实验技术"相关内容，在此不再具体阐述）。

（7）点开始按钮开始离心。

（8）离心结束后自动停止，将离心管及转头取出，将离心机的盖子敞开放置。

（9）关闭冷冻开关、电源开关、切断电源。

（10）收集离心物进行后续实验。

2．注意事项

（1）离心机在使用前必须将其放置在平稳、坚固的台面或地面，机壳要接地线。

（2）若要在低于室温的温度下离心，转头在使用前应放置于离心机的转头室内，设置好温度进行预冷，预冷时离心机盖必须关闭。

（3）不得使用劣质离心管，不得用老化、变形、有裂纹的离心管。

（4）使用时负载必须平衡，放置离心管的时候一定要对称放置。若只有一支样品管另外一支要用等质量的水代替，这样才能保证离心机运行平稳，不产生偏心震动。

（5）一定要先将离心机的盖子盖好，才能启动离心机。

（6）开启和关闭离心机时一定是速度缓慢增加或者缓慢减小，不能迅速改变速度。

（7）使用完毕，应让其自行停转，严禁在未停转的状态下和开机运转的状态下打开机盖。

（8）使用中如发现声音不正常，应立即关机，并进行检查维修。

（9）离心期间，实验者不得离开。

（10）定期（半年左右）检查整流子和电刷的磨损情况，有磨损过度的应立即更换。

（11）电动机的轴承应定期加注润滑脂。

四、紫外-可见分光光度计

1．工作原理　分光光度计的工作原理主要基于朗伯-比尔定律，该定律指出：当一束平行的单色光通过某一均匀的有色溶液时，溶液的吸光度与溶液的浓度和光程的乘积呈正比（详细内容应参考本书第一章第三节"基本实验技术"相关内容，在此不再具体阐述）。朗伯-比尔定律是光度分析中定量分析的最基础、

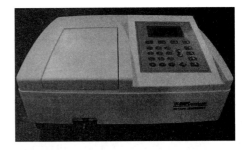

图3-4　紫外-可见分光光度计

最根本的依据，也是紫外-可见分光光度计的基本原理（图3-4）。它的数学表达式为：

$$A = \lg \frac{1}{T} = \varepsilon cl$$

式中 A 为吸光度（又称吸收度、光密度）；T 为透光率，%；ε 为吸收系数；c 为溶液浓度；l 为液层厚度，cm。

在常见的紫外-可见分光光度计中，上述公式中液层厚度 l 为定值（比色杯的厚度，1cm）。而吸收系数 ε 的单位与溶液浓度 c 相关，若溶液浓度 c 单位是 mol/L，则吸收系数 ε 为摩尔吸收系数。

2．应用领域　实验室所采用的是 UV-5500PC 型紫外-可见分光光度计，其波长范围是：190 ～ 1100nm 的连续光谱，能在紫外、可见、近红外光谱区域对样品物质做定

性和定量分析。此系列仪器结构简单、稳定可靠、读数准确，广泛应用于高校基础教学、医疗卫生、临床检验、石油化工、环境保护、冶金和电力等各大领域，是理化实验室常用的分析仪器。

（1）界定化合物含量：首先确定实验条件，并在此条件下测得标准物质的吸收峰以及其对应波长值（同时可获得该物质的最大吸收波长）；再在选定的波长范围内（或最大波长值处），分别以不同浓度标准溶液的浓度和对应的吸光度为横、纵坐标绘出化合物溶液的标准曲线得到其所对应的数学方程；接着在相同实验条件下配制待测溶液，测得待测溶液的吸光度，最后用已获得的标准曲线方程求出待测溶液中所需测定的化合物的浓度。

凡具有芳香环或共轭双键结构的有机化合物，根据在特定吸收波长处所测得的吸光度，可用于药品的鉴别、纯度检查及含量测定。

（2）鉴定化合物：将分析样品和标准样品以相同浓度配制在同一溶剂中，在同一条件下分别测定紫外可见吸收光谱。若两者是同一物质，则两者的光谱图应完全一致。如果没有标样，也可以和现成的标准谱图对照进行比较。这种方法要求仪器准确，精密度高，且测定条件要相同。

3．工作环境

（1）仪器应安放在干燥的房间内，使用温度为 5 ～ 35℃，相对湿度不超过 85%。

（2）使用时放置在坚固平稳的工作台上，且避免强烈或持续的震动。

（3）在测量过程中，尽量避免强光照射。

（4）空调和电风扇尽量不要直接对着仪器吹，避免影响仪器内部的热平衡，从而影响测量结果。

（5）远离高强度的磁场、电场及发生高频波的电器设备，以免受干扰。

（6）供给仪器的电源电压为 AC（220±22）V 或 AC（110±11）V，频率为 50Hz或 60Hz，并装有良好的接地线，建议使用 1000W 以上的电子交流稳压器，以加强仪器的抗干扰性能。

（7）尽量不要在具有腐蚀性气体的环境中长期使用仪器，不利于仪器的保养。

（8）放置仪器的房间内应保持洁净，仪器外表面也应保持清洁。

4．注意事项

（1）确认仪器的使用环境是否符合仪器要求的使用环境。

（2）仪器在连接电源时，应检查电源电压是否正常，接地线是否可靠，在得到确认后方可接通电源使用。

（3）在开机之前，需先确认仪器样品室内是否有物品挡在光路上，样品架是否定位好（一般是移动过样品架后需要注意的）。

（4）仪器的预热以及判定仪器是否能正常使用。接通电源后，最好预热半小时后使用，这样确保读出的数据更可靠。若是新仪器，预热半小时后，在 T 或 A 状态下观察仪器是否稳定，若稳定可正常使用。一般在 T（A）状态下出现 99.9（0.001）、100.0（0.000）、100.1（-0.001）来回跳动或小幅度的末位数字连续跳动，属于正常现象，因为此款仪器显示的是真值，灵敏度相对较高。若仪器出现大幅度跳动，须与厂家取得联系，确定原因或解决问题后，方可正常使用。若仪器长期未用，预热时间应相对长一些，同时在使用前应观察其稳定性，要求与上述新仪器一样。

（5）仪器使用前应对所用的比色皿进行配对处理，比色皿的透光表面，不能有指印或未洗净的残留痕迹。

（6）注意待测溶液的浓度是否在仪器的测量范围内，建议将溶液配制成吸光度在 0.09～0.9A，因为这样测出的数据更准确。

5．使用方法

（1）仪器开启：连接电源，打开仪器开关，仪器开机后，显示欢迎界面，如图 3-5 所示。

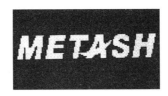

图3-5　系统欢迎界面

（2）系统自检：在显示欢迎界面几秒钟后，进入自检状态，仪器会自动对滤色片、灯源切换、检测器、氘灯、钨灯、波长校正、系统参数和暗电流进行检测，如图 3-6 所示。

系统自检错误：如果某一项自检出错，仪器会自动鸣叫报警，同时显示错误项，用户可按任意键跳过，继续自检下一项。

如若暗电流太大，超出限定范围，仪器在自检到此项时，便不能通过，后面出现 X 号。此时可按任意键跳过，系统将继续自检下一项。

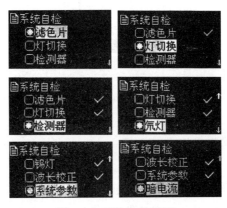

图3-6　系统自检界面

（3）系统预热：自检结束后，仪器进入预热状态，预热时间为 20 分钟，预热结束后仪器会自动检测暗电流一次。预热时可以按任意键跳过，如图 3-7 所示。

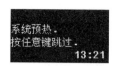

图3-7　系统预热界面

（4）进入系统主菜单：仪器自检结束后进入主菜单，如图 3-8 所示。

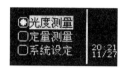

图3-8　系统主菜单界面

此系列仪器主机功能主要有：光度测量、定量测量、系统设定。用仪器操作面板上的上下键，可以切换到想要的功能选项。选定功能选项后，按 ENTER 键，即可进入所选的相应功能项。

（5）光度测量：在此功能下，可进行固定波长下的吸光度或透过率测量，并将测量结果打印输出。

1）进入光度测量主界面：仪器处于主界面状态时，用键盘上的上下键选定"光度测量"项（左边的圆圈内出现圆点表示选定），按 ENTER 键，进入光度测量主界面，如图 3-9 所示。

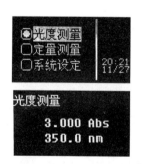

图3-9　进入光度测量主界面

2）设定测量模式：在光度测量主界面下，按 SET 键进入测量模式选择界面，如图 3-10 所示。用上下键选定所需的测量模式，按 ENTER 键后，再按 ESC 键，自动返回光度测量主界面，显示模式为选定模式。

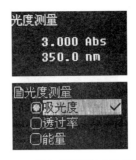

图3-10　进入测量模式选择界面

★注意：在模式选择界面中，当选定项为"能量"时，按 ENTER 键，进入能量界面。可以使用上下键选择不同的能量增益倍数，可看到相对应的能量值，如图 3-11 所示。在能量界面下按 ESC 键可返回到模式选择界面，再按 ESC 键，会返回到光度测量主界面。

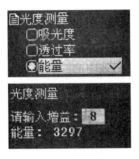

图3-11　能量界面

注：上图为能量界面，下图为能量查看界面。

3）设定工作波长：在光度测量主界面或测量界面下，按 GOTOλ 键可以进入波长设定界面，如图 3-12 所示。

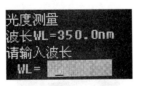

图3-12　波长设定界面

根据界面的提示，输入波长，按 ENTER 键确认，自动返回上一级界面。

★注意：波长输入值范围为：190 ～ 1100nm，否则视为无效数据，需要重新操作。当输入的数据无效时，系统会在蜂鸣三声后自动回到上一级界面。

★注意：输入波长时，若发现输入的波长有误，可按 CLEAR 键清除当前数据，重新输入。CLEAR 键在后面的数据输入过程中，同样有此功能。

4）标定空白对照的吸光度：在光度测量主界面或测量界面下，按 ZERO 键对当前工作波长下的空白样品进行调 0.000Abs/100.0% T。

★注意：在调 0.000Abs/100.0% T 之前记得将空白样品拉（推）入光路中，否则调 0.000Abs/100.0% T 的结果不是空白液的 0.000Abs/100.0% T，使得测量结果不正确。

5）测量：在光度测量主界面或测量界面下，当调 0.000Abs/100.0% T 完成后，把待测样品拉（推）入光路中，按 ENTER 键进入测量界面（若已经在测量界面下，则无须此项操作，直接进行后面的操作即可），按 START 键即可在当前工作波长下对样品进行吸光度或透过率的测量，测量界面如图 3-13 所示。

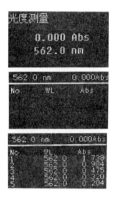

图3-13 测量数据步骤（最下面是测量结果显示界面）

注：每一屏只可显示5行数据，其余数据可通过上下键进行翻页显示。

6）数据清除：如果数据存储区满（最大可存储 200 组数据）或者想清除已测量数据，可在测量结果显示界面下，按 CLEAR 键，进入删除数据"是"或"否"选择界面，选定"是"（左边的圆圈中有圆点，表示选定），按 ENTER 键，数据被删除，如图 3-14 所示。若因误操作或不想删除数据，却又进入删除数据"是"或"否"选择界面，则可按 ESC 键返回上级界面，或选定"否"后按 ENTER 键返回上级界面。

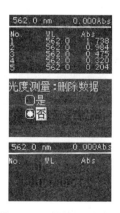

图3-14 数据删除方法

6. 维护保养　紫外 - 可见分光光度计属于精密光学仪器，对仪器进行恰当的维修与保养，不仅能保证仪器的可靠性和稳定性，也可以延长仪器的使用寿命。

（1）工作环境检查

1）放置要求：仪器应平稳的摆放在水平固定的桌面上（因为分光光度计为精密光学仪器，在运行的过程中如果桌面不稳，会影响其工作状态，且仪器处在工作状态时，灯丝处于高温状态，此时如果有剧烈的震动会导致灯丝折断）。

2）温度要求：工作环境的温度在 5 ～ 35℃（仪器在工作状态时内部较热需要用仪器自身的散热风扇与外界空气进行热交换散热，如果外界温度过高，会导致仪器内部温度过高，从而加速仪器电器件与灯的老化速度，从而影响仪器的使用寿命）。

3）湿度要求：工作环境的相对湿度不超过 85%（仪器内部有很多电器元件与光学元件，在湿度太高的情况下，电器元件容易老化或烧坏，光学元件表面的镀铝膜也容易发霉）。

4）空气状况：空气中不应有足以引起腐蚀的有害气体和过多的粉尘存在。

（2）样品室检查

1）在开机之前，先要检查样品室中是否有比色皿或其他物品，因为仪器在开机后要进行一系列的功能自检，如果有物品放在样品室中会导致自检出错。

2）每次使用后应检查样品室是否积存有溢出溶液，须经常擦拭样品室，以防止废液对部件或光路系统的腐蚀。

3）在测试完成后，应及时将样品从样品室中取出，否则，液体挥发会导致镜片发霉。对易挥发和腐蚀性的液体，尤其要注意！如果样品室中有漏液，应及时擦拭干净，否则会引起样品室内的部件腐蚀和螺钉生锈。

（3）仪器的表面清洁：如果不小心将溶液漏洒在外壳上，应立即用湿毛巾擦拭干净，禁止使用有机溶液擦拭。长时间不用时，应注意及时清理仪器表面的灰尘。

（4）比色皿清洗：在每次测量结束或溶液更换时，需要对比色皿进行及时清洗，然后放在低浓度酸性溶液里浸泡，浸泡后用蒸馏水冲洗比色皿的内外壁，否则比色皿壁上的残留溶液会引起测量误差。

（5）电源检查：①插电源插座时，应检查当前电压是否与仪器标识的电压一致；②为使仪器运行更稳定和更可靠，应配备稳压器；③仪器不用时应关机，并拔掉电源插头。

（6）校正：仪器在运输、搬运与使用一段时间后（1 个月左右）会导致结构件累计误差的产生，所以在出现上述情况或感觉仪器测试数据与经验值相差较大时，应对仪器进行一次波长校正和暗电流校正。

五、F96PRO荧光分光光度计（图3-15）

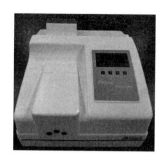

图3-15 F96PRO荧光分光光度计

1．"F96PRO 软件"安装

（1）把光盘放入光驱中，计算机会自动安装应用程序。

（2）如无自动安装，则打开 X ：\SETUP.EXE 文件，出现 SETUP 窗口后，点击"NEXT"键，键入姓名和公司名称，再次点击"NEXT"键，出现安装路径对话框。

（3）若不需要变动，应直接点击"NEXT"键；若要修改路径，点击"Browse"键。之后出现的将是项目名称对话框，默认名称是"F96PRO 荧光分光光度计软件包"，可以直接点击"NEXT"键，或更改项目名称，接着确认上述所有步骤的对话框。

（4）若要修改，按"＜ Back"键，否则直接点击"NEXT"键，计算机开始读光盘进行程序安装，直至安装完毕后，即可运行程序。

注意：所使用的光盘有序列号，必须与相同序列号的仪器连接，不能与其他序列号机器交叉使用。如交叉使用，软件将无法正常运行。

2．软件使用

（1）F96PRO 主机与计算机的连接：F96PRO 主机通过 USB 通讯电缆与计算机连接，初次连接时计算机会自动安装 USB 设备驱动，在屏幕右下方有相关提示，应在驱动安装成功后再启动 F96PRO 软件。

（2）联机操作

1）USB 电缆在仪器端和计算机端均连接，计算机处于开启状态。

2）先开启氙灯电源开关，点燃氙灯后，再开启仪器主机电源，仪器自动检测联机状态，进入联机操作状态中。

3）运行"F96PRO 软件"，软件自动检测联机状态，进入初始化工作，仪器开始自检与自校正过程。

初始化工作后，程序直接进入波长扫描工作模式界面，如图 3-16 所示。

注意：初始化时，勿将样品放入样品池内。

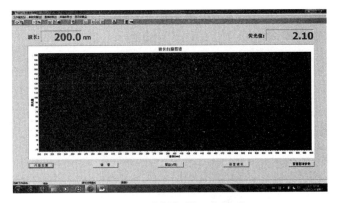

图3-16　波长扫描工作模式

4）进入相关工作模式：点击图3-16中菜单栏"工作模式"，可在"波长扫描""时间扫描""定量分析"3种工作模式间切换，如图3-17所示。

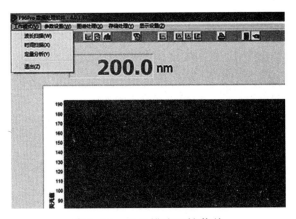

图3-17　工作模式下拉菜单

5）使用完毕后，联机状态下关机的正确顺序为先关闭联机软件，再关闭仪器主机电源。

注意：如果在联机状态下先关闭主机电源，联机软件将出现通讯故障，这时需启用任务管理器将F96pc.exe进程结束，方可再次联机正常工作。

（3）波长扫描界面：波长扫描是指在选定的激发光源（即激发光波长）条件下，测量荧光强度随荧光发射波长的变化，即测绘样品组分的荧光光谱图。

它可用于荧光定量分析研究时确定荧光发射的波长，也可用于研究荧光分子在溶液中的荧光发射行为。

波长扫描工作模式的界面见图3-16。

（4）时间扫描界面：时间扫描是指在选定的激发光源（即激发光波长）条件下，用作观察样品组分在某一荧光发射波长时的荧光强度随时间的变化情况。

它可用于荧光的动力学分析测量，建立荧光定量分析的实验研究条件，也可用于仪器漂移和噪声测量。

时间扫描工作模式的界面见图3-18。

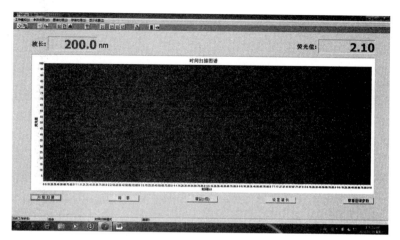

图3-18 时间扫描工作模式

时间扫描与波长扫描不同之处在于横坐标是以时间为单位进行扫描，在"参数设置""图谱处理""存储处理"等功能及操作，其要求与波长扫描是一样的。

（5）定量分析界面：定量分析是指在选定的激发光源（即激发光波长）和荧光发射波长的条件下，通过测量待测组分（浓度 C）的荧光发射强度（F），由公式 F＝KC，求得待测组分的浓度。式中 K 为与测试条件有关的常数，它可在同一测试条件下，由测量待测组分的一个标准溶液的荧光发射强度计算得到；也可用多个标准溶液的荧光发射强度，经线性拟合或图解得到。它可用于测定溶液试样中具有荧光发射组分的含量。

定量分析工作模式的界面见图 3-19。

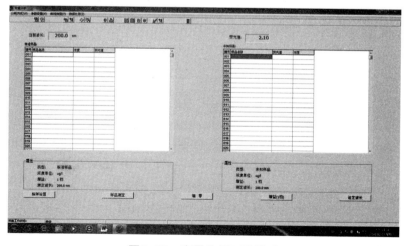

图3-19 定量分析工作模式

3．波长扫描

（1）波长扫描工作模式的界面：仪器通过初始化后直接进入波长扫描界面。屏幕上方第一栏为菜单栏，第二栏有 15 个"图标快捷键"，屏幕上有波长、荧光值显示窗，以及荧光值与波长的坐标图。屏幕下方有 5 个"快捷键"。"快捷键"如图 3-20、图 3-21 所示。

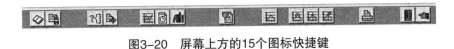

图3-20　屏幕上方的15个图标快捷键

从左至右依次为："读入图谱"键，指打开以前保存的图谱。"存储图谱"键，指保存当前图谱。"图谱传输"键，指图谱在通道间的传输。"图谱参数传送"键，将当前通道的图谱参数传送到其他通道。"波长扫描"键，指将当前工作模式切换到波长扫描模式。"时间扫描"键，指将当前工作模式切换到时间扫描模式。"定量分析"键，指将当前工作模式切换到定量分析模式。"参数设置"键，指设置扫描参数。"恢复原图谱"键，指将当前通道图谱还原到最初状态。"图谱平滑"键，指对图谱数据做平均值运算，使图谱更加光滑。"峰谷检测"键，指用于对图谱进行峰谷值的检测。"峰谷点数据显示"键，指显示峰谷检测后图谱中峰和谷的值。"打印输出"键，指将图谱和数据打印输出。"退出"，指关闭 F96PRO 软件。"定波长打印"键，指选择自己需要的波长点进行打印输出。

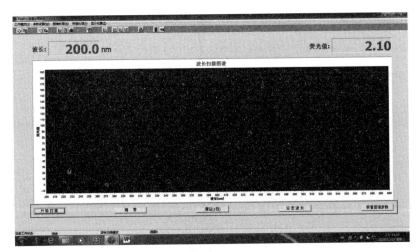

图3-21　屏幕下方的5个快捷键

"开始扫描"键是启动键。点击后，开始按所设置参数扫描图谱。"调零"键为当前值调零，作用是扣除本底。"增益（1档）"键为增益调整，在弹出窗口中选择合适增益档位（1～17），再点确定即可。"设定波长"键是用于调节当前波长。主机自动将当前波长移至所设定波长。"图谱参数察看"键是察看当前波长扫描参数。

（2）波长扫描操作：波长扫描可获得荧光光谱，并由荧光光谱确定定量分析的荧光测量波长。

1）参数设置：点击图3-17的"参数设置"，进入"波长扫描参数设置"界面，见图3-22至图3-24。

注意：仪器通过初始化后，便直接进入波长扫描界面。在扫描操作前，须先进行扫描参数的设置。

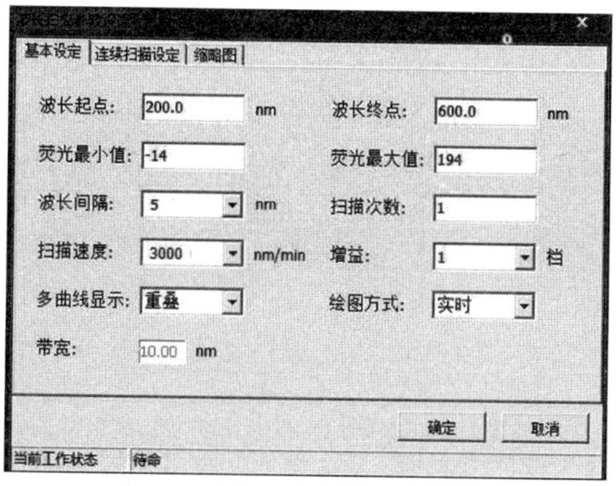

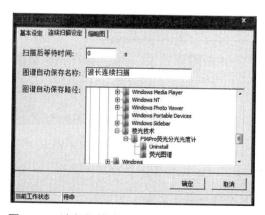

图3-22　波长扫描参数设置－基本设定页

"波长起点"指波长扫描起点。"波长终点"指波长扫描结束点。"荧光最小值"指扫描图谱 Y 轴坐标显示的最小值。"荧光最大值"指扫描图谱 Y 轴坐标显示的最大值。"波长间隔"指波长扫描数据间隔。"扫描次数"指波长扫描重复次数。"扫描速度"可下拉选择扫描速度，其数值跟随波长间隔变化自动调整。"增益"指可选择波长扫描增益档位。"多曲线显示"指多曲线显示于窗口中的处理方式，重叠为多条图谱同时显示，覆盖为将前次扫描结果覆盖。"绘图方式"可下拉选择扫描绘图方式，实时为获得数据即显示数据，批量为全谱扫描完后再显示全谱数据。"狭缝宽度"指发射单色器带宽，为 10nm，不可修改。

图3-23　波长扫描参数设置－连续扫描设定页

"扫描后等待时间"指重复波长扫描的时间间隔。"图谱自动保存名称"指重复波长扫描中自动保存图谱的名称，自动保存时软件自动在该名称后加入时间标记，以区分不同图谱。"图谱自动保存路径"指用于指定自动保存的图谱路径。"预扫描"指按照"波长扫描参数设置－基本设定页"设定的参数执行快速扫描，获取图谱缩略图，并自动设置合适的 Y 轴坐标范围。

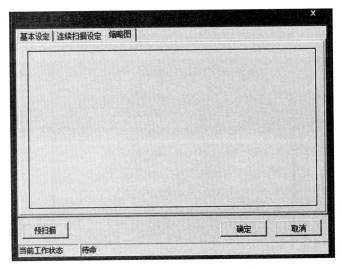

图3-24　波长扫描参数设置－缩略图页

2）图谱处理：点击图 3-17 的"图谱处理"，下拉子菜单，见图 3-25。

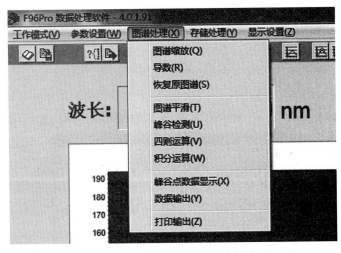

图3-25　图谱处理下拉子菜单

"图谱缩放"指对图谱实行缩放。点击此项后只需输入新的图谱标尺数据。也可直接用鼠标拖曳屏幕上的图谱进行放大处理。方法是：从图谱的左上角至右下角的方向进行拖曳。若要把放大的图谱恢复，则可反方向拖曳。"导数"指对图谱进行求导。进行图谱的 1 ～ 4 阶导数处理，求导间隔的设置必须是采样间隔值的 2 倍。"恢复原图谱"指把图谱还原到原始状态。"图谱平滑"指对图谱的各点做平均值运算，使图谱更加光滑。"峰谷检测"指对图谱进行峰谷值的检测。点击此项后，出现"输入灵敏度"对话框，输入一个"输入灵敏度"的限值，为有效的峰谷值，大于限值的峰能检出。再点击子菜单中"峰谷点数据显示"，可以显示出峰和谷的值大小。"四则运算"指对单个通道与常数间的运算，也可作通道间的四则运算。点击后会进入"通用四则运算"界面，见图 3-26。"积分运算"可得到所设置波长范围内荧光的积分值。"峰谷点数据显示"指可显示图谱的峰谷数据。"数据输出"指图谱用数据形式输出，有离散和连续两种方式。离散数据输出：在列表框中，通过 Ctrl 键或 Shift 键与鼠标组合选取所需查看数据的波长值。连续数据输出：输入所需查看数据的波长范围。其值也可打印。"打印输出"指将图谱打印输出。

注意：在打印前应先确认打印机安装的情况。

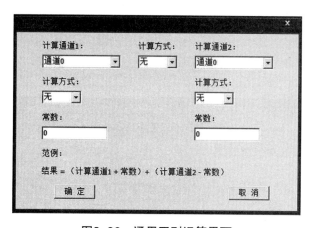

图3-26 通用四则运算界面

3）存储处理：点击图 3-17 的"存储处理"，下拉子菜单，如图 3-27 所示。

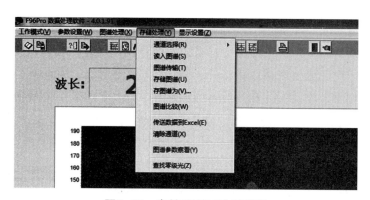

图3-27 存储处理下拉子菜单

"通道选择"指程序最多可以分别打开 10 个波长扫描或时间扫描的存储窗口供用户使用。注意：10 个通道不能同时运行，只能运行当前通道。定量分析、时间扫描和波长扫描共用 10 个通道。"读入图谱"指该图谱将在当前的通道中显示，鼠标指针放在波长扫描窗口上按右键即可见当前的通道号。"图谱传输"指把一个通道的图谱复制到另一个通道中。"存储图谱"指将所选图谱及所取文件名保存至硬盘中。"存图谱为"指图谱另存为另一个文件名。"图谱比较"指对不同通道的图谱进行比较。先点击"0 号通道"，再按住 Ctrl 键，点击"1 号通道"，这时"0 号通道"和"1 号通道"都变成了深蓝色，然后按确定键即可进行比较。"传送数据到 Excel"指将图谱数据传送到 Excel 表格中。"清除通道"指清除当前通道上的图谱。"图谱参数察看"指显示出当前通道所显示的图谱的参数。"查找零级光"指仪器利用光栅零级光进行发射单色器的波长校正。

4）显示设置：点击图 3-17 的"显示设置"，下拉子菜单，见图 3-28。

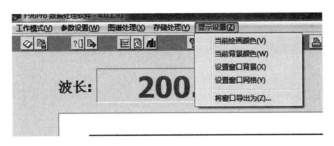

图3-28　显示设置下拉子菜单

"当前绘画颜色"可改变当前图谱颜色。"当前背景颜色"可改变工作窗口的背景颜色。"设置窗口背景"可改变扫描窗口的背景颜色。"设置窗口网格"可改变扫描窗口的网格类型。"将窗口导出为"可将当前图谱导出为 BMP 格式，可粘贴至 WORD 文档编辑。

4. 时间扫描　略。

5. 定量分析　略。

6. 维护保养

（1）日常维护：①在日常使用中，要经常检查工作环境是否符合要求。发现工作环境不符合要求时，要及时采取措施；②仪器主机工作时，顶部散热口表面保持通风良好，附近不宜堆放物品；注意：散热口温度高，切勿触摸，以免受伤；③仪器应保持清洁，主机不使用时要加防尘罩。清洁仪器外表时，可用温水擦拭，勿使用乙醇、乙醚、丙酮等有机溶剂。勿在工作时清洁；④荧光样品池应保持清洁。

（2）光源灯的维护和更换：①仪器光源灯采用高性能氙灯，安装在专门的灯室内，须保持氙灯表面洁净；②开、关氙灯时，应严格按照操作顺序。注意：开机时，应先开氙灯电源，点燃后，再开主机电源；关机时，则先关主机电源，再关氙灯电源；③在电源电压不稳、电源容量不足或氙灯临近使用寿命极限时，常会发生触发氙灯困难；④避免氙灯在高压下反复触发；⑤仪器开启后，要确保仪器的侧部排气风扇工作正常，确保仪器顶部散热口表面保持通风良好。

7．注意事项

（1）本仪器适合在实验室环境中做分析测试。如需在现场使用，现场工作环境应基本符合实验室环境要求。

（2）如需移动本仪器至另外分析测试场所时，应在移动中使用原包装。

（3）开关仪器一定要按照操作顺序。开机时，应先开氙灯电源，点燃后，再开主机电源；关机时，则先关主机电源，再关氙灯电源。否则可能造成仪器不能正常工作。氙灯点亮后需稳定 30 分钟以上。关闭氙灯电源后，若要重新启用，应等待 60 秒以后，重新触发。

（4）当开启氙灯电源，未能触发，并连续发出"吱吱"高频声或"叭叭"打火声时，应立即关闭氙灯电源，数秒钟后重新触发。由于氙灯寿命与开关次数密切相关，应避免氙灯在高压下反复触发，尽量减少不必要的氙灯触发次数。

（5）仪器工作时，仪器左后（氙灯位置）顶部散热口表面温度很高，其周围应保持空气流通，切勿用手触摸散热口表面，以免烫伤。

（6）每次开机后，应先确认仪器侧面的排热风扇正常运转，以确保仪器正常工作。如发现排热风扇有故障，应停机检修。

（7）为保护光电倍增管，当仪器增益较高（＞6）时，勿使强光进入样品室内。在进行未知浓度试样测试时，仪器增益应从低位向高位（1～17）逐步设置。

（8）调整增益后，应检查原设定的荧光零位，并注意重新调零。

（9）当（仅当）操作者错误操作或其他干扰引起计算机或仪器出错时，应立即关闭主机开关，当计算机软件无法正常操作时（如死机），应启动任务管理器结束"F96pc.exe"进程，重新启动软件和仪器。

（10）单色器内用螺丝紧固处不得松动，光学器件和仪器运行环境需保持清洁。

（11）开盖检视仪器时，一定要切断电源。特别是在卸下仪器上盖时，仪器底座左后方有高压电器部件，切勿带电接触。

六、PL-200热刺痛仪（图3-29）

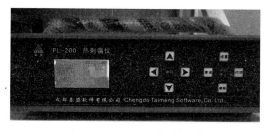

图3-29　PL-200热刺痛仪

1．工作原理　高热能瞬时发热卤素灯作刺激热源，通过高透热玻璃照射到大 / 小鼠后肢足底中心处皮肤。当照射一定时间后，大 / 小鼠迅速抬起后肢，位于透热中心处的光纤传感器精确探测到该离开动作，仪器自动记录开始照射到抬腿动作的时间间隔（即痛阈潜伏期）。

2．操作界面

（1）开始主界面：开机后进入开始主界面，仪器处于 READY 状态，如图 3-30 所示。屏幕显示日期、时间等选项的参数值，在此状态下可直接按【开始 / 停止】键开始实验；也可先按【设置】键进入设置界面，对各项实验参数进行调节设定，同样也可按【查询】键及【打印】键分别进入查询和打印界面进行相应的操作。

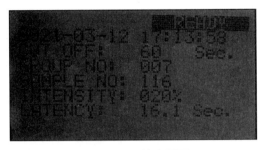

图3-30　开始主界面

（2）设置界面：在 SETTING 状态下，按【◄ ►】键可以进行日期、时间、组别光强及停止时间设置项的选择，按【▲ ▼】键可以对所选设置项进行具体的调节修改，其中光强的调节范围为 5% ～ 100%，如图 3-31 所示。调节完毕后按【确认】键完成设置，仪器随即进入 READY 状态。

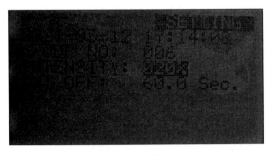

图3-31　设置界面

（3）运行界面：当各项实验参数设置完毕，便可开始实验。打开控制面板上的【开始 / 停止】键或直接按下控制桶上的开始按钮，仪器即进入 RUNNING 状态，活动时间以 0.1 秒累加。实验结束，仪器自动停止时间记录，并转入 READY 状态显示该条实验记录，如图 3-32 所示。

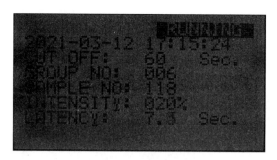

图3-32　运行界面

（4）查询界面：按下【查询】键即进入查询界面，如图 3-33 所示。通过【▲ ▼】键，对实验记录实现查询功能。该状态下也可直接转入删除状态，按下【删除】键即进入删除界面。查询完毕继续按【查询】键即可返回 READY 主界面。

图3-33　查询界面

（5）删除界面：通过查询界面操作将记录定位于无效记录，按下【删除】键即进入删除界面，按【▲ ▼】键选择删除当前记录、全部记录或取消操作，按【确认】键即完成删除操作，如图 3-34 所示。实验过程中及时发现的无效记录也可直接在 READY 状态下，按下【删除】键进行删除当前记录操作。删除完毕即返回 READY 主界面。

图3-34　删除界面

（6）打印界面：在 RECALL 状态或 READY 状态下，按【打印】键即进入打印界面，通过【▲ ▼】键，选择打印当前记录、打印所有记录或取消操作，按【确认】键，完成打印操作，如图 3-35 所示。打印完毕即返回 READY 主界面。

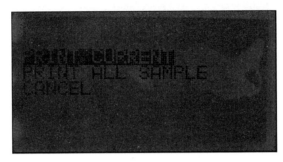

图3-35　打印界面

注：热源辐射器上手柄左右侧按钮同样具有【启/停】键功能。

3. 使用方法

（1）预热：接上主机电源，开机后，按【开始】键点亮灯，预热 5 分钟后即可开始实验。

（2）把实验大鼠 / 小鼠放入实验平台上的鼠盒内，在控制主机上设置实验参数，例如组别、实验停止时间、光照强度等。

（3）参数设置完毕，待动物处于安静状态后，移动热源辐射器，使其中心刺激光源处于大 / 小鼠后肢足底中心正下方。按热源辐射器上启动按钮（或按主机控制箱上的"开始"按键）开始实验，此时辐射器内的灯被点亮，透过红外玻璃发热，实验计时开始。

（4）当实验大鼠 / 小鼠的足趾被光热刺痛时，实验动物会迅速抬起足趾并躲开热源，仪器自行侦测到该动作，停止辐射，实验计时自动停止，该次实验结束。

（5）一组动物实验完毕后，设置下一组的组别继续实验，当所有动物实验完毕后，可将所得全部实验数据通过数据线导入电脑中进行数据分析，也可采用打印全部数据的操作方式将数据打印出而保留原始数据。

4. 注意事项

（1）如果实验大鼠足趾部位对光热刺痛不敏感，则实验进行到设置的停止时间时，光照会自动停止，停止时间设置主要是为了防止动物被灼伤。

（2）实验过程中，由于动物的非刺激性抬脚而记录的数据属于实验中的无效数据，在出现该情况下，应及时将其删除以免造成无效数据的存储而浪费有效记录空间。

（3）在不同光强下要注意调整照射停止时间以免动物被灼伤，应根据实验具体要求进行预试验自行设置合适的光强，并根据光强灵活设置相应的照射停止时间。

七、PV-200型足趾容积测量仪

PV-200 型足趾容积测量仪是通过测量鼠类足趾致炎肿胀后消肿过程中的体积改变来评价抗炎药物疗效，亦可用于解热抗炎类药物的药理研究以及药物产生致炎不良反应的检测（图 3-36）。

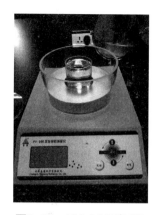

图3-36　PV-200型足趾容积测量仪

1．特点

（1）对使用介质无特殊要求，清水即可。

（2）容积读出时间迅速，达到秒级标准。

（3）可根据需要灵活调整摆放观察镜位置方便实验观察。

（4）断电保存数据历史记录，方便复查。

（5）操作简单，观察直观，清洁及维护方便易行。

2．使用方法

（1）预热：相关设备连线连接仪器，打开仪器开关按钮，预热 15 分钟。

（2）仪器设置：开机后仪器开始自检，并进行 5 秒倒计时，在此期间按下【确定】键，倒计时完成后即可进入参数设置状态。设置日期及时间。按【确定】键移动光标，按"∧∨"键修改数字。

（3）开始实验：①将测量烧杯装满 120mL 左右清水，并放在工作面上；②选择【新建实验组】选项，按【确定】键进入动物数设置页面。按"∧∨"键设置动物数；③设置完毕后按【确定】键，测量前按踏板清零；④提示"正在测量"时，可将大鼠的足趾画线处以下浸入测量烧杯的清水中。待提示"按脚踏开关确认数据"时，即按压踏板，读数。根据提示再按压踏板清零进行下一只测量。参考图 3-37。

（4）查看和打印数据：点击"查看历史数据"选项并按【确定】键。进入后可按"∧∨"键。可查看实验动物数以及实验日期等。在查询页面按下【打印】键，即可打印当前组的实验数据。如果按【确定】键，就可以查看该组每一只动物的具体实验数据，按"∧∨"键，翻动实验动物编号。按【取消】键即可返回上一页，即查询实验组。再按【取消】键就退回到【新建实验组】和【查看历史数据】菜单。

（5）清空历史数据：开机前长按【取消】键不放，打开电源开关，系统进入自检界面，待系统自检完毕界面转换进入工作界面即可松开按键，此时系统内存留的历史数据即全部清空。

3．注意事项

（1）该设备避免受到碰撞，工作台的工作环境避免较大的振

重建实验组
查看历史数据

设置本组动物数
005

放入动物前应先踏脚踏
开关清零

2020-12-05 00:00:00
第005组　第001只
正在测量

2020-12-05 00:00:00
第005组　第001只
按脚踏开关确认数据

本次测量体积1.80ml
移除动物后，按脚踏开
关，开始下一次测量

图3-37　仪器操作过程

动及电源干扰，无腐蚀性气体及液体。

（2）使用时必须小心轻放物件，避免超过工作台的最大称量范围。

（3）使用中性清洗液清洁并及时擦干，保持仪器干燥。

（4）实验结束后应拔掉电源插头，放在通风干燥、没有腐蚀性气体的环境中。

八、Powerlab数据采集分析系统

Powerlab 系统是一个实验数据采集和分析系统，由主机、前置放大器、传感器及其附件组成。可采集生物电、压力、张力等多种生物信号并予以分析。

1. 仪器的连接

（1）连接记录仪的电源线，用 USB 连接线连接记录仪和安装有 LabChart 软件的电脑。

注意：在一台电脑上初次使用记录仪时，要先把记录仪连接到电脑，并打开记录仪电源，然后再安装 LabChart 软件，以防止电脑找不到记录仪的驱动程序。

（2）如使用 ADInstruments 生产的信号调节设备，用 I2C 线连接记录仪和信号调节设备（放大器等）。

（3）用 BNC 连接线连接信号调节设备的信号输出端到记录仪的信号输入端。

（4）确认连接正确：打开记录仪电源开关。然后打开 LabChart 软件（记录模式要先开记录仪电源，再打开 Chart 软件）。软件运行后，各个信号调节设备灯会点亮，且对应的软件记录通道中，软件会识别出连接的放大器（通道下拉菜单第二行会显示对应放大器的类型），如果信号调节设备灯不亮，而且对应软件通道的通道下拉菜单第二行依然显示的是 Input Amp，则需要确认 I2C 线及 BNC 线是否连接正确。

2. 设置软件参数　在软件中设置通道数量、采样速率、量程、通道名称、显示特性等内容。通过 Setup ＞ Channel Settings 打开通道设置窗口，如图 3-38 所示。

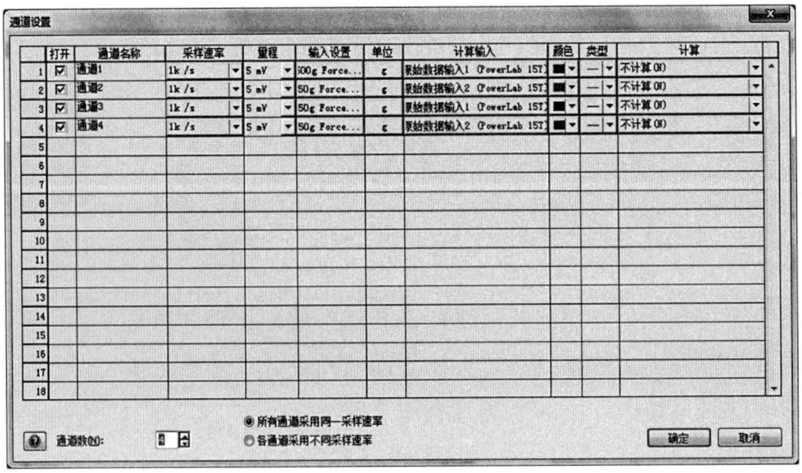

图3-38　通道设置窗口

（1）选择通道数量：Chart 软件通道设置窗口中默认通道数与数据采集器一致，使用者可根据需要勾选相应的复选框，也可以在左下角的 Number of Channels 中直接输入需要的通道数量。

（2）选择通道采样速率：大鼠心电血压常用信号采样速率为 1K/s，可在图 3-38 通道设置窗口对应的采样速率中修改，也可在 Chart 视图中每个通道的右栏点击下拉箭头修改，如图 3-39 所示。

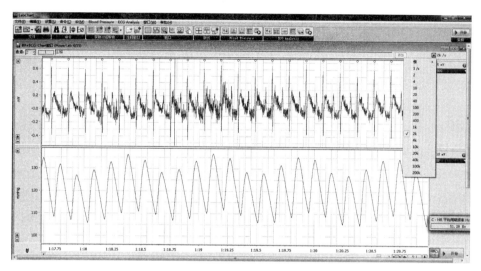

图3-39　通道采样速率选择窗口

（3）选择通道量程：使用不同的放大器，软件中对应通道的可选量程会有不同的选择。更改量程可在图 3-38 通道设置窗口对应的量程中修改，也可在 Chart 视图中每个通道的右栏点击下拉箭头修改，如图 3-40 所示。例如：心电选择量程 5mV。

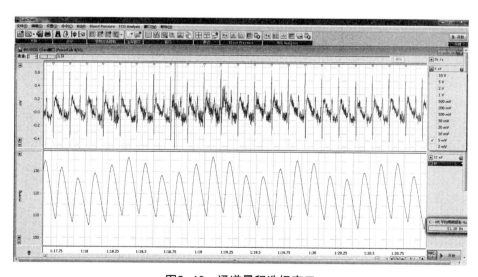

图3-40　通道量程选择窗口

（4）重命名通道：可以在 Channel Settings 窗口中设置，也可以在 Chart 视图中每个通道的右栏设置。

（5）设置数据曲线显示颜色：不同的通道数据用不同的颜色显示，如想更改通道显示色彩，可以在 Color 中设置数据曲线的颜色，也可以在 Chart 视图中每个通道的右栏设置。

（6）显示特性：Setup > Display Settings 中可选择时间模式、Scope 窗口、网格线、常规、采样等，如图 3-41 所示。

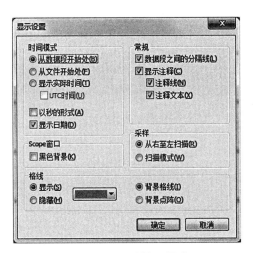

图3-41 显示特性设置窗口

（7）滤波：在 Lab Chart 软件中，在每个通道的通道功能下拉菜单中可以找到"输入放大（input amplifier）"选项，如图 3-42 所示。

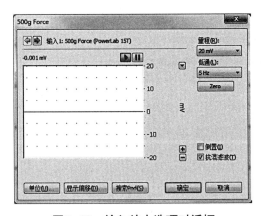

图3-42 输入放大选项对话框

滤波的种类及作用：①电源滤波器（mains filter）：去除实验室内 50Hz 交流电（我国市电频率）带来的干扰；②交流耦合（AC Couple）：滤除低频信号和直流成分。高通频率为 0.1 ~ 0.5Hz，主要用于消除基线漂移；③低通滤波（low pass）：滤去比设定频率高的频段，保留比设定频率低的频段。这项功能主要用于消除信号噪音；④高通滤波（high pass）：与低通滤波相反，高通滤波是把信号频谱中低于截止频率的部分滤掉，高于截止频率的部分保留，多用于消除基线漂移；⑤其他：陷波滤波、窄带通滤波、带通滤波、带阻滤波。

（8）时间轴和信号幅度轴的调整：点击图 3-43 中所示图标①，时间轴会压缩，最大的压缩比例为 20K ∶ 1；点击图 3-43 中所示图标②，时间轴会扩展，最大扩展比例为 1 ∶ 1。如图 3-43 所示。

Y 轴：Y 轴的坐标显示由量程决定，随量程的变化而变化。纵坐标的单位默认为标准电压值 V、mV 等，张力、压力等属于非电信号，需要进行单位转换。在单位转换后会显示 mmHg、N、g 等物理单位。

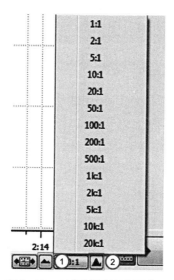

图3-43 时间轴调整设置窗口

（9）单位转换（两点定标）：单位转换是把记录仪记录到的实际电压数值转换为有意义的单位，如 mmHg、g、N、℃、% 等，或者转换为与实际电压数值成一定比例的电压数值。

具体方法：首先在 Chart 视图中选择一段要转换的数据，然后打开通道下拉菜单中的单位转换（units conversion），在单位转换窗口里的数据中选择一段数据，点击"点1（Point 1）"后面的箭头，"点 1"所在行的右边窗口中会自动显示所选择数据的平均值（如果选择的是一个点，则显示的是该数据点的值）。然后，在"点 1"所在行的右边窗口输入对应的实验数值。对于"点 2（Point 2）"，使用同样的方法操作。然后在窗口右上方的单位下拉菜单中选择要转换的单位，比如 g。最后，在窗口右上方确认单位转换的状态是"打开"（on），完成单位转换，如图 3-44 所示。

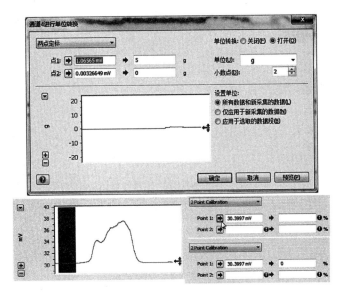

图3-44 单位转换（两点定标）设置窗口

例如：压力定标：①连接好仪器，传感器连接到放大器上，传感器通大气，并平放在实验桌上，打开通道下拉菜单，选择桥式放大器（Bridge Amp），在弹出的对话框中点击 Zero，对桥式放大器进行调零，调零后，并记录一段数据；②用血压计的球囊或者空的注射器向传感器打压，比如 100mmHg，并记录一段数据；③用 Chart 软件下拉菜单中的单位转换进行两点定标。

（10）注释：在记录数据的同时可以添加注释，注释会按照添加的顺序自动编号，在 Chart 窗口的最上方就是注释工具条。在空白处输入注释内容（例如药物品称、剂量等），然后点击"添加（Add）"按钮或者直接回车即可。

九、LabChart软件数据分析方法

1. 血压信号数据提取分析方法

（1）在所记录到的血压信号中选中一段，点击"blood pressure ＞ setting"进行参数设置，如图 3-45 所示。

Data source（Channel）：选择记录血压数据的通道，如图为第一通道，Ch1：血压；Offline analysis（Whole channel/Selection）：选择 Whole channel 表示分析该通道采集到的所有数据；选择 Selection 表示仅分析所选择的一段数据，此处应选择 Selection；Pressure signal（Ventricular /Arterial）：Ventricular 表示心室压；Arterial 表示动脉压，本例所测血压为家兔颈总动脉压，故选 Arterial；Cycle detection（Mnimum peak height：__mmHg）：输入最小峰高，确保仪器可识别各血压的最低峰值，且不识别杂峰（设置后会在该峰上面出现绿点，一般设置为20），表示所选数据恰当，既无缺失，也无错误数据引入。设置完成点击 OK。

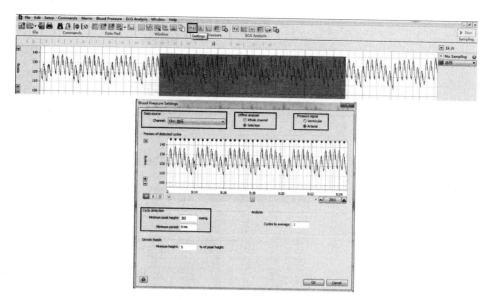

图3-45 血压分析参数设置

（2）设置完成后点击"blood pressure > Analysis view"可看到图示的 diastolic pressure（舒张压）和 systolic pressure（收缩压），如图 3-46 所示。

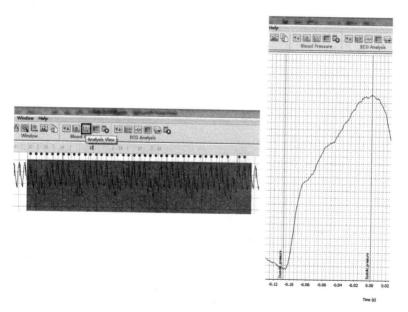

图3-46 血压图示结果呈现

（3）点击"blood pressure > Table view"读取与血压相关的数值。默认条件下所有的数值均显示，如图 3-47 所示；我们可通过点击"Options > Table View Option"对话框选择我们想要的指标，如收缩压、舒张压、脉压差等，如图 3-48 所示。

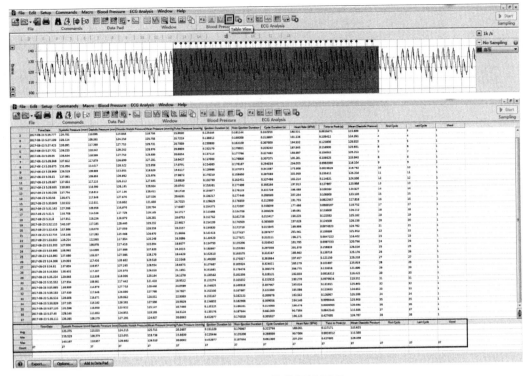

图3-47　血压的数据板显示

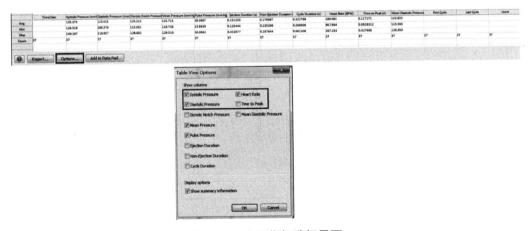

图3-48　血压指标选择界面

（4）点击"Add to Data Pad"，则将数据加入数据板，点击工具栏的"Data pad view"可查看，如图 3-49 所示。

2. 心电信号数据提取分析方法

（1）在所记录到的心电信号中选中一段，点击"ECG analysis ＞ setting"进行参数设置，如图 3-50 所示。

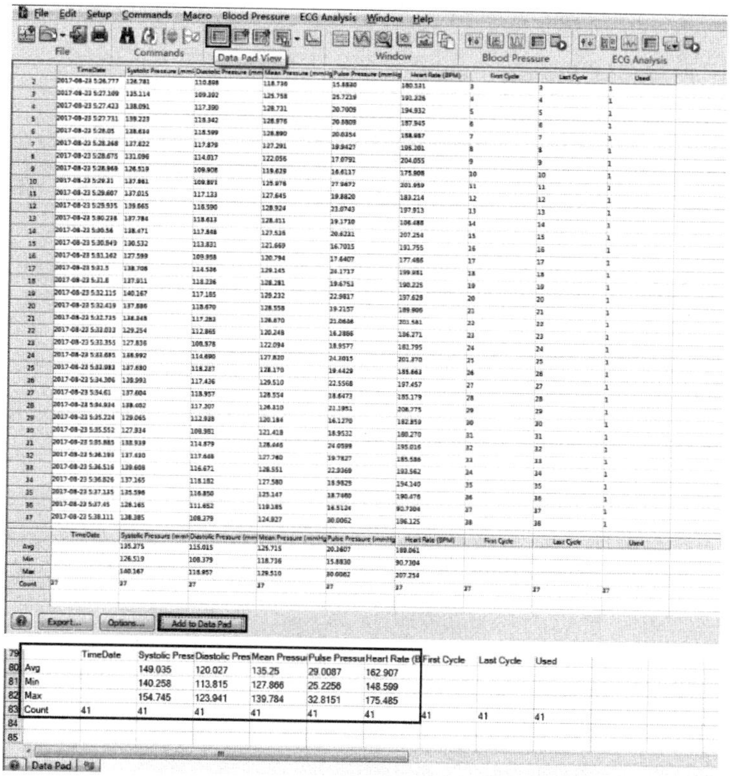

图3-49 将血压数据呈现至数据板的操作界面

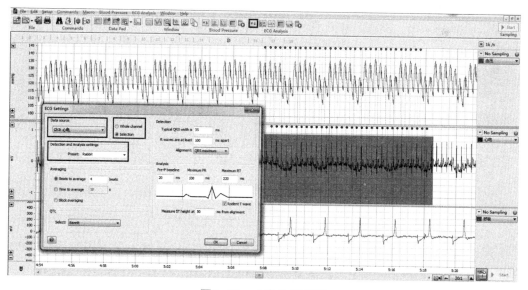

图3-50 心电参数设置

Data source：表示数据来源，哪个通道所采集的是心电数据，如图 3-50 中 3 通道采集数据为心电，则按下拉菜单选择 Ch3：心电（ECG）；Whole channel/Selection：选择 Selection 表示仅分析所选择的一段数据；Detection and Analysis settings：本实验的实验动物为家兔，所以选择 Preset：Rabbit。

（2）设置完成后点击"ECG analysis ＞ ECG averaging view"可看到图示的一个完整心电波形图，软件会自动标注心电图各波段，如标注与图示有偏差，可手动进行略微调整，如图3-51 所示。

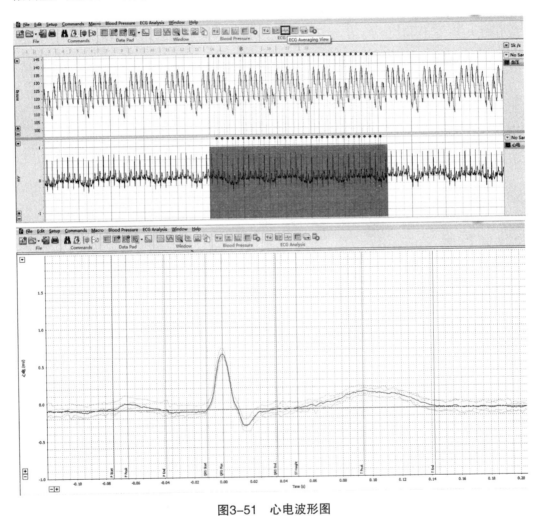

图3-51　心电波形图

（3）点击"ECG analysis ＞ ECG table view"可读取相应的数据，默认条件下所有的数值均显示，如图3-52 所示；点击左下角的"options ＞ Table View Option"对话框，可以选择想要得到的指标数值，如图3-53 所示。

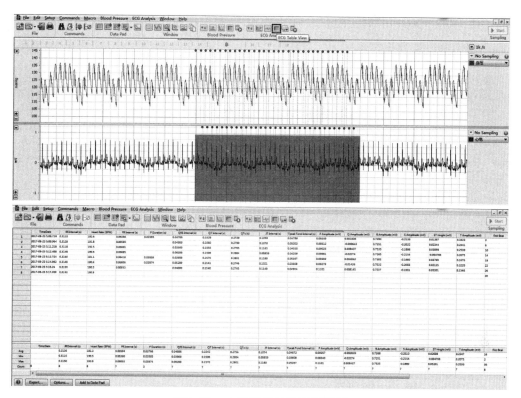

图3-52　心电数据的数据板显示

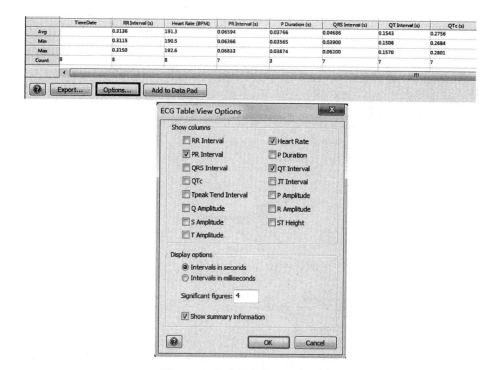

图3-53　心电数据指标选择界面

（4）点击"Add to Data Pad"，则将数据加入数据板，点击工具栏的"Data pad view"可查看，如图3-54所示。

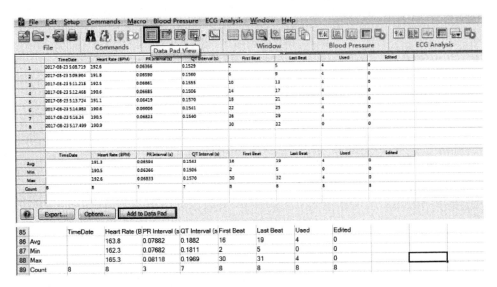

图3-54　心电数据呈现至数据板的操作界面

3. 离体平滑肌信号记录分析

（1）点击快捷工具栏中的"Data Pad View（数据板视图）"按钮。

（2）设置数据板参数：点击实验相对应的通道列标（A/B/C），在弹出的"数据板第A列设置（Data Pad Column Setup dialog）"窗口中选择要计算的参数类型，左边选择"统计（Statistics）"，菜单右侧选择"最大值（Maximum Value）"（收缩反应选择最大值，舒张反应应选择最小值），如图3-55所示。

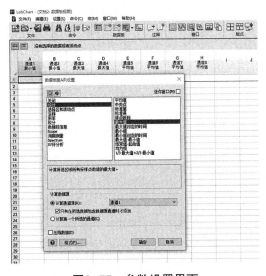

图3-55　参数设置界面

（3）在 Chart 视图中选择一段要计算的数据，如图 3-56 所示。

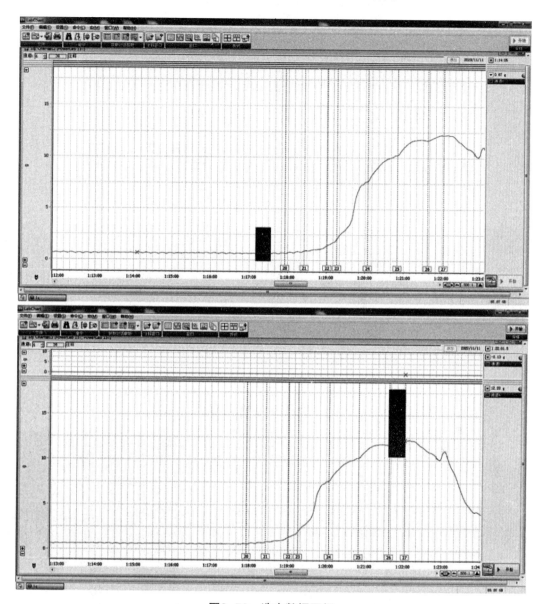

图3-56 选中数据区间

（4）点击快捷工具栏"Add to Data Pad"按钮。

（5）打开快捷工具栏中"Data Pad View（数据板视图）"，读取相应通道数值，如图 3-57 所示。本实验中我们仅关注通道 2 中张力的最大值。

LabChart

文件(F)　编辑(E)　设置(S)　命令(C)　宏(M)　窗口(W)　帮助(H)

文件　　　　　命令　　　　　　数据板　　　　　注释　　　　　窗口

2013-3-8-A1-4: Chart视图 (PowerLab 15T)

2013-3-8-A1-4: 数据板视图

从t=6:50:40到t=6:51:36共56,000个点

	A 通道1 最小值 g	B 通道2 最小值 g	C 通道3 最大值 g	D 通道4 最大值 g	E 通道5 平均值 g	F 通道6 平均值 g	G 通道7 平均值 g	H 通道8 平均值 g
1		0.6802						
2	通道1	通道2	通道3	通道4	通道5	通道6	通道7	通道8
3	最大值	最大值	最大值	最大值	平均值	平均值	平均值	平均值
4	g	g	g	g	g	g	g	g
5								
6								
7								
8								
9	1.3333							
10	2.3105							
11		0.7876						
12		1.8484						
13			1.0549					
14			1.0868					
15			1.075					
16			1.2352					
17			1.5411					
18			1.7061					

图3-57　数据的读取界面

十、聚合酶链式反应仪（PCR仪）（图3-58）

聚合酶链式反应（polymerase chain reaction，PCR）是一种用于放大扩增特定的 DNA 片段的分子生物学技术，它可看作是生物体外的特殊 DNA 复制，PCR 的最大特点是能将微量的 DNA 大幅扩增。因此，无论是化石中的古生物、历史人物的残骸，还是几十年前凶杀案中凶手所遗留的毛发、皮肤或血液，只要能分离出极微量的 DNA，就能用 PCR 加以放大而进行比对分析。

DNA 的半保留复制是生物进化和传代的重要途径。双链 DNA 在多种酶的作用下可以变性解旋成单链，在 DNA 聚合酶的参与下，根据碱基互补配对原则复制成同样的两分子拷贝。在实验中发现，DNA 在高温时发生变性解链，当温度降低后又可以复性成为双链。因此，通

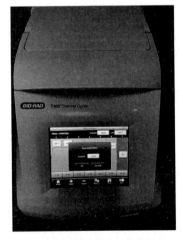

图3-58　聚合酶链式反应仪

过温度变化控制 DNA 的变性和复性，加入设计引物、DNA 聚合酶、dNTP 就可以完成特定基因的体外复制。但是，早期应用的 DNA 聚合酶在高温时会失活，因此，每次循环都得加入新的 DNA 聚合酶，不仅操作烦琐，而且价格昂贵，制约了 PCR 技术的应

用和发展。

耐热 DNA 聚合酶 -Taq 酶的发现对于 PCR 的应用有里程碑的意义，该酶可以耐受 90℃以上的高温而不失活，不需要每个循环加酶，使 PCR 技术变得非常简捷，同时也大大降低了成本，PCR 技术得以大量应用，并逐步应用于临床。

PCR 仪实际就是一个温控设备，能在变性温度（DNA 在高温时变性会变成单链，一般设为 95℃）、复性温度（引物与单链按碱基互补配对的原则结合，一般为 50～60℃）、延伸温度（DNA 聚合酶最适反应温度，一般设为 72℃）之间很好地进行控制。

1. PCR 原理　PCR 技术的基本原理类似于 DNA 的天然复制过程，其特异性依赖于与靶序列两端互补的寡核苷酸引物。PCR 由变性 - 退火 - 延伸三个基本反应步骤构成：①模板 DNA 的变性：模板 DNA 加热至 95℃左右一定时间后，使模板 DNA 双链或经 PCR 扩增形成的双链 DNA 解离，使之成为单链，以便它与引物结合，为下轮反应做准备；②模板 DNA 与引物的退火（复性）：模板 DNA 加热变性成单链后，温度降至 55℃左右，引物与模板 DNA 单链的互补序列配对结合；③引物的延伸：DNA 模板 - 引物结合物在 72℃、DNA 聚合酶（如 Taq DNA 聚合酶）的作用下，以 dNTP 为反应原料，靶序列为模板，按碱基互补配对原理，合成一条新的与模板 DNA 链互补的半保留复制链。重复循环变性 - 退火 - 延伸过程就可获得更多的"半保留复制链"，而且这种新链又可成为下次循环的模板。每完成一个循环需 2～4 分钟，2～3 小时就能将待扩增的目的基因扩增放大几百万倍。

2. PCR 反应体系　PCR 反应 5 要素：引物（PCR 引物为 DNA 片段，细胞内 DNA 复制的引物为一段 RNA 链）、酶、dNTP、模板和缓冲液（其中需要 Mg^{2+}）。常见的 PCR 反应体系如表 3-1 所示。

表3-1　PCR反应体系各组分表

类别	加入量
10× 扩增缓冲液	10μL
4 种 dNTP 混合物（终浓度）	各 100～250μmol/L
引物（终浓度）	各 5～20μmol/L
模板 DNA	0.1～2μg
Taq DNA 聚合酶	5～10U
Mg^{2+}（终浓度）	1～3mmol/L
蒸馏水	补至 100μL

其中 dNTP、引物、模板 DNA、Taq DNA 聚合酶以及 Mg^{2+} 的加量（或浓度）可根据实验进行调整。

模板即扩增用的 DNA，有两个原则，第一纯度必须较高，第二浓度不能太高以免抑制。

引物有多种设计方法，由 PCR 的目的决定，但基本原则相同。PCR 常用的酶主要有两种：Taq 和 Pfu，分别来自两种不同的嗜热菌。其中 Taq 扩增效率高但易发生错配。Pfu 扩增长片段能力较差但有校对功能。实际使用时应根据需要做不同的选择。

缓冲液的成分最为复杂，除水外一般包括 4 个有效成分：缓冲体系，一般使用 HEPES 或 MOPS 缓冲体系；一价阳离子，一般采用钾离子，但在特殊情况下也可使用铵根离子；二价阳离子，即镁离子，根据反应体系确定，除特殊情况外不需调整；辅助成分，常见的有 DMSO、甘油等，主要用来保持酶的活性和帮助 DNA 解除缠绕结构。

3. PCR 体系

（1）模板制备：PCR 的模板可以是 DNA，也可以是 RNA。模板的取材主要依据 PCR 的扩增对象，可以是病原体标本如病毒、细菌、真菌等，也可以是病理生理标本如细胞、血液、羊水细胞等。法医学标本如血斑、精斑、毛发等。

标本处理的基本要求是除去杂质，纯化标本中的核酸。多数样品需要经过 SDS 和蛋白酶 K 处理。难以破碎的细菌，可用溶菌酶加 EDTA 处理。所得到的粗制 DNA，经酚、氯仿抽提纯化，再用乙醇沉淀后用作 PCR 反应模板。

（2）反应控制参数：PCR 反应的缓冲液提供合适的酸碱度与某些离子：镁离子，总量应比 dNTPs 的浓度高，常用 1.5mmol/L；底物，dNTP 以等摩尔浓度配制，20～200μmol/L；TaqDNA 聚合酶，2.5U/100μL；引物，一般为 0.1～0.5μmol/L。

反应温度和循环次数：变性，95℃，30 秒；退火，低于引物 Tm 值 5℃左右，一般在 50～60℃；延伸，72℃，1kb/min（10kb 内）；循环次数：一般为 25～30 次。

其中短链寡聚核苷酸 Tm 值计算可简要参考：4（G＋C）＋2（A＋T）。循环数决定 PCR 扩增的产量。模板初始浓度低，可增加循环数以便达到有效的扩增量。但循环数并不是可以无限增加的。循环数超过 30 个以后，DNA 聚合酶活性逐渐达到饱和，产物的量不再随循环数的增加而增加，出现了所谓的"平台期"。

4. 使用方法 以伯乐 T-100 PCR 仪为范例。

（1）开机（接通电源，打开仪器开关），待仪器启动完成后，设置一个新程序，如图 3-59 所示。

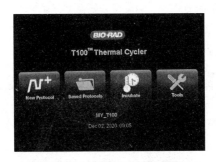

图3-59 设定程序操作界面

（2）设置预变性温度，一般为95℃，如图3-60所示。

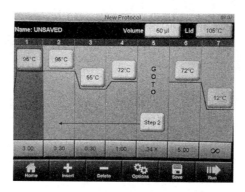

图3-60 设定预变性温度操作界面

（3）设置DNA变性温度，一般为90～95℃，如图3-61所示。

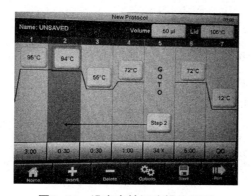

图3-61 设定变性温度操作界面

（4）设置退火温度与延伸温度，如图3-62所示。

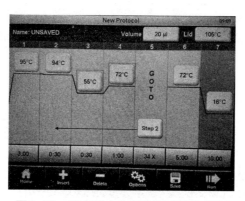

图3-62 设定退火和延伸温度操作界面

（5）设置循环数，如图3-63所示。

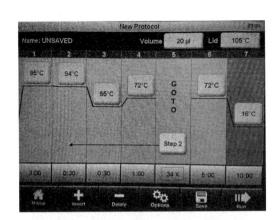

图3-63　设定循环数操作界面

（6）在 PCR 管中配置好反应体系后将反应体系置于 PCR 仪，如图 3-64 所示。

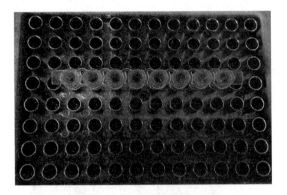

图3-64　放置位置操作界面

（7）设置反应体系体积，开始反应，如图 3-65 所示。

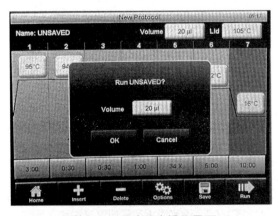

图3-65　启动反应操作界面

第二节　常用的统计分析及实现方法

一、基本概念

统计学（statistics）是通过搜索、整理、分析、描述数据等手段，以达到推断所测对象的本质，甚至预测对象未来的一门综合性科学。根据研究目的而确定的同质观察单位的全体称为总体（population）。在医学研究中，一般采取从总体中抽取部分观察单位来推断总体特征，这部分被抽取单位的集合被称为样本（sample）。为保证样本的代表性，抽样时必须遵循随机化原则。本书中我们只讨论计量资料的统计描述和分析方法。

计量资料，又称为定量资料，是测定每个观察单位的某项指标的大小而获得的资料。其变量值表现为数值大小。在研究中，对于能测量的指标，尽可能设计为定量指标以便于后期的统计学分析讨论。

误差（error）泛指测量值与真实值的差异。一般可粗略分为随机误差和系统误差。随机误差，是指由尚无法控制的因素引起的，不恒定的、随机变化的误差。随机误差是不可避免的。系统误差，是实验过程中产生的误差，其产生原因一般是可知的或可掌握的。系统误差的值往往恒定不变（如仪器本身不标准造成）或遵循一定的变化规律（如不同实验者操作上的差异）。应尽可能排除系统误差的具体来源，通过完善研究设计和技术措施来控制系统误差。在实验过程中还会出现由于研究者偶然失误而造成的误差，如抄错数字、写错单位等，严格来说，此类误差属于错误，必须消除。

概率（probability）是描述随机事件发生可能性大小的度量。简写为 P。随机事件的概率大小介于 0 和 1 之间。P 越接近 1，表示事件发生的可能性越大，P 越接近 0，表示事件发生的可能性越小（或者说，事件不发生的可能性越大）。在实际工作中，当概率不易求得时，只要观察次数足够多，可将频率作为概率的估计值。但在观察次数较少时，频率波动范围大，用于估计概率是不可靠的。统计分析中习惯上将 $P \leqslant 0.05$ 称为小概率事件，表示在一次试验中观察到该事件发生的可能性很小，可被认为基本不发生。

二、计量资料的统计描述

1. 集中趋势　统计学中常用平均数（average）来描述一组变量值的集中位置或平均水平。常用的平均数有算术平均数和中位数。在总体符合正态分布时，可采用算数平均数来代表平均水平，否则，应考虑中位数。在我们的教学实验中，随机多次重复的样本结果往往认为近似符合正态分布。

算术平均数简称均数（mean），计算公式如下：

$$\bar{x} = \frac{\sum_{i=1}^{N} X_i}{N} = \frac{X_1 + X_2 \cdots X_N}{N}$$

式中，X_1，X_2，…，X_N 为所有变量的值，N 为样本含量。

例1：为计算自己的财务支出，小明列出了自己本周的午餐费用，根据数据表 3-2，计算其平均每天的支出金额。

表3-2　小明一周的午餐费列表

	星期一	星期二	星期三	星期四	星期五	星期六	星期日
午餐费（元）	23	29	20	32	24	21	25

那么其每天午餐费用平均为：

$$\bar{x} = \frac{23+29+20+32+24+21+25}{7} \approx 25 元$$

中位数（median，M）是将所有变量值 N 从小到大排列，居于中间位置的那个数即为中位数。其计算公式为：

$$N 为奇数时：M = X_{\left(\frac{N+1}{2}\right)}$$

$$N 为偶数时：M = \frac{1}{2}\left(X_{\left(\frac{N}{2}\right)} + X_{\left(\frac{N}{2}+1\right)} \right)$$

仍以数据表 3-2 作为例子来说明中位数的计算方法。小明一周的午餐费从小到大排列为：20、21、23、24、25、29、32。居于中间的数为 24。那么小明一周午餐费的中位数 M = 24 元。

2. 离散趋势　要全面刻画一组数据的数量特征，除了上述对平均水平的指标外，还必须考虑反映数据变异程度的指标。描述数据变异大小的常用统计指标为方差和标准差。方差（variance，σ^2）和标准差（standard deviation，SD）反映一组数据的平均离散水平，标准差是方差的正平方根。常用的总体方差和样本的标准差计算公式为：

$$\sigma^2 = \frac{\sum (X-u)^2}{N}$$

$$SD = \sqrt{\frac{\sum (X-\bar{x})^2}{n-1}}$$

其中 X 表示各个变量值，N 表示总体个数，μ 为总体平均值，n 表示样本个数，$\bar{x}$ 为样本的均值。

仍以上述午餐费为例，小明一周午餐费标准差计算如下：

$$SD = \sqrt{\frac{(23-25)^2 + (29-25)^2 + (20-25)^2 + (32-25)^2 + (24-25)^2 + (25-25)^2}{7-1}}$$

$$= 4.3 \, 元$$

3. **正态分布** 是最常见的连续型分布，是指随机变量 X 的分布服从概率密度函数：

$$f(X) = \frac{1}{\sigma\sqrt{2\pi}} e^{\frac{-(X-\mu)^2}{2\sigma^2}}, \quad -\infty < X < +\infty$$

记作，$X \sim N(\mu, \sigma^2)$，其中 μ 为总体均数，σ^2 为总体方差。正态分布是许多统计方法的基础，其基本特征是：

（1）在直角坐标的 X 轴上方呈钟形曲线，两端与 X 轴永不相交；以 $X = \mu$ 为对称轴，左右完全对称。

（2）在 $X = \mu$ 处，$f(X)$ 取最大值：

$$f(\mu) = \frac{1}{\sigma\sqrt{2\pi}}$$

在 $X = \mu$ 两侧均呈现离 μ 越远，其值越小的特点。

（3）正态分布有两个参数，位置参数 μ 和形态参数 σ。若固定 σ，改变 μ 的值，曲线会沿 X 轴平移而形状不变。若固定 μ，改变 σ 的值，则曲线会保持对称轴不动而发生纵向变化。σ 越小，曲线越陡，σ 越大，曲线越平。

（4）正态分布曲线下面积有一定规律。可通过公式计算：

$$F(X) = \frac{1}{\sigma\sqrt{2\pi}} \int_{-\infty}^{X} e^{\frac{-(X-\mu)^2}{2\sigma^2}} dX$$

由上式可知：①正态分布曲线与 X 轴之间所夹面积恒等于 1；②区间 $\mu \pm \sigma$ 的面积为 68.27%，区间 $\mu \pm 1.96\sigma$ 的面积为 95.00%；区间 $\mu \pm 2.58\sigma$ 的面积为 99.00%。

4. **t 检验** 利用样本的统计量去推断总体参数的方法叫作参数估计。上述统计量中，用样本的均值 $\bar{x}$ 去估计总体均值 μ，以及样本标准差 SD 估计总体标准差 σ 等均属于此范畴。区间估计是按预先给定的概率（1-α）所确定的包含未知总体参数的一个范围。该范围即被称为参数的置信区间（confidence interval，CI）；预先给定的概率 1-α 称为置信度，常取 95% 或 99%，如未特别说明，一般取 95%，此时 α 即代表了所对应的小概率事件发生的概率。

假设检验又称为显著性检验（significance test），是从问题的对立面（H_0）出发，间接判断要解决的问题（H_1）是否成立。然后在此基础上计算检验统计量，最后获得 P 值（P value）来判断初始假设是否成立的方法。根据获得的事后概率 P 与事先规定的概率（即上述检验水准 α）进行比较，看是否为小概率而得出结论。若 $P \leq \alpha$，则结

论为按所取的 α 检验水准，拒绝 H_0，接受 H_1，有统计学意义。若 $P > \alpha$，则结论为按所取 α 检验水准，不拒绝 H_0，无统计学意义。

对于检验假设，须注意：①假设检验是针对总体而言，而不是针对样本；② H_0 和 H_1 是相互联系的对立假设；③ H_1 的内容直接反映了检验的单双侧。若 H_1 只是 $\mu > \mu_0$ 或 $\mu < \mu_0$，则此检验为单侧检验；若 H_1 为 $\mu \neq \mu_0$，则此检验为双侧检验。一般认为，双侧检验较为保守和稳妥。

（1）单样本 t 检验（one sample t-test）：即已知样本均数 $\bar{x}$ 和已知总体均数 μ 的比较。其检验统计量计算公式如下：

$$t = \frac{\bar{x} - \mu}{SD/\sqrt{n}} = \frac{\bar{x} - \mu_0}{SD/\sqrt{n}}, \quad \nu = n - 1$$

例 2. 某从事重金属作业的单位对其 36 名男员工的血红蛋白含量做了检测。算得其均数为 130g/L，标准差为 25g/L。应问这些工人的血红蛋白是否不同于正常成年男性平均值 140g/L？

1）建立检验假设，确定检验水准：$H_0: \mu = \mu_0 = 140g/L$，即从事重金属作业的男员工平均血红蛋白含量与正常成年男性平均值相等；$H_1: \mu \neq \mu_0 = 140g/L$，即从事重金属作业的男员工平均血红蛋白含量与正常成年男性平均值不等；$\alpha = 0.05$。

2）计算检验统计量：

本例中，$n = 36$，$\bar{x} = 130g/L$，$SD = 25g/L$，$\mu_0 = 140g/L$。根据上述 t 检验计算公式，

$$t = \frac{130 - 140}{25/\sqrt{36}} = -2.4, \quad \nu = 36 - 1 = 35$$

3）确定 P 值，做出结论。

以 $\nu = 35$，$|t| = 2.4$ 查 t 检验临界值表（附表第四节 "t 界值表"），因 $t_{0.05/2.35}$，故概率 $0.02 < P < 0.05$。按照 $\alpha = 0.05$ 检验水准，拒绝 H_0，接受 H_1，有统计学意义。故认为从事铅作业的男员工平均血红蛋白水平与正常成年男性平均值不等（低于）。

（2）两样本 t 检验（two-sample t-test）：适用于完全随机设计两样本均数的比较。当两样本含量较小（$n_1 \leq 60$ 和 / 或 $n_2 \leq 60$），且均来自正态总体时，要根据两总体方差是否不同而采用不同的检验方法。

当两总体方差相等，即 $\sigma_1^2 = \sigma_2^2$ 时，可将两样本方差合并，求两者的共同方差 SD_c^2。两样本 t 检验的检验统计量可按前述公式，在 $H_0: \mu = \mu_1 - \mu_2 = \mu_0 = 0$ 的条件下计算：

$$t = \frac{(\overline{x_1} - \overline{x_2}) - (\mu_1 - \mu_2)}{SD_{\overline{x_1} - \overline{x_2}}} = \frac{\overline{x_1} - \overline{x_2}}{\sqrt{SD_c^2 \left(\frac{1}{n_1} + \frac{1}{n_2}\right)}} = \frac{\overline{x_1} - \overline{x_2}}{\sqrt{\frac{(n_1 - 1)SD_1^2 + (n_2 - 1)SD_2^2}{n_1 + n_2 - 2}\left(\frac{1}{n_1} + \frac{1}{n_2}\right)}},$$

$$\nu = n_1 + n_2 - 2$$

当两总体方差不等，即 $\sigma_1^2 \neq \sigma_2^2$ 时，可采用数据变换后进行 t 检验或采用近似 t 检验（具体内容本书限于章节，不做讨论）。

5. 方差分析 在进行医药相关科学研究时，经常要按实验设计将所研究的对象分为多个处理组并施加不同的干预措施，通过所获得的样本信息来推断各处理组之间的差别是否有统计学意义，即探究这样的干预措施有无效果。这里施加的干预措施称为处理因素，至少应有两个水平。在医药研究中，往往代表了不同的药物及不等的药物浓度等因素。通常采用的统计分析方法为方差分析（analysis of variance，ANOVA），又称 F 检验。

假设处理因素有 g（$g \geqslant 2$）个不同的水平，即研究对象随机分为 g 组，分别接受不同水平的干预措施，第 i（$i = 1$，2，$\cdots g$）组的样本含量为 n_i，第 i 组的第 j（$j = 1$，2，$\cdots n_j$）个观测值用 X_{ij} 表示。实验的结果可整理为类似下表 3-3 的形式。方差分析的目的就是在 $H_0 : \mu_1 = \mu_2 = \cdots = \mu_g$ 成立的条件下，通过分析各个处理组均数 $\overline{X}_i$ 间的差别大小，推断 g 个总体均数间有无显著性差别，从而说明处理措施的效果是否存在。注意，方差分析的结果若拒绝 H_0，接受 H_1，只能说明各个处理组间存在显著性差别，并不能说明各组间总体均数两两间都有差别。特别的，当 $g = 2$ 时，方差分析的结果与两样本均数比较的 t 检验等价。

表3-3 g个处理措施的实验结果

处理措施	测量值						统计量		
水平 1	X_{11}	X_{12}	$\cdots$	X_{1j}	$\cdots$	X_{1n1}	n_1	$\overline{X}_1$	SD_1
水平 2	X_{21}	X_{22}	$\cdots$	X_{2j}	$\cdots$	X_{2n2}	n_2	$\overline{X}_2$	SD_2
$\vdots$	$\vdots$	$\vdots$	$\vdots$	$\vdots$	$\vdots$	$\vdots$	$\vdots$	$\vdots$	$\vdots$
水平 i	X_{i1}	X_{i2}	$\cdots$	X_{ij}	$\cdots$	X_{ini}	n_i	$\overline{X}_i$	SD_i
$\vdots$	$\vdots$	$\vdots$	$\vdots$	$\vdots$	$\vdots$	$\vdots$	$\vdots$	$\vdots$	$\vdots$
水平 g	X_{g1}	X_{g2}	$\cdots$	X_{gi}	$\cdots$	X_{gng}	n_g	$\overline{X}_g$	SD_g

6. 统计分析的实现方法（Microsoft Excel 2016 软件）

（1）启动 Excel 软件：以实验"生大黄、芒硝与大承气汤对小鼠胃肠运动的影响"中大黄对小鼠肠道的炭末推进率影响的实验数据为例。原始数据如表 3-4 所示。

表3-4 小鼠肠道炭末推进率原始数据表

编号	1	2	3	4	5
给药组（大黄）	0.950	0.910	1.000	0.960	1.000
对照组（生理盐水）	0.374	0.326	0.538	0.421	0.503

（2）输入实验数据：将实验数据输入 Excel 表中。在 A 列输入编号，B 列输入给药组，C 列输入对照组，将表3-4中数据输入 A2 到 C6 号单元格。调整数据格式，居中。输入后如图 3-66 所示。

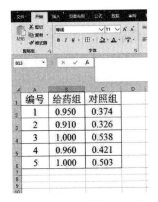

图3-66　格中输入测定的推进率数据

（3）计算均值及标准差方法

1）计算均值：选中数据区域（B2-B6 数据），点击"公式"，选择"自动求和"下拉菜单"平均值"，即可生成给药组 B 列数据的平均值（自动生成在 B7 单元格）。或可在单元格（如 B8）中直接输入"＝ average（B2：B6）"，也可生成 B 列数据平均值，如图 3-67 所示。

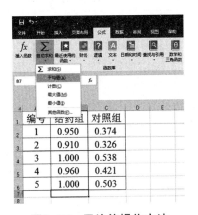

图3-67　平均值操作方法

2）计算标准差：选中 C7 单元格，点击"公式"，选择"其他函数"下拉菜单"统计"的下拉菜单"STDEV.S"，在新的对话框中输入"C2：C6"，点击确定，即可生成给药组 C 列数据的标准差（生成在 C7 单元格）。或可在单元格（如 C8）中直接输入"＝ stdev.s（C2：C6）"，也可生成 C 列数据标准差，如图 3-68、图 3-69 所示。

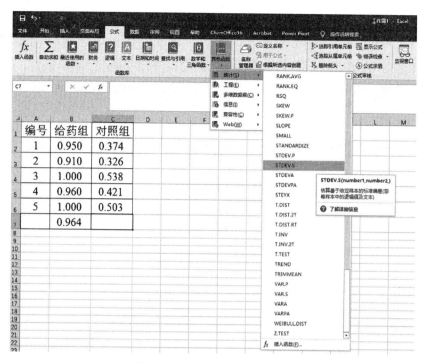

图3-68 标准差的公式选择

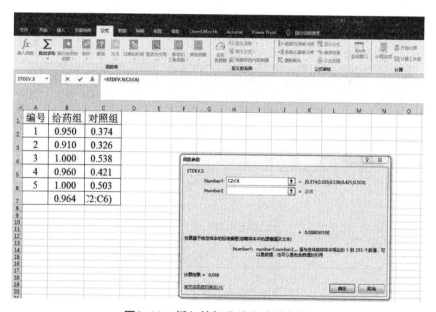

图3-69 插入的标准差公式的参数

3）t 检验：选中 B8 单元格，点击"公式"，选择"其他函数"下拉菜单"统计"的下拉菜单"T.TEST"，在新的对话框中第一列输入"B2：B6"，第二列输入"C2：C6"，第三列输入 2，第四列输入 2，点击确定，即可生成两组数据的 t 检验结果（生成在 B8 单元格）。或可在单元格（如 C8）中直接输入"＝t.test（B2 ： B6，C2 ： C6，2，2）"，也可生成 B、C 两列数据显著性差异（t 检验结果），如图 3-70、图 3-71 所示（严格地说，应首先计算两组数据是否均符合正态分布，再计算其方差是否相齐，才能考虑用 t 检验验证是否具有显著性差异。本书中暂且认为符合正态分布且方差相齐）。

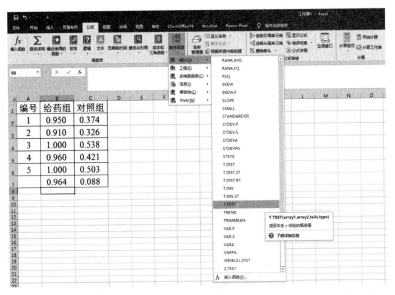

图 3-70　t 检验的公式选择

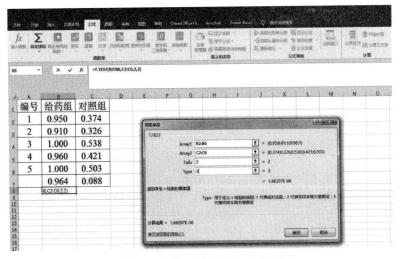

图 3-71　插入的 t 检验公式的参数

依照上述操作，即得到给药组的均值：0.964，标准差：0.038；对照组的均值：0.432，标准差：0.088。

两组数据 t 检验结果：$1.66 \times 10^{-6} < 0.05$，即具有显著性差异。因此可认为，与对

照组相比，大黄可显著性增强肠道内容物在肠道内的推进距离。

第三节　溶液配制方法和稀释换算法

一、溶液浓度的常用表示方法

w 溶质的质量，W 溶液的质量，v 溶质的体积，V 溶液的体积，溶剂用 A 表示，溶质用 B 表示。

1. 物质的量浓度（C）　表示单位体积溶液中所含溶质的物质的量，单位为 mol/L，也表示为 M。

如：0.1mol/L 的氯化钠溶液，就是在 1L 溶液中含有 0.1mol 的氯化钠。

2. 质量浓度（质量 - 体积浓度 w/V）　表示单位体积溶液中所含溶质的质量，单位为 g/L。

如：20g/L 的氯化钠溶液，就是在 1L 溶液中含有 20g 的氯化钠。

3. 溶质质量分数（重量－重量百分浓度 w/W）　表示溶质质量与溶液质量之比，单位为 %。溶解度：在一定温度下，某固态物质在 100g 溶剂中达到饱和状态时所溶解的溶质的质量，叫作这种物质在这种溶剂中的溶解度。

如：溶质质量分数为 10% 的蔗糖溶液，表示蔗糖与蔗糖溶液的比例（质量比）为 10∶100。

4. 质量 - 体积百分浓度　表示 100mL 溶液中含溶质的量，单位为 %。

如：0.9% 氯化钠溶液表示 100mL 溶液中含 0.9g 氯化钠。

5. 体积分数（体积比 v/V）　表示 100mL 溶液中所含溶质的体积，单位为 %。

如：95% 乙醇，就是 100mL 溶液中含有 95mL 乙醇和 5mL 水。

二、溶液配制常用仪器

1. 电子天平　详见第一章中"基本实验技术"相关内容。

（1）调平：将水平指示器调成水平（气泡位于正中央的位置）。

（2）预热：天平在初次接通电源或长时间断电后开机时，至少需要 30 分钟的预热时间。

（3）称量：按下 ON/OFF 键，接通显示器；等待仪器自检。当显示器显示零时，自检过程结束，天平可进行称量；放置称量纸，按显示屏两侧的 Tare 键去皮，待显示器显示零时，在称量纸上加上所要称量的试剂。

（4）称量完毕，按 ON/OFF 键，关断显示器。

2. 量筒　其精度不高，属于粗量取液体体积的器皿。

注意事项：无 0 刻度线，刻度由下而上，应选合适规格以减小误差；不能在筒内配制溶液或进行化学反应，也不可加热。

量筒的使用要做到"四会"：①会选：每只量筒都有一定的测量范围，即量程，要根据待测体积选择量程合适的量筒；②会放：使用量筒时，量筒要平稳地放置于水平桌面上；③会看：读取量筒数据时，若液面是凹液面，视线应以凹液面底部为准；若液面是凸液面，视线应以凸液面顶部为准；④会读：要会根据量筒刻度的分度值读出准确值，同时要读出分度值的下一位，即估计值。

3．烧杯　可用于配制、浓缩、稀释、盛装、加热溶液，也可做较多试剂的反应容器、水浴加热器。

加热时应垫石棉网，外壁要擦干，加热液体时液体量不超过容积的 1/2，不可蒸干，反应时液体不超过 2/3，溶解时要用玻璃棒轻轻搅拌。

4．试剂瓶　放置试剂用。可分广口瓶和细口瓶，广口瓶用于盛放固体药品（粉末或碎块状），细口瓶用于盛放液体药品。

都是磨口并配有玻璃塞，有无色和棕色两种。见光分解需避光保存的一般使用棕色瓶；盛放强碱固体和溶液时，不能用玻璃塞，需用胶塞或软木塞；试剂瓶不能用于配制溶液，也不能用作反应容器，不能加热。瓶塞不可互换。

5．容量瓶　用于准确配制一定物质的量浓度的溶液，常用规格有 50mL、100mL、250mL、500mL、1000mL 等。

用前检查是否漏水，要在所标温度下使用，加液体用玻璃棒引流，定容时凹液面与刻度线相切，不可直接溶解溶质，不能长期存放溶液，不能加热或配制热溶液。

容量瓶的使用错误方式及造成的影响：①忌用容量瓶进行溶解（体积不准确）；②忌直接往容量瓶倒液（洒到外面）；③忌加水超过刻度线（浓度偏低）；④忌读数仰视或俯视（仰视浓度偏低，俯视浓度偏高）；⑤忌不洗涤玻璃棒和烧杯（浓度偏低）；⑥忌标准液存放于容量瓶（容量瓶是量器，不是容器）。

三、溶液的稀释

溶液稀释过程中，溶质的质量保持不变而仅有溶剂发生变化。由此可进行溶液稀释的计算。即：

$$C_1V_1 = C_2V_2$$

式中 C_1：稀释前溶液的浓度；C_2：稀释后溶液浓度；V_1：稀释前溶液体积；V_2：稀释后溶液体积。

例：已知原溶液浓度为 2mol/L，配制 500mL 0.5mol/L 该溶质的溶液。

计算，根据 $C_1V_1 = C_2V_2$，得 $V_1 = C_2V_2/C_1 = 0.5\text{mol/L} \times 500\text{mL} \div 2\text{mol/L} = 0.125\text{L}$ 或 125mL。

溶剂体积为：500mL － 125mL ＝ 375mL。

具体操作方法为：量取浓度为 2mol/L 的溶液 125mL，加溶剂 375mL，即得 500mL 0.5mol/L 该溶质的溶液。

四、溶液配制基本操作

1．计算

（1）物质的量浓度（摩尔浓度）

计算公式：

$$C＝n/V＝m/（M×V）$$
$$m＝C×M×V$$

式中，C 为摩尔浓度，n 为物质的量，V 为溶液体积，m 为溶质质量，M 为溶质的摩尔质量。

例：欲配制 0.2mol/L NaCl 溶液 1L，计算称样量。

已知 NaCl 摩尔质量为 58.5g/mol

$$m（NaCl）＝0.2mol/L×58.5g/mol×1L＝11.7g$$

（2）质量浓度（质量－体积浓度）

例：欲配制 20g/L 亚硫酸钠溶液 100mL，计算称样量。

$$m＝20g/L×0.1L＝2g$$

（3）重量 - 体积百分浓度

例：欲配制 0.9% 的 NaCl 溶液 500mL，计算称样量。

$$m（NaCl）＝500mL×（0.9g/100mL）＝4.5g$$

（4）体积分数

例：欲配制 3% H_2O_2 溶液 500mL，计算称样量。（市售 H_2O_2 浓度为 30%）

据 $C_1V_1＝C_2V_2$ 得，取原液体积 $V_1＝C_2V_2/C_1＝3%×500mL÷30%＝50mL$

2．称量　用天平称量一定的固体，或用量筒或移液管量取一定体积的液体。

3．溶解　在烧杯中溶解或稀释溶质，恢复至室温（如不能完全溶解可适当加热）。

4．移液　检查容量瓶是否漏水。将烧杯内冷却后的溶液沿玻璃棒小心转入一定体积的容量瓶中（玻璃棒下端应靠在容量瓶刻度线以下）。

5．洗涤　用蒸馏水洗涤烧杯和玻璃棒 2～3 次，并将洗涤液转入容器中，振荡，使溶液混合均匀。

6．定容　向容量瓶中加水至刻度线以下 1～2cm 处时，改用胶头滴管加水，使溶液凹面恰好与刻度线相切。

7．摇匀　盖好瓶塞，用示指顶住瓶塞，另一只手的手指托住瓶底，反复上下颠倒，使溶液混合均匀。

8．装瓶、贴签。

五、示例

1．单一溶液配制　例：配制 100mL，1mol/L 半胱氨酸溶液。

所需的实验材料：电子天平、药匙、称量纸、烧杯、量筒、容量瓶、玻璃棒、胶头滴管。

（1）计算：所需半胱氨酸的质量 $m = 1mol/L \times 0.1L \times 121.5g/mol = 12.15g$。

（2）称量：在电子天平上称量 12.15g 半胱氨酸固体，并将它倒入小烧杯中。

（3）溶解：在盛有半胱氨酸固体的小烧杯中加入 80mL 蒸馏水，用玻璃棒搅拌，使其溶解。

（4）移液：将溶液沿玻璃棒注入 100mL 容量瓶中。

（5）洗涤：用蒸馏水洗烧杯 2～3 次，并倒入容量瓶中。

（6）定容：倒水至刻度线 1～2cm 处改用胶头滴管滴到与凹液面平直。

（7）摇匀：盖好瓶塞，上下颠倒、摇匀。

（8）装瓶、贴签。

2．混合溶液配制　与单一溶液基本相同，一般仅在计算和称量步骤将所有的溶质全部计算并加入溶剂中。可参看表 3-5 改良 Krebs-Henseleit 营养液的配置方法。

表3-5　配制改良Krebs-Henseleit营养液所需溶质的量

材料	摩尔浓度	摩尔质量	所需溶质（g）/体积（mL）溶液					
成分	mmol/L	g/mol	500	1000	2000	3000	4000	5000
NaCl	118.3	58.5	3.46	6.92	13.84	20.76	27.68	34.6
KCl	4.6	74.5	0.175	0.35	0.7	1.05	1.4	1.75
$NaHCO_3$	25	84	1.05	2.1	4.2	6.3	8.4	10.5
$MgSO_4$	1.2	120	0.15	0.29	0.58	0.87	1.16	1.45
NaH_2PO_4	1.0	120	0.06	0.12	0.24	0.36	0.48	0.60
葡萄糖	11.1	180	1.0	2.0	4.0	6.0	8.0	10.0
$CaCl_2$	2.5	110	0.14	0.28	0.58	0.84	1.12	1.4

注：配制$CaCl_2$时，必须先将$CaCl_2$单独溶解，才能与其他溶液混合，否则会产生沉淀。

除 $NaHCO_3$、$CaCl_2$ 和葡萄糖于实验前临时加入外，其他成分均配成高浓度母液（常温保存）。实验当日，将各母液稀释至所需浓度。配制好的营养液用盐酸调 pH 至 7.2～7.4，以 95% O_2 和 5% CO_2 的混合气体充分预饱和后备用。

六、注意事项

1．容量瓶是精密的玻璃仪器，不能用来溶解。

2．溶解完溶质后溶液要放置冷却到常温再转移。

3．溶解用烧杯和搅拌引流用玻璃棒都需要在转移后洗涤 2 ～ 3 次。

4．把小烧杯中的溶液往容量瓶中转移，应用玻璃棒引流。

5．定容时要注意溶液凹液面的最低处和刻度线相切，眼睛视线与刻度线呈水平，不能俯视或仰视，否则都会造成误差。

6．定容一旦加入水过多，则配制过程失败，应重新配置。

7．摇匀后，发现液面低于刻线，不能再补加蒸馏水，否则所配溶液浓度偏低。

七、本书所用百分浓度溶液（表3-6）

1．2% 戊巴比妥钠 500mL　计算配制 500mL 溶液所需戊巴比妥钠的量为 10g，放入烧杯中，加入 400mL 生理盐水，搅拌至溶解，转容量瓶定容至 500mL。

2．25% 乌拉坦 500mL　计算配制 500mL 溶液所需乌拉坦的量为 125g，放入烧杯中，加入 300mL 生理盐水，搅拌至溶解，转容量瓶定容至 500mL。

3．0.9% 生理盐水 500mL　计算配制 500mL 溶液所需固体氯化钠的量为 4.5g，放入烧杯中，加入 400mL 生理盐水，搅拌至溶解，转容量瓶定容至 500mL。

4．1% 苦味酸 100mL　计算配制 100mL 溶液所需固体苦味酸的量为 1g，放入烧杯中，加入 80mL 生理盐水，搅拌至溶解，转容量瓶定容至 100mL。

5．0.15% 2,4- 二硝基苯酚 500mL　计算配制 500mL 溶液所需固体 2,4- 二硝基苯酚的量为 0.75g，放入烧杯中，加入 400mL 温热蒸馏水，搅拌至溶解（若不溶可加少量饱和 $NaHCO_3$ 溶液辅助溶解），转容量瓶定容至 500mL。

6．15% 三氯乙酸　计算配制 500mL 溶液所需固体三氯乙酸的量为 75g，放入烧杯中，加入 400mL 蒸馏水，搅拌至溶解，转容量瓶定容至 500mL。

7．2% 酪蛋白溶液（现用现配）　取酪蛋白 1g 加入 0.05mol/L 磷酸氢二钠溶液 50mL 置于沸水浴中溶解 30 分钟且不断搅拌，冷却至室温后用 1mol/L HCl 溶液调节 pH 至 7.0 并定容至 100mL。

8．10% SDS　计算配制 100mL 溶液所需固体 SDS 的量为 10g，放入烧杯中，加入 80mL 蒸馏水，搅拌至溶解，转容量瓶定容至 100mL。

9．1.5% 琼脂糖凝胶　计算配制 100mL 溶液所需固体琼脂糖的量为 1.5g，放入烧杯中，加入 80mL TAE 缓冲液，加热至溶解，转容量瓶定容至 100mL。

表3-6　以百分浓度表示的溶液

溶液名称	溶液浓度	溶液的量（mL）	溶质的量（g）	备注
戊巴比妥钠	2%	100	2	
乌拉坦	25%	100	25	
生理盐水	0.9%	100	0.9	

溶液名称	溶液浓度	溶液的量（mL）	溶质的量（g）	备注
苦味酸	1%	100	1	
2,4-二硝基苯酚	0.15%	100	0.15	饱和 $NaHCO_3$ 溶解
酪蛋白	2%	100	2	现用现配
三氯乙酸	15%	100	15	
SDS	10%	100	10	
琼脂糖凝胶	1.5%	100	1.5	加热溶解

八、本书所用质量浓度溶液（表3-7）

1. 3.5mg/mL 毛果芸香碱 500mL　计算配制 500mL 溶液所需固体毛果芸香碱的量为 1.75g，放入烧杯中，加入 400mL 生理盐水，搅拌至溶解，转容量瓶定容至 500mL。

2. 20mg/mL 蛋白酶 K　蛋白酶 K 贮存液一般为 10mg/mL 或 20mg/mL。

将 200mg 的蛋白酶 K 加入到 9.5mL 水中，轻轻摇动，直至蛋白酶 K 完全溶解。不要涡旋混合。加水定容到 10mL，然后分装成小份贮存于 -20℃。用时稀释。

表3-7　以质量浓度表示的溶液

溶液名称	溶液浓度（mg/mL）	溶剂的量（mL）	溶质的量（mg）	备注
毛果芸香碱	3.5	100	350	
蛋白酶 K	20	10	200	低温保存

九、本书所用摩尔浓度溶液（表3-8）

1. 1mol/L HCl 100mL　市售盐酸的物质的量约为 12mol/L，根据 $C_1V_1 = C_2V_2$，得 $V_1 = 8mL$，量取市售盐酸 8mL，加水定容至 100mL。

2. 1mol/L NaOH　计算配制 100mL 溶液所需固体氢氧化钠的量为 4g，称量后放入塑料烧杯中，加入 80mL 蒸馏水，边加边搅拌直至完全溶解，静置至室温后转容量瓶定容至 100mL。

3. 1mol/L 半胱氨酸　计算配制 100mL 溶液所需固体半胱氨酸的量为 12.15g，称量后放入烧杯中，加入 80mL 蒸馏水，搅拌至溶解，转容量瓶定容至 100mL。

4. 1mol/L 磷酸钠　计算配制 100mL 溶液所需固体磷酸钠的量为 12g，称量后放入烧杯中，加入 80mL 蒸馏水，搅拌至溶解，转容量瓶定容至 100mL。

5. 1mol/L 磷酸氢二钠　计算配制 100mL 溶液所需固体磷酸氢二钠的量为 14.2g，称量后放入烧杯中，加入 80mL 蒸馏水，搅拌至溶解，转容量瓶定容至 100mL。

6. 1mol/L Na_2EDTA　计算配制 500mL 溶液所需固体 Na_2EDTA 的量为 186.1g，称量后放入烧杯中，加入 400mL 蒸馏水，用 NaOH 调 pH 为 8.0，溶解后转容量瓶定容至

500mL，摇匀。

7．0.25mol/L 蔗糖　计算配制 100mL 溶液所需固体蔗糖的量为 8.56g，称量后放入烧杯中，加入 80mL 蒸馏水，搅拌至溶解，转容量瓶定容至 100mL。

8．0.01mol/L 卡巴胆碱　精密称取卡巴胆碱 18.26mg，加入蒸馏水溶解并定容至10mL。

9．酶保护液　0.04mol/L 半胱氨酸和 0.002mol/L Na₂EDTA，pH 7.0 取 4mL 1mol/L半胱氨酸和 200μL 1mol/L Na₂EDTA 至烧杯中，加 80mL 蒸馏水，调 pH 至 7.0，转容量瓶定容至 100mL。

10．酶稀释液　0.05mol/L 磷酸钠 ＋ 0.04mol/L 半胱氨酸 ＋ 0.002mol/L Na₂EDTA，pH 7.0 取 5mL 1mol/L 磷酸钠和 200μL 1mol/L Na₂EDTA 至烧杯中，加 80mL 蒸馏水，调 pH 至 7.0，转容量瓶定容至 100mL。

表3-8　以摩尔浓度表示的溶液

溶液名称	溶液浓度（mol/L）	预配体积（L）	摩尔质量（g/mol）	溶质的量（g）
HCl	1	0.1	36.5	3.65
NaOH	1	0.1	40	4.00
半胱氨酸	1	0.1	121.5	12.15
磷酸钠	1	0.1	120	12.00
磷酸氢二钠	1	0.1	142	14.20
Na₂EDTA	1	0.1	372.2	37.22
蔗糖	0.25	0.1	342.3	8.56
卡巴胆碱	0.01	0.01	182.6	0.01826

十、本书所用其他溶液

1．Tris-HCl 缓冲液（储存液浓度 0.05mol/L，25℃）　50mL 0.1mol/L 三羟甲基氨基甲烷（Tris）溶液与 xml 0.1mol/L 盐酸混匀后，加水稀释至 100mL（盐酸用量参看表3-9）。

2．PBS 缓冲液　称取 NaCl 8g，KCl 0.2g，Na₂HPO₄·12H₂O 3.63g，KH₂PO₄0.24g，溶于 900mL 双蒸水中，用盐酸调 pH 至 7.4，加水定容至 1L，常温保存备用。

3．改良 Krebs-Henseleit 营养液　改良克 - 亨氏液成分为（mmol/L）：NaCl 118.3、KCl 4.6、MgSO₄ 1.2、NaH₂PO₄ 1.0、CaCl₂ 2.5、NaHCO₃ 25.0、glucose 11.1。　除NaHCO₃、CaCl₂ 和 glucose 于实验前临时加入外，其他成分均配成高浓度母液（常温保存）。实验当日，取适量的各母液，加入超纯水，稀释至所需浓度。配制好的营养液用盐酸调 pH 至 7.2 ～ 7.4，以 95% O₂ 和 5% CO₂ 的混合气体充分预饱和后备用。

4．营养性半固体糊　取 10g 羧甲基纤维素钠，溶于 250mL 蒸馏水中，分别加入

16g 奶粉、8g 白糖、8g 淀粉和 2g 活性炭末，搅拌均匀。配制成 300mL 约 300g 的黑色半固体糊状物。冰箱冷藏，用时恢复至室温。

5．和田 - 高垣氏试剂

（1）A 液：取碘 2g 溶于 100mL 无水乙醇，振荡混匀即可。

（2）B 液：取可溶性淀粉 50g，蓖麻油 100mL，两者混匀即成。

表3-9　不同pH Tris-HCl缓冲液所需盐酸的量

pH	X/mL	pH	X/mL
7.10	45.7	8.10	26.2
7.20	44.7	8.20	22.9
7.30	43.4	8.30	19.9
7.40	42.0	8.40	17.2
7.50	40.3	8.50	14.7
7.60	38.5	8.60	12.4
7.70	36.6	8.70	10.3
7.80	34.5	8.80	8.5
7.90	32.0	8.90	7.0
8.00	29.2	9.00	5.7

第四节　标准曲线的原理及操作教程

标准曲线（standard curve），是指通过测定一系列已知组分的标准物质的某理化性质，从而得到该性质的数值所组成的曲线。标准曲线是标准物质的物理 / 化学属性与仪器响应之间的函数关系。建立标准曲线的目的是推导待测物质的理化属性。在分析化学实验中，常用标准曲线法进行定量分析，通常情况下的标准工作曲线是一条直线。

标准曲线的横坐标（X）表示可以精确测量的变量（如标准溶液的浓度），称为普通变量，纵坐标（Y）表示仪器的响应值（也称测量值，如吸光度、电极电位等），称为随机变量。当 X 取值为 X_1，X_2，$\cdots$，X_n 时，仪器测得的 Y 值分别为 Y_1，Y_2，$\cdots$，Y_n。将这些测量点 X_i，Y_i 描绘在坐标系中，用直尺绘出一条表示 X 与 Y 之间线性关系的直线，这就是常用的标准曲线法。用作绘制标准曲线的标准物质，它的含量范围应包括试样中被测物质的含量，标准曲线不能任意延长。用作绘制标准曲线的绘图纸的横坐标和纵坐标的标度以及实验点的大小均不能太大或太小，应能近似地反映测量的精度。

标准曲线绘制方法（Microsoft Excel 2016 软件）

1. 启动软件 将实验数据输入 Excel 数据表中。以 BSA 标准蛋白浓度测定的实验数据为例，原始数据如表 3-10 所示。

表3-10 BSA浓度和吸光度的关系表

编号	1	2	3	4	5
BSA 浓度（μg/mL）	25	125	250	500	1000
吸光度值	0.174	0.326	0.538	0.821	1.503

在 A1 单元格输入浓度"蛋白浓度 /（μg/mL）"，在 A2 单元格输入"吸光度值"，将 BSA 溶液浓度数据输入 A2 ～ A6 号单元格，将对应的吸光度数据输入 B2 ～ B6 号单元格。调整数据格式，居中。输入后如图 3-72 所示。

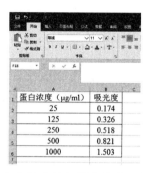

图3-72 在表格中输入蛋白浓度及吸光度数据

2. 生成预览图形 选中数据区域，点击"插入"，选择"图表"类型"散点图"，子图表类型选择"散点图"，即可生成图形及初始坐标，如图 3-73 所示。

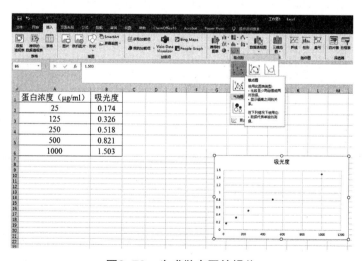

图3-73 生成散点图的操作

3. 完善图形标题及坐标轴标题 选中图形，点击工具栏中"设计 - 添加图案元素"，选择"图表标题 - 图表上方"，选中生成的图表标题，更改为"标准曲线"。

选中图形，点击工具栏中"设计 - 添加图案元素"，选择"坐标轴标题 - 主要横坐标轴"，选中生成的横坐标轴标题，更改为"蛋白浓度 /（μg/mL)"。选中图形，点击工具栏中"设计 - 添加图案元素"，选择"坐标轴标题 - 主要纵坐标轴"，选中生成的纵坐标轴标题，更改为"吸光度"。完成后如图 3-74 所示。

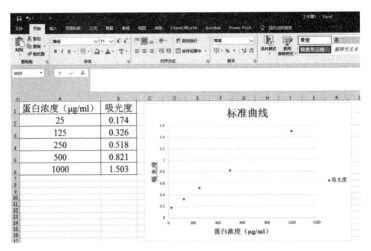

图3-74 完善图形标题和坐标轴标题

4. 线性回归处理数据 鼠标在图表蓝色的点上右击，选择"添加趋势线"，趋势线格式中选择"线性、自动"，勾选"显示公式、显示 R 平方值（R)"，如图 3-75 所示。

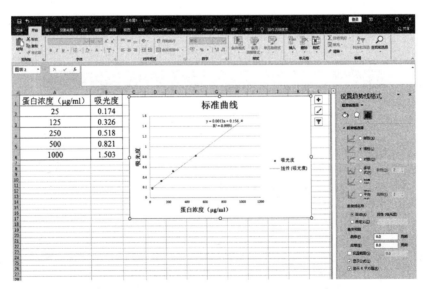

图3-75 吸光度与BSA蛋白浓度关系的标准曲线

注：$y=0.0013X+0.156$为拟合方程，相关系数$R^2=0.9991$。

5. 未知样测定　在相同条件下测量未知液的吸光度，对照上面的标准曲线，或代入拟合方程，可得出未知样中 BSA 的浓度。

第五节　不同动物给药剂量的换算

一、基本原理

给予动物一种药物或化合物的剂量必须在一定范围内才能起效。药物剂量过大，可能会造成药物毒性甚至动物死亡；药物剂量过小，可能会造成药物无效。所以在实验中常需要先确定药物或化合物的使用剂量。

一般有两种途径：一是查文献，即参考别人的使用剂量。文献中使用的药物剂量可用于参照。但有些文献中仅给出其他不同的实验动物，或是临床用量，这时就需要对不同实验动物之间或实验动物与人之间的剂量进行"等效"换算。另一种方法就是根据自己或文献上急性毒性实验数据来进行估算，以期采用合适的剂量。一般的参考数据是 LD_{50} 的值（即半数致死量）。

这里我们主要讲第一种方法，不同实验动物之间或者实验动物与人之间的剂量如何做"等效"换算。一般地，我们主要利用了人和动物间按体表面积折算的等效剂量比值（表 3-11）。该表简单易理解，且与体重法相比更准确。

表3-11　人和动物间按体表面积折算的等效剂量比值

动物种类	小鼠 (20g)	大鼠 (200g)	豚鼠 (400g)	兔 (1.5kg)	猫 (2.0kg)	猴 (4.0kg)	狗 (12kg)	人 (70kg)
小鼠	1.0	7.0	12.25	27.8	29.7	64.1	124.2	387.9
大鼠	0.14	1.0	1.74	3.9	4.2	9.2	17.8	56.0
豚鼠	0.08	0.57	1.0	2.25	2.4	5.2	10.2	31.5
兔	0.04	0.25	0.44	1.0	1.08	2.4	4.5	14.2
猫	0.03	0.23	0.41	0.92	1.0	2.2	4.1	13.0
猴	0.016	0.11	0.19	0.42	0.45	1.0	1.9	6.1
狗	0.008	0.06	0.10	0.22	0.23	0.52	1.0	3.1
人	0.0025	0.018	0.031	0.07	0.076	0.163	0.32	1.0

注：当动物的体重与括号内的重量相近时，换算结果更准确。表中最后一行数值就是把人的临床剂量转换为实验动物的剂量的折算系数。

二、示例

例1：假如某药物对人的临床剂量为 Xmg/kg，换算成大鼠的剂量应为：

大鼠的剂量＝Xmg/kg×70kg×0.018/0.2kg＝6.3 Xmg/kg

即按单位体重的剂量来算，大鼠的等效剂量相当于人的6.3倍。依此类推，我们可以算出小鼠、豚鼠等其他动物剂量与人的比值。

小鼠的剂量＝ Xmg/kg×70kg×0.0026/0.02kg ＝ 9.1 Xmg/kg。

豚鼠的剂量＝ Xmg/kg×70kg×0.031/0.4kg ＝ 5.42 Xmg/kg。

兔的剂量＝ Xmg/kg×70kg×0.07/1.5kg ＝ 3.27 Xmg/kg。

猫的剂量＝ Xmg/kg×70kg×0.078/2.0kg ＝ 2.73 Xmg/kg。

猴的剂量＝ Xmg/kg×70kg×0.06/4.0kg ＝ 1.05 Xmg/kg。

狗的剂量＝ Xmg/kg×70kg×0.32/12kg ＝ 1.87 Xmg/kg。

特别需要注意的是，人的临床剂量常会以毫克/天（mg/d）作为单位来表示，这时我们一定要把它转化成以毫克/千克体重（mg/kg）作为单位才能用上式来折算。

例2：已知某种药物，成人每天服用50mg，计算大鼠的等效剂量。

大鼠的等效剂量＝ 50mg/70kg×6.3 ＝ 4.5mg/kg

根据上述结果，得出一个简表来快速换算常见动物的药物剂量，如表3-12所示。

表3-12　不同实验动物与人等效剂量比值

动物	小鼠 20g	大鼠 200g	豚鼠 400g	兔 1.5kg	猫 2.0kg	猴 4kg	狗 12kg
剂量比值	9.1	6.3	5.42	3.27	2.66	2.85	1.87

注：剂量单位mg/kg，人体重：70kg。

例3：某药物对人的临床剂量为 Xmg/kg，那么依照表3-12，换算成大鼠的剂量是：

大鼠的剂量＝ Xmg/kg×6.3 ＝ 6.3 Xmg/kg。

同样的，依据表3-12，也可由其中一种动物的给药剂量，换算其他动物的给药量。

如：家兔的给药量为 Xmg/kg，换算成大鼠的剂量是：

大鼠的剂量＝ 6.3/3.27× Xmg/kg ＝ 1.9 Xmg/kg。

注：实验动物的体重需与表中所给的相差不多，计算才相对准确。

第六节　用GraphPad Prism计算LD$_{50}$的方法

1. 打开 Graphpad Prism 8.3.0，在初始对话框，选择XY数据类型，见图3-76所示。

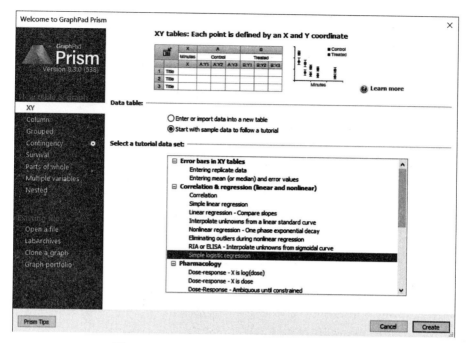

图3-76 Graphpad Prism选择数据类型界面

2. 在其中可见如图3-77所示的示例数据，点击"拟合简单逻辑回归模型（Fit a simple logistic regression model）"（图3-77、图3-78）。

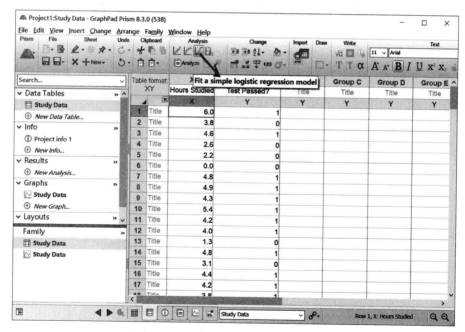

图3-77 选择"简单逻辑回归"界面

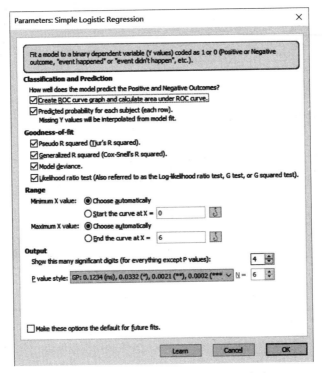

图3-78　"简单逻辑回归"的界面内容

3. 输入数据后，在结果（Results）界面中，可见 LD_{50} 值；在图表（Graphs）界面中可见"S形"量效曲线，如图3-79、图3-80所示。

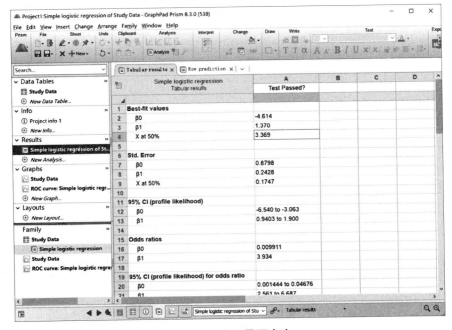

图3-79　结果界面内容

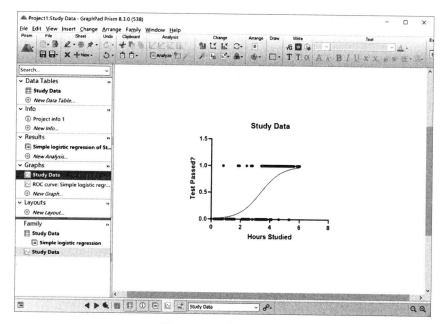

图3-80　图表界面内容

4. 用 GraphPad Prism 计算 LD_{50} 的原理　GraphPad Prism 根据最大似然估计的原理为 β_0 和 β_1 计算了最佳的拟合值。Logistic 回归的模型可以用两种等效形式表示：

$$\log（Odds）=\beta_0+\beta_1*X，或 Logit\,[\,P_{(Y=1)}\,]=\beta_0+\beta_1*X$$

β_0 和 β_1 分别是对数概率 $Y=1$ 时模型的斜率和截距。Prism 给出了 β_0 和 β_1 估计值的标准误差和置信区间。

当 Logistic 回归曲线的 Y 值为 0.5 时，Prism 计算出了相对应的 X 变量的值。也就是说，模型预测成功观察的概率为 0.5（或 50%）的 X 值。数学上的推导如下：

$$P_{(Y=1)}=0.5，P_{(Y=0)}=1-P_{(Y=1)}=1-0.5=0.5$$

故，$Odds=P_{(Y=1)}/P_{(Y=0)}=0.5/0.5=1$，且 $\ln_{(Odds)}=\ln_{(1)}=0$。带入简单 logistic 回归模型的公式中，$\ln_{(Odds)}=0=\beta_0+\beta_1*X$，

解 X：

$$\beta_0+\beta_1*X=0$$

$$\beta_1*X=-\beta_0$$

$$X=-\beta_0/\beta_1$$

因此，对于给定模型，Prism 在此处计算的值等于 $-\beta_0/\beta_1$。可根据实际情况解释该值的实际意义，例如，如果 X 代表某种药物或其他给药治疗的剂量或浓度，并且 $Y=1$ 表示受试者死亡，则 $P_{(Y=1)}=0.5$ 时的 X 是 LD_{50}，该值表示死亡 50% 的测试人群所需的药物的剂量或浓度。

第七节　实验室常见危险化学品

一、基本概念

化学品：指各种化学元素以及由元素组成的化合物及其混合物，无论是天然的或人造的。

危险品：化学品中具有易燃、易爆、有毒、有害及有腐蚀特性，对人员、设施、环境造成伤害或损害的化学品属于危险化学品，简称危险品或危化品。学生实验室中涉及的危险品较少，主要是酸、碱、醇类及药物等。本部分主要针对此部分内容做一简单介绍。

二、危险品对人体的危害

1. 危险品进入人体的几种形式　经皮肤黏膜吸收；经呼吸道吸入；经胃肠道进入；经眼、耳、胸膜腔、直肠等进入；经皮下注射、静脉注射等进入。

2. 危险品中毒后常见症状

（1）呼吸系统：危险品对呼吸系统的损害，可导致呼吸中枢抑制或呼吸肌麻痹。可发生剧烈的咳嗽、失音、肺水肿、呼吸困难等。

（2）循环系统：急性中毒患者致死原因为心力衰竭和休克。有些危险品是通过对血管和神经系统的作用或造成电解质紊乱，继发心血管功能障碍、心力衰竭或休克。

（3）消化系统：多种危险品可经口进入消化道，刺激和破坏消化道组织，出现明显的胃肠道症状：如剧烈的腹痛、恶心、呕吐和腹泻。由消化道进入的危险品主要经肝脏解毒，故肝脏可能受到不同程度的损害而出现中毒症状。例如乙醇、四氯化碳、三氯乙烯、氯仿等，可引起黄皮肤、黄眼睛等类似于病毒性肝炎的症状。

（4）泌尿系统：肾脏为危险品排泄的重要脏器，中毒时出现程度不同的肾损害。其中以急性肾衰竭最严重。

（5）神经系统：常出现神经系统因受损害而发生功能失调症状：如幻视、幻听、乱语、烦躁、惊厥等。高浓度的某些危险品，如乙醇、丙醇、丙酮、丁酮、乙炔、烃类、乙醚、异丙醚会导致中枢神经抑制。这些化学品有类似醉酒的作用，一次大量接触可导致昏迷甚至死亡。

（6）血液系统：某些危险品抑制骨髓造血，破坏红细胞等，可出现贫血、溶血、血小板减少等。

（7）癌变与畸变：①致癌：长期接触一定量的化学品可能引起细胞的无节制生长，形成癌性肿瘤。这些肿瘤可能在第一次接触这些物质以后许多年才表现出来，这一时期被称为潜伏期，一般为 4～40 年；②致畸：接触化学品可能对未出生胎儿造成危害，干扰胎儿的正常发育，在怀孕的前 3 个月，脑、心脏、胳膊和腿等重要器官正在发育，从而导致胎儿畸形。

三、危险品的分类

实验室常用危险品参考 GB12268-2012、GB6944-2012，将危险品分为 9 大类。第 1 类：爆炸品；第 2 类：压缩气体和液化气体；第 3 类：易燃液体；第 4 类：易燃固体、自燃物品和遇湿易燃物品；第 5 类：氧化剂和有机过氧化物；第 6 类：毒害品和感染性物品；第 7 类：放射性物品；第 8 类：腐蚀品；第 9 类：杂项危险物质和物品。

四、本书涉及的危险品介绍

1. 盐酸（氢氯酸；hydrochloric acid）　①理化特性：外观与性状：无色或微黄色发烟液体，有刺鼻的酸味；溶解性：与水混溶，溶于碱液；熔点：-114.8℃（纯）；沸点：108.6℃（20%）；相对密度（水 = 1）：1.20；相对蒸气密度（空气 = 1）：1.26；饱和蒸气压（kPa）：30.66（21℃）；②危险性：健康危害：急性影响：接触其蒸气或烟雾，可引起眼结膜炎，鼻及口腔黏膜有烧灼感，鼻出血、齿龈出血，气管炎等。误服可引起消化道灼伤、溃疡，有可能引起胃穿孔、腹膜炎等。眼和皮肤接触可致灼伤。慢性影响：长期接触，引起慢性鼻炎、慢性支气管炎、牙齿酸蚀症及皮肤损害。环境危害：对环境有危害，对水体和土壤可造成污染。燃爆危险：本品不燃，但具强腐蚀性、强刺激性，可致人体灼伤；③急救措施：皮肤接触：立即脱去污染的衣着，用大量流动清水冲洗至少 15 分钟。就医。眼睛接触：立即提起眼睑，用大量流动清水或生理盐水彻底冲洗至少 15 分钟。就医。吸入：迅速脱离现场至空气新鲜处。保持呼吸道通畅。如呼吸困难，输氧。如呼吸停止，立即进行心肺复苏。就医。食入：用水漱口，饮牛奶或蛋清。就医。

2. 氢氧化钠（烧碱；sodium hydroxide）　①理化性状：外观与性状：白色不透明固体，易潮解；溶解性：易溶于水、乙醇、甘油，不溶于丙酮；②危险性：危险性类别：第 8.2 类碱性腐蚀品；化学类别：无机碱；健康危害：本品有强烈刺激性和腐蚀。粉尘可刺激眼睛和呼吸道，腐蚀鼻中隔；皮肤和眼睛直接接触可引起灼伤；误服可造成消化道灼伤，黏膜糜烂、出血和休克；③急救措施：皮肤接触：同"盐酸的急救措施"。眼睛接触：同"盐酸的急救措施"。吸入：同"盐酸的急救措施"。食入：同"盐酸的急救措施"。

3. 2,4- 二硝基苯酚（2,4-dinitrophenol，DNP）　①理化特性：性状：浅黄色结晶或粉末；溶解性：不溶于冷水，溶于热水、乙醇、乙醚、丙酮、苯、氯仿、乙酸乙酯、吡啶、四氯化碳和碱的水溶液；熔点：114～115℃；沸点（℃）：升华；相对密度（水 = 1）：1.68。②危险性：危险性类别：属爆炸品，易燃，有毒；健康危害：本品直接作用于能量代谢，抑制磷酰化过程。急性中毒：表现为皮肤潮红、口渴、大汗、烦躁不安、全身无力、胸闷、心率和呼吸加快、体温升高（可达40℃以上）、抽搐、肌肉强直，甚至昏迷。最后可因血压下降、肺及脑水肿而死亡。成人口服致死量约1g。慢性中毒：有肝、肾损害，可引起白内障及周围神经炎。可使皮肤黄染，引起湿疹样皮炎，偶见剥脱性皮炎。③急救措施：皮肤接触：同"盐酸的急救措施"。眼睛接触：同"盐酸的急救措施"。吸入：同"盐酸的急救措施"。食入：同"盐酸的急救措施"。

4．三硝基苯酚（2,4,6-三硝基苯酚；苦味酸；trinitrophenols）①理化特性：淡黄色结晶固体，无臭，味苦；分子量229.11；闪点：150℃；熔点：121.8℃；沸点：＞300℃（爆炸）；溶解性：不溶于冷水，溶于热水、醇、苯乙醚等；稳定性：稳定；密度：相对密度（水＝1）1.76；相对密度（空气＝1）7.90。②危险性：危险性类别：爆炸品。主要用途：制造炸药、染料等。侵入途径：吸入、食入、经皮吸收。健康危害：急性中毒：使皮肤黄染，引起接触性皮炎、结膜炎和支气管炎。慢性中毒：可引起头痛、头晕、恶心呕吐、食欲缺乏、腹泻和发热等症状。有时可引起末梢神经炎、膀胱刺激症状以及肝肾损害。③急救措施：皮肤接触：同"盐酸的急救措施"。眼睛接触：同"盐酸的急救措施"。吸入：同"盐酸的急救措施"。食入：患者清醒时立即给饮植物油15～30mL。催吐，尽快就医并彻底洗胃。

5．三羟甲基氨基甲烷（Tris）①理化特性：白色结晶颗粒；在水中易溶，在乙醇中溶解。可作为生物缓冲剂，也用于凝胶电泳配制缓冲液。②危险性：刺激眼睛、呼吸系统和皮肤；③急救措施：眼睛接触：同"盐酸的急救措施"。

6．乙醇（酒精；ethyl-alcohol）①理化特性：外观与性状：无色液体，有酒香；溶解性：与水混溶，可混溶于醚、氯仿、甘油等多数有机溶剂；闪点：12℃；沸点：78.3℃。②危险性：危险性类别：易燃液体。侵入途径：吸入、食入、经皮吸收。健康危害：本品为中枢神经系统抑制药。首先引起兴奋，随后抑制。急性中毒：多发生于口服。一般可分为兴奋、催眠、麻醉、窒息四阶段。患者进入第三或第四阶段，出现意识丧失、瞳孔扩大、呼吸不规律、休克、心力衰竭及呼吸停止。慢性中毒：在生产中长期接触高浓度本品可引起鼻、眼、黏膜刺激症状，以及头痛、头晕、疲乏、易激动、震颤、恶心等。长期酗酒可引起多发性神经病、慢性胃炎、脂肪肝、肝硬化、心肌损害及器质性精神病等。皮肤长期接触可引起干燥、脱屑、皲裂和皮炎。③急救措施：皮肤接触：同"盐酸的急救措施"。眼睛接触：同"盐酸的急救措施"。吸入：迅速脱离现场至空气新鲜处。就医。食入：同"盐酸的急救措施"。

第八节 本书所用药品（除中药外）及微生物介绍

本书共涵盖了 27 个独立的实验内容，各药品及微生物与实验的相关性应参看第四章第七节"本书所用药品（除中药外）分布表"。现将其简要介绍如下（以拼音首字母为序）：

1. 奥利司他 是一种强效和长效的特异性胃肠道脂肪酶抑制药，通过直接阻断人体对食物中脂肪的吸收，摄入的热能和脂肪一旦小于消耗，体内脂肪自然减少，从而达到减重的目的。属于较安全的减肥类药物，有效成分不进入血液循环，不作用于中枢神经，不良反应较少，不会出现头晕、心悸、失眠、口干等情况。

2. 饱和酚 用于核酸纯化中的饱和酚有 2 种，一种为 Tris 饱和酚（pH 7.8 左右），也称为碱性酚，主要用于 DNA 提取。另一种就是酸性酚，也就是水饱和酚（pH 5.3 左右），用于 RNA 提取。因为在酸性条件下，RNA 被分配于水相，而 DNA 在有机相，从而达到分离获得 RNA 的目的。水饱和酚同时能使蛋白质变性、沉淀，从核酸提取液中将蛋白质分离除去。因此，pH 不同，应用不同，切不可弄混，以免造成实验失败。

3. 蛋白酶 K 是一种切割活性较广的丝氨酸蛋白酶。它的切割位点为脂肪族氨基酸和芳香族氨基酸的羧基端肽键。由于蛋白酶 K 在尿素和 SDS 中稳定，还具有降解天然蛋白质的能力，因而它应用很广泛，包括染色体 DNA 制备，蛋白质印迹以及去除 DNA 和 RNA 制备中的核酸酶。蛋白酶 K 的储存浓度为 10～20mg/mL，一般工作浓度是 50～100μg/mL。在较广的 pH 范围内（pH 4～12.5）均有活性。

4. 大肠埃希菌 大肠埃希菌（Escherichia coli）是 Escherich 在 1885 年发现的，属于革兰阴性细菌（G⁻）。除部分特殊血清型以外，绝大多数都是正常肠道菌群的组成部分，是非致病菌。这些特殊血清型的大肠埃希菌对人和动物有病原性，尤其对婴儿和幼畜（禽），常引起严重腹泻和败血症，根据不同的生物学特性将致病性大肠埃希菌分为 6 类：肠致病性大肠埃希菌（EPEC）、肠产毒性大肠埃希菌（ETEC）、肠侵袭性大肠埃希菌（EIEC）、肠出血性大肠埃希菌（EHEC）、肠黏附性大肠埃希菌（EAEC）和弥散黏附性大肠埃希菌（DAEC）。

5. 淀粉 是葡萄糖的高聚体。淀粉除食用外，工业上用于制糊精、麦芽糖、葡萄糖、酒精等，也用于调制印花浆、纺织品的上浆、纸张的上胶、药物片剂的压制等。可从玉米、甘薯、野生橡子和葛根等含淀粉的物质中提取获得。

淀粉有直链淀粉和支链淀粉两类。直链淀粉含几百个葡萄糖单元，支链淀粉含几千个葡萄糖单元。在天然淀粉中直链的占 20%～26%，它是可溶性的，其余的则为支链淀粉。当用碘溶液进行检测时，直链淀粉液呈现蓝色，而支链淀粉则变为红棕色。

淀粉燃点约为380℃。

6. DNA 聚合酶（DNA polymerase） 是细胞复制 DNA 的关键酶。DNA 聚合酶，以亲代 DNA 为复制模板，催化子代 DNA 的合成（在具备模板、引物、dNTP 等的情况下）及校对活性。复制方向为 5' 端到 3' 端。

7. 2,4- 二硝基苯酚（2,4-dinitrophenol，DNP） 是一种常见的解耦联剂，使细胞氧化磷酸化过程和 ATP 生成过程解耦联。DNP 使膜外质子直接跨膜而不通过 ATP 合酶，故不产生 ATP，跨膜质子浓度梯度的能量以热能散发，导致发热。皮下注射 DNP 刺激动物出现无菌性炎症，可模拟临床非感染性发热模型，此法可作为复制热病症候模型的可靠方法。既往研究表明 DNP 诱导的发热模型升温后持续时间较短，约 1 小时。

8. 酚红 深红色结晶性粉末。1g 本品可溶于 1300mL 水，约 350mL 乙醇，500mL 丙酮，几乎不溶于醚和氯仿，溶于氢氧化钠或碳酸钠溶液中呈深红色，在空气中稳定。主要用作酸碱指示剂，变色范围：pH 6.8（黄）～ 8.4（红）。也用于生化研究。

9. 肝素钠（heparin sodium） 能干扰血凝过程的许多环节，在体内外都有抗凝血作用。其作用机制比较复杂，主要通过与抗凝血酶Ⅲ（AT- Ⅲ）结合，增强其对活化的 Ⅱ、Ⅸ、Ⅹ、Ⅺ 和Ⅻ凝血因子的抑制作用，阻止血小板凝集和破坏、妨碍凝血激活酶的形成、阻止凝血酶原变为凝血酶，抑制凝血酶，从而妨碍纤维蛋白原变成纤维蛋白，发挥抗凝作用。

10. GelRed 和 GelGreen 是两种集高灵敏、低毒性和超稳定于一身的极佳的荧光核酸凝胶染色试剂。由于其本身属于大分子物质而无法透过活细胞的细胞膜。其水溶染色剂通过美国环保局安全认定，废弃物可直接倒入下水道，而不会造成任何环境污染。

11. 红细胞悬液 又名"悬浮红细胞"，简称"红悬液"，是用三联袋采集全血，经离心移去大部分血浆后，加入红细胞保存液制备而成。悬浮红细胞的保存期随加入的保存液不同而有所不同，一般在 2 ～ 6℃环境下可保存 35 天。

悬浮红细胞由于移去了大部分血浆，可减少血浆引起的不良反应。由于加入保存液，不仅能更好地保存红细胞，还具有稀释作用，输注更流畅。适应证：①慢性贫血：患者在其他治疗措施无效时，为改善由于缺氧直接造成的症状可输注悬浮红细胞；②急性失血：可输用悬浮红细胞。

12. 甲醇（methanol，CH_3OH） 是结构最为简单的饱和一元醇，分子量 32.04，沸点 64.7℃。又称"木醇"或"木精"。是无色有酒精气味易挥发的液体。人口服中毒最低剂量约为 100mg/kg，经口摄入 0.3 ～ 1g/kg 可致死。可用于制造甲醛和农药等，并用作有机物的萃取剂和酒精的变性剂等。

13. 苦味酸（2,4,6- 三硝基苯酚） 是炸药的一种，缩写 TNP、PA，纯净物室温下为略带黄色的结晶。它是苯酚的三硝基取代物，受硝基吸电子效应的影响而有很强的酸性（pKa ＝ 0.38），因其具有强烈的苦味而俗称苦味酸。其难溶于四氯化碳，微溶于二硫化碳，溶于热水、乙醇、乙醚，易溶于丙酮、苯等有机溶剂。常用于涂染动物被毛来对动物进行标记编号。

14. L- 半胱氨酸　一种生物体内常见的非必需氨基酸。存在于许多蛋白质、谷胱甘肽中，与 Ag、Hg、Cu 等金属离子可形成不溶性的硫醇盐（mercaptide）。

半胱氨酸是一种还原剂，主要用于医药、化妆品、生化研究等方面。用于面包料中，可促进发酵、出模、防止老化等。用于天然果汁中，以防止维生素 C 氧化和防止果汁变成褐色。该品有解毒作用，可用于丙烯腈中毒、芳香族酸中毒。该品还有预防放射线损伤人体的作用，也是治疗支气管炎的药物，尤其是作为化痰药（大多以乙酰 L- 半胱氨酸甲酯酸盐的形式）使用。化妆品方面主要用于美容水、烫发液、防日晒的护肤膏霜等。

15. 氯化钙　化学式为 $CaCl_2$。微苦。它是典型的离子型卤化物，室温下为白色、硬质碎块或颗粒。应用：包括制冷设备所用的盐水、道路融冰剂和干燥剂。因为它在空气中易吸收水分发生潮解，所以无水氯化钙必须在容器中密封储藏。

16. 氯化镁　通常含有 6 个分子的结晶水，即 $MgCl_2 \cdot 6H_2O$，易潮解，加热至 95℃时失去结晶水。有苦味，有腐蚀性。是典型的离子卤化物，易溶于水。水合氯化镁可以从盐水或海水中提取。135℃以上时开始分解，并释放出氯化氢（HCl）气体。应用：工业上生产镁的原料。水合氯化镁是处方口服镁补充剂通常使用的物质。用氯化镁制成"卤干"可作药用，也可用作泻药。

17. 氯化钠（NaCl）　外观呈白色晶体状，主要来源于海水，是食盐的主要成分。易溶于水、甘油，微溶于乙醇、液氨；不溶于浓盐酸。在空气中微有潮解性。稳定性比较好。

氯化钠是人所不可缺少的，成人体内所含钠离子的总量约为 60g，其中 80% 存在于细胞外液，即在血浆和细胞间液中。氯离子也主要存在于细胞外液。钠离子和氯离子的生理功能主要有：①维持细胞外液的渗透压；②参与体内酸碱平衡的调节；③氯离子在体内参与胃酸的生成；④氯化钠在维持神经和肌肉的正常兴奋性上也有作用。

生理盐水，又称为无菌生理盐水，是指生理学实验或临床上常用的渗透压与动物或人体血浆的渗透压基本相等的氯化钠溶液。其渗透压与人体血液近似，可维持细胞的正常形态。钠的含量也与血浆相近，但氯离子的含量却明显高于血浆内氯离子的含量，因此生理盐水只是接近生理环境，其用途为供给电解质和维持体液的张力。亦可外用，如清洁伤口或换药时应用。浓度：用于两栖类动物时是 0.67% ～ 0.70%，用于哺乳类动物和人体时是 0.85% ～ 0.9%。人们平常输液用的氯化钠注射液浓度是 0.9%，可以当成生理盐水来使用。

18. 磷酸钠（磷酸三钠）　为磷酸盐，是一种无机化合物。在干燥空气中易潮解风化，生成磷酸二氢钠和碳酸氢钠。在水中几乎完全分解为磷酸氢二钠和氢氧化钠。应用：真性红细胞增多症、原发性血小板增多症、慢性粒细胞白血病、慢性淋巴细胞白血病等以及浅表肿块性质鉴别，也用于神经性皮炎、慢性湿疹、毛细管瘤、瘢痕疙瘩、翼状胬肉、角膜新生血管、浆细胞瘤等的敷贴治疗。

19. 毛果芸香碱　又称匹鲁卡品，是从毛果芸香属（Pilocarpus）植物中提取的生物碱。能直接作用于副交感神经（包括支配汗腺的交感神经）节后纤维支配的效应器官的 M 胆碱受体，对眼和腺体作用较明显。滴眼后可引起缩瞳、降低眼压和调节痉挛等作用。较大剂量的毛果芸香碱（10～15mg，皮下注射）可明显增加汗腺和唾液腺的分泌，并使泪腺、胃腺、胰腺、小肠腺体和呼吸道黏膜分泌增加。

20. NADPH　即还原型辅酶Ⅱ，学名还原型烟酰胺腺嘌呤二核苷酸磷酸（N 指烟酰胺，A 指腺嘌呤，D 是二核苷酸，P 是磷酸基团）。曾经被称为三磷酸吡啶核苷酸，英文 triphosphopyridine nucleotide，使用缩写 TPN，又写作 [H]，又叫作还原氢。

21. 牛血清白蛋白（BSA）　是牛血清中的一种白蛋白，包含 583 个氨基酸残基，分子量为 66.430kDa，等电点为 4.7。牛血清白蛋白在生化实验中有广泛的应用：在酶切反应缓冲液中加入 BSA，通过提高溶液中蛋白质的浓度，对酶起保护作用。防止酶的分解和非特异性吸附，能减轻有些酶的变性，减轻不利环境因素如加热、表面张力及化学因素引起的变性；ELISA 中封闭液，样本稀释液、酶结合物稀释液都可以用 BSA。

22. PBS 缓冲液　PBS 是磷酸缓冲盐溶液（phosphate buffer saline）的简称，是生物化学研究中使用最为广泛的一种缓冲液，主要成分为 Na_2HPO_4、KH_2PO_4、NaCl 和 KCl，由于 Na_2HPO_4 和 KH_2PO_4 有二级解离，故 PBS 缓冲的 pH 范围很广。如有需要，还可向 PBS 中补加 1mmol/L $CaCl_2$ 和 0.5mmol/L $MgCl_2$，以提供双价阳离子。

注：PBS 不是磷酸缓冲液（phosphate buffer solution，PB）。

23. 氢化可的松　是人工合成也是天然存在的糖皮质激素，糖皮质激素具有强大的抗炎作用，能抑制物理性、化学性、免疫性及病原生物性等多种原因所引起的炎症反应。在急性炎症早期，通过增高血管的紧张性、减轻充血、降低毛细血管的通透性，同时抑制白细胞浸润及吞噬反应，减少各种炎症因子的释放，减轻渗出、水肿，改善红、肿、热、痛等症状。在炎症后期，糖皮质激素通过抑制毛细血管和成纤维细胞的增生，抑制胶原蛋白、黏多糖的合成及肉芽组织增生，防止粘连及瘢痕形成，减轻后遗症。

24. 琼脂糖　是线性的多聚物，基本结构是 β-D- 半乳糖和 3，6- 内醚 -L- 半乳糖交替连接起来的长链。琼脂果胶是由许多更小的分子组成的异质混合物。琼脂糖在水中一般加热到 90℃以上溶解，温度下降到 35～40℃时形成良好的半固体状的凝胶，这是它具有多种用途的主要特征和基础。琼脂糖凝胶性能通常用凝胶强度表示。强度越高，凝胶性能越好。琼脂糖凝胶电泳常用于分离、鉴定核酸。

25. 曲酸　又名曲菌酸、曲酸，是一种黑色素专属性抑制药，它进入皮肤细胞后能够与细胞中的铜离子络合，改变酪氨酸酶的立体结构，阻止酪氨酸酶的活化，从而抑制黑色素的形成。曲酸类美白活性剂较其他美白活性剂具有更好的酪氨酸酶抑制效果。它不作用于细胞中的其他生物酶，对细胞没有毒害作用，同时它还能进入细胞间质中，组成胞间胶质，起到保水和增加皮肤弹性的作用。目前已被配入各种化妆品中，制成针对雀斑、老人斑、色素沉着和粉刺的美白化妆品。曲酸还具有清除自由基、增强细胞活力、食品保鲜护色等作用，被广泛地应用于医药和食品领域。

26. 氢氧化钠（NaOH） 俗称烧碱、火碱、苛性钠，溶解时散发出氨味，为一种具有很强腐蚀性的强碱，一般为片状或颗粒形态，易溶于水（溶于水时放热）并形成碱性溶液，另有潮解性，易吸取空气中的水蒸气（潮解）和二氧化碳（变质）。NaOH是化学实验室必备的化学品，纯品是无色透明的晶体。密度 $2.130g/cm^3$。熔点 $318.4℃$。沸点 $1390℃$。工业品含有少量的氯化钠和碳酸钠，是白色不透明的晶体。

27. 人血清白蛋白 英文名称：human serum albumin（HSA），主要用于生化研究和肽酶及其他蛋白质的稳定剂。

28. 羧甲基纤维素钠（又称羧甲基纤维素钠盐、羧甲基纤维素、CMC-Na） 分子式为 $[C_6H_7O_2（OH）2OCH_2COONa]$ n，是聚合度 n 为 $100 \sim 2000$ 的纤维素衍生物。CMC-Na 是当今世界上使用范围最广、用量最大的纤维素种类。白色纤维状或颗粒状粉末。无臭，无味，有吸湿性，不溶于有机溶剂。

CMC-Na 在食品应用中不仅是良好的乳化稳定剂、增稠剂，而且具有优异的冻结、熔化稳定性，并能提高产品的风味，延长贮藏时间。特别是对动、植物油、蛋白质与水溶液的乳化性能极为优异，能使其形成性能稳定的匀质乳状液。在医药工业中可作针剂的乳化稳定剂，片剂的黏结剂和成膜剂。

29. 硫酸铵 无色结晶或白色颗粒，无气味，280℃以上分解。水中溶解度：0℃时 70.6g，100℃时 103.8g。不溶于乙醇和丙酮。0.1mol/L 水溶液的 pH 为 5.5。相对密度 1.77。折光率 1.521。硫酸铵主要用作肥料，适用于各种土壤和作物。还可用于纺织、皮革、医药等方面。

生物学上多用于蛋白纯化工艺方面，因为硫酸铵属于惰性物质，不易与其他生物活性物质发生反应，在纯化过程中能最大限度地保护蛋白活性，另外，硫酸铵的可溶性极好，能形成高盐环境，有助于蛋白沉淀与后续的高盐纯化。

30. 三氯甲烷（trichloromethane，$CHCl_3$） 无色透明液体。有特殊气味，味甜。高折光，不燃，质重，易挥发。纯品对光敏感，遇光照会与空气中的氧作用，逐渐分解而生成剧毒的光气（碳酰氯）和氯化氢。可加入 0.6% ~ 1% 的乙醇作稳定剂。能与乙醇、苯、乙醚、石油醚、四氯化碳、二硫化碳和油类等混溶、25℃时 1mL 可溶于 200mL 水。相对密度 1.4840。凝固点 -63.5℃。沸点 61 ~ 62℃。折光率 1.4476。低毒，半数致死量（大鼠 LD_{50}，口服）为 1194mg/kg。有麻醉性。有致癌可能性。

31. 三羟甲基氨基甲烷（Tris） 是一种白色结晶或粉末。溶于乙醇和水，微溶于乙酸乙酯、苯，不溶于乙醚、四氯化碳，对铜、铝有腐蚀作用，有刺激性的化学物质。

Tris 为弱碱，在 25℃下，它的 pKa 为 8.1；根据缓冲理论，Tris 缓冲液的有效缓冲范围在 pH 7.0～9.2。Tris 碱的水溶液 pH 在 10.5 左右，一般加入盐酸以调节 pH 至所需值，即可获得该 pH 的缓冲液。

Tris 缓冲液被广泛用作核酸和蛋白质的溶剂，常配成 pH 为 6.8、7.4、8.0、8.8 的溶液。1mol/L pH 6.8 的 Tris-HCl 和 1.5mol/L pH 8.8 的 Tris-HCl 是 SDS-PAGE 最常用的试剂。而由 Tris 配成的 TAE，TBE 等是 DNA 电泳最常用的试剂。

32．十二烷基硫酸钠（SDS）　易溶于水，微溶于乙醇，几乎不溶于氯仿、乙醚和轻石油。对酸、碱和硬水稳定。

SDS 是一种白色或淡黄色微黏物，工业上常用于洗涤剂和纺织工业。与阴离子、非离子复配伍性好，具有良好的乳化、发泡、渗透、去污和分散性能，可用作阴离子型表面活化剂、乳化剂及发泡剂、生化分析、电泳、离子对试剂等。

33．TAE 缓冲液　是由三羟甲基氨基甲烷（Tris）、乙酸（acetic acid）和乙二胺四乙酸（EDTA）组成的缓冲液，英文名为三种组成成分的首字母。在分子生物学实验中常被用作 DNA 或 RNA 进行凝胶电泳时的缓冲液。

34．碳酸氢钠（$NaHCO_3$）　是一种易溶于水的白色碱性粉末，俗称小苏打、苏打粉、梳打粉（香港、台湾）、重曹、焙用碱等，白色细小晶体，在水中的溶解度小于苏打。

碳酸氢钠在与水结合后开始释出二氧化碳（CO_2），在酸性液体（如：果汁）中反应更快。随着环境温度升高，释出气体的作用加快。碳酸氢钠在作用后会残留碳酸钠，使用过多会使成品有碱味。碳酸氢钠水溶液呈弱碱性。

35．乌拉坦　又名氨基甲酸乙酯，常用于试验动物麻醉。氨基甲酸酯类药为胆碱酯酶的竞争性抑制药，以类似于乙酰胆碱的方式与胆碱酯酶结合，形成氨甲酰化胆碱酯酶。由于形成的氨甲酰化胆碱酯酶水解速率比乙酰化胆碱酯酶慢，遂使其暂时失去了水解乙酰胆碱的活性，造成乙酰胆碱的积累，影响了实验动物正常的神经传导而起麻醉作用。

36．乙醇　无色澄清液体。有特殊香味，易流动。极易从空气中吸收水分，能与水和氯仿、乙醚等多种有机溶剂以任意比例互溶。能与水形成共沸混合物（含水 4.43%），共沸点 78.15℃。密度 0.789g/cm³。熔点 -114.1℃。沸点 78.5℃。折光率（n20D）1.361。闭杯闪点（在规定结构的容器中加热挥发出可燃气体与液面附近的空气混合，达到一定浓度时可被火星点燃时的温度）13℃。易燃。蒸气与空气混合能形成爆炸性混合物，爆炸极限 3.5%～18.0%（体积）。该有机溶剂用途极其广泛，主要用于医疗、化妆品、卫生用品、油脂与染料方面。

37．戊巴比妥钠　作用与苯巴比妥相同，用于动物麻醉实验，仅供科研使用，为中长效的巴比妥类催眠药，作用时间可维持 4～6 小时，显效较快。用作催眠和麻醉前给药，亦可用于治疗癫痫和破伤风的痉挛。

38. 士的宁　为无色针状结晶，味极苦，可溶于水。归入中枢兴奋药一类。药理作用：士的宁能够选择性地提高脊髓兴奋功能，治疗剂量（1mg）可使脊髓反射的应激性提高，反射时间缩短，促进神经冲动传导，骨骼肌的紧张度增加，中毒量（5mg）可使全身骨骼肌同时痉缩，发生强直性惊厥，现认为士的宁兴奋作用的机制是"解除抑制"，即阻断脊髓闰绍细胞（为一种抑制性神经元）的返回抑制和交互抑制的结果。现已证明，士的宁减弱闰绍细胞对运动神经元所呈现出的抑制作用，使运动神经元对于传入冲动的反应性加强，即所谓减低突触阻力；导致传出兴奋加强；同时，兴奋可在脊髓内泛发传播。士的宁中毒所致的强直性惊厥就是轻微传入刺激引起强烈而泛发的兴奋传播的结果。

39. 血塞通注射液　具有抗脑缺血作用：血塞通注射液能改善多发性脑梗死大鼠的脑水肿，促进脑软化灶的胶质细胞反应，加速软化灶的吸收和机化，使海马区神经元病变减轻。对沙土鼠短暂性脑缺血海马迟发性神经元损伤有一定的保护作用，可降低缺血后脑组织 Ca^{2+} 含量，减少死亡神经元数量，增加神经元密度。改善血液流变性作用：血塞通注射液可使冠心病、脑梗死、2 型糖尿病、肺源性心脏病等症患者的血液流变学指标改善，全血黏度和血浆黏度降低，血细胞比容和血小板聚集率减少，血沉速度减慢，纤维蛋白原含量减少。改善微循环作用：血塞通注射液可使脑梗死患者、原发性高血压患者甲襞微循环形态积分、流态积分、半周积分、总体积分降低；可使原发性高血压患者襞周渗出明显减少，管径缩小，流速增加，红细胞聚集性下降，襞顶淤张减轻以及管襞清晰度增加，水肿消退。降血脂作用：血塞通注射液可降低 2 型糖尿病患者的总胆固醇、三酰甘油，降低冠心病心绞痛、脑梗死患者血清三酰甘油、胆固醇和低密度脂蛋白含量。抗自由基损伤作用：血塞通注射液可升高冠心病患者红细胞超氧化物歧化酶活性，降低血浆丙二醛含量，且可使血清蛋白激酶 C 和谷草转氨酶含量下降。

40. 乙酰胆碱　是中枢和外周神经系统的内源性神经递质，其主要作用为激动毒蕈碱型胆碱受体（M 胆碱受体）和烟碱型胆碱受体（N 胆碱受体），作用广泛，但选择性不高。临床上不作为药用，一般只做实验用药。

乙酰胆碱可兴奋胃肠道平滑肌，使其收缩幅度、张力和蠕动增加，能促进胃、肠分泌，引起恶心、嗳气、呕吐、腹痛及排便等症状。可使泌尿道平滑肌蠕动增加，膀胱逼尿肌收缩，使膀胱最大自主排空压力增加，降低膀胱容积，同时膀胱三角区和外括约肌舒张，导致膀胱排空。

41. 乙二胺四乙酸（EDTA）　俗名依地酸（特别是它的钙盐络合物，医学上称为依地酸钠钙）分子式为 $C_{10}H_{16}N_2O_8$。EDTA 是化学中一种良好的配合剂，它有六个配位原子，EDTA 在配位滴定中经常用到，一般是测定金属离子的含量，在生物应用中，用于排除大部分过渡金属元素离子（如 Fe^{3+}、Ni^{2+}、Mn^{2+}）的干扰。在蛋白质工程及试验中可在不影响蛋白质功能的情况下去除干扰离子。

42．盐酸（hydrochloric acid） 分子式 HCl，相对分子质量 36.46。盐酸为不同浓度的氯化氢水溶液，呈透明无色或黄色，有刺激性气味和强腐蚀性。易溶于水、乙醇、乙醚和油等。浓盐酸为含 38% 氯化氢的水溶液，相对密度 1.19，熔点 -112℃，沸点 -83.7℃。3.6% 的盐酸，pH 为 0.1。

43．蔗糖 有机化合物，分子式 $C_{12}H_{22}O_{11}$，相对分子质量 342.3。无色晶体，具有旋光性，但无变旋。蔗糖容易被酸水解，水解后产生等量的 D- 葡萄糖和 D- 果糖。不具还原性。发酵形成的焦糖可以用作酱油的增色剂。

蔗糖可以增加机体 ATP 的合成，有利于氨基酸的活力与蛋白质的合成。由蔗糖分解成的葡萄糖作为能源物质对脑组织和肺组织都是十分重要的。糖是构成机体的重要物质，如糖蛋白是体内的激素、酶、抗体等的组成部分，糖脂是细胞膜和神经组织的成分，核糖和脱氧核糖是核酸的重要组分。

44．左旋多巴 又名左多巴，为抗震颤麻痹药。本品通过血脑屏障进入脑组织，发挥作用。适用于原发性震颤麻痹症及非药源性震颤麻痹综合征。

本品服用后有恶心、呕吐、食欲缺乏及失眠、幻觉等不良反应。

第九节 中医药药理学研究的常用方法简介

一、消化系统

涉及消化系统实验方法研究的常见中药有泻下药、理气药、温里药、补气健脾药，消化系统药物研究主要包括消化器官运动实验、消化器官分泌实验、抗胃和十二指肠溃疡、抗实验性肝损伤、利胆等药理学实验方法。

1．消化器官运动实验方法 ①离体器官运动实验：采用豚鼠、大鼠、家兔的离体胃、肠、胆囊等器官的肠段或肌条为材料，在恒温并充氧的营养液中通过拉力传感器与生理记录系统连接，描记肌纤维的收缩和舒张功能。采用离体肠管法观察药物对肾上腺素、胆碱、组胺、前列腺素等的拟似药和拮抗药以及氯化钡等药物致肠肌张力变化的影响，分析药物的作用机制。②在体器官运动实验：胃排空、肠推进动力实验、压敏传感器贴壁法测定平滑肌组织的舒缩运动以及生物电研究消化器官电生理变化等；测定药物对大鼠胃肠激素及肠神经递质，研究药物促进肠运动的机制。

2．消化器官分泌实验方法 通过插管或造瘘等方法收集胃液、肠液、胰液及胆汁，然后对上述消化液进行分析。胃酸测定可用酸碱滴定法或酸度计测定法；胃蛋白酶测定可用凝乳法、Mett 毛细玻管法、Hmon-Mimhy 改良法等；糜蛋白酶测定可用分光光度法、合成多肽法等。

3．抗胃和十二指肠溃疡实验方法 通过建立实验性溃疡模型，观察药物对胃黏膜损伤的保护作用。引起实验性溃疡的方法有 Shay 幽门结扎型、应激型、酒精损伤型、药物（阿司匹林、吲哚美辛、半胱氨酸、组胺）诱发型等。同时还可测定胃组织中相关活性物质的含量，如前列腺素、氨基己糖、cAMP、5- 羟色胺、组胺等物质。

4. 抗实验性肝损伤实验方法　急性中毒性肝炎、肝坏死模型：应用四氯化碳、硫代乙酰胺、D- 氨基半乳糖等诱发；脂肪肝、肝纤维化、肝硬化模型：可应用乙硫氨酸、高脂肪、低蛋白质、低胆碱饮食或使食物中缺乏某些营养物质（如胱氨酸、甲硫氨酸、维生素 E 等）后再给予乙醇和四氯化碳等诱发；阻塞性黄疸模型：应用 n- 萘异硫氰酸酯或胆管结扎均可诱发胆汁郁积型黄疸模型；免疫性肝损伤模型：取异种或同种动物的肝提取物作为抗原免疫纯系小鼠可制备该模型。

检测的指标包括血清或肝脏谷草转氨酶、谷丙转氨酶活性，CYP 酶活性，肝糖原、血清总蛋白、白蛋白含量，血氨、胆红素浓度等。作为抗脂肪肝、肝硬化药物，还可检测肝脏胶原蛋白含量、凝血酶时间等，同时还可进行病理组织学观察。机制研究可进行活性代谢产物的形成、谷胱甘肽的耗竭、线粒体蛋白的烷化和过氧化亚硝酸盐的形成等研究。

5. 利胆实验方法　正常大鼠的胆汁流量测定，离体胆囊肌片舒缩活动描记、整体动物的胆道内压测定，由细菌造成化脓性胆管炎后对模型动物的胆汁流量、胆汁成分含量、奥狄氏括约肌张力等指标进行测定，对胆石标本进行胆固醇钙、胆红素等成分的含量测定等。

二、呼吸系统

涉及呼吸系统实验方法研究的常见中药有化痰止咳平喘药和理气药，主要包括祛痰、镇咳、平喘等药理学实验方法。

1. 祛痰实验方法　药物的祛痰作用大多为增加呼吸道分泌液的分泌，使痰液变稀；降解痰液中的黏性成分，使痰的黏度下降或增加呼吸道黏膜上皮细胞纤毛的运动，使痰液易于咳出。常用的方法有气管酚红法、毛细玻管法和气管纤毛黏液流动法。

（1）气管酚红法：常用小鼠或兔，通过给动物腹腔或静脉注入一定量的酚红，可部分地从气管分泌排出，测定从动物气管中排泌酚红的量，可确定药物的化痰作用。

（2）毛细玻管法：常用麻醉大鼠，用玻璃毛细管插入气管内吸取痰液，以一定时间内吸取痰液量的多少，作为药物排痰效果的评价指标。

（3）气管纤毛黏液运动法：常用家鸽、家兔以墨汁为标志物（也可用染料、炭粉、软木粒等），观察一定时间内标志物在气管黏膜表面运动距离的长短，判断药物的排痰效果。

2. 镇咳实验方法　咳嗽多由呼吸道黏膜受刺激而引起，实验常用化学刺激法、电刺激法和机械刺激法制备咳嗽动物模型来观察药物的镇咳作用。

（1）化学刺激法：常用氨水、硫酸、枸橼酸或氧化硫等刺激性气雾使小鼠或豚鼠吸入呼吸道，刺激呼吸道的感受器，以引发咳嗽。

（2）电刺激法：以一定强度和频率的电脉冲刺激猫、豚鼠的咳嗽反射传入通路上的任何环节，均可引起咳嗽。

（3）机械刺激法：通过对麻醉猫、豚鼠等动物的气管插管，用猪毛、羽毛之类插入气管，并上下拉动，引发咳嗽。

3. 平喘实验方法　包括对气管平滑肌松弛法和抗过敏法，分离体实验和整体实验。常用的离体实验有气管螺旋条法、气管容积法；在体实验有喷雾致喘法、肺溢流法等。

（1）气管螺旋条法：将豚鼠离体气管剪成螺旋条状，置于平滑肌浴槽中，观察药物对离体螺旋条的松弛作用。

（2）气管容积法：取豚鼠完整气管段，与毛细玻管相连，通过观察豚鼠离体气管在用药后玻管内液面的升降，判断药物对支气管的舒缩作用。

（3）喷雾致喘法：多用豚鼠，恒压喷雾致喘剂（如组胺和乙酰胆碱），可引起动物"哮喘反应"而抽搐跌倒，观察引起该反应的潜伏期来判断药物平喘作用。

（4）肺溢流法：常用豚鼠进行实验，通过与装置系统相连的气量计记录进入的气量，借以判断药物对支气管平滑肌舒缩的影响。

三、心血管系统

涉及心血管系统实验方法研究的常见中药有温里药、平肝息风药、活血化瘀药、补益药和理气药，主要包括强心、降压、抗心律失常及抗心肌缺血等药理实验方法。

1. 强心实验方法　可分为离体心脏实验法和在体心脏实验法。

（1）离体心脏实验法：经典方法有斯氏法和八木氏法灌流离体蛙心或蟾蜍心脏、Langendorf 法灌流哺乳类动物离体心脏，近年来，离体乳头肌实验、离体心房肌实验和体外心肌培养实验方法更为常用。

（2）在体心脏实验法：可用蛙、大鼠、兔、猫、犬的在体心脏同步观察药物对心肌收缩力、频率、节律、血压、心电图等影响。

2. 血压的测定方法　有直接测压法（插管法）和间接测压法（大鼠尾动脉测压法、犬颈动脉皮鞘法）。降压药的研究常分为 3 个步骤：

（1）首先观察药物对正常麻醉动物的急性降压作用：将动物麻醉后，直接测量其颈动脉或股动脉的血压。此法简单，但由于与临床实际有距离，所以仅用于初筛。

（2）慢性实验治疗法：用高血压模型动物来观察药物的治疗作用。动物的高血压模型有肾型、神经型、内分泌型和遗传型等，血压测定常采用间接测压法。此法接近临床实际情况，主要用于复试。

（3）降压作用机制研究：通过上述实验证明药物有降压作用后，进一步通过对中枢、神经节、递质、受体、血管平滑肌、水盐代谢等方面实验来分析药物的作用环节。

3．引起实验性心律失常的方法　药物：乌头碱、哇巴因、钡盐、钙盐、氯仿、肾上腺素等；电刺激法；结扎冠状动脉法。药物用上述模型进行初筛后，再进一步应用电生理方法和心肌培养技术研究药物作用的分子机制。

4．抗心肌缺血的实验方法　心脏和冠脉血流测定、心肌氧代谢实验、药物（垂体后叶素、麦角碱、异丙肾上腺素或肾上腺素）诱发心肌缺血实验、冠状动脉结扎引起心肌梗死实验、心脏灌流实验。

四、中枢神经系统

涉及中枢神经系统实验方法的中药有安神药、平肝息风药、祛风湿药、清热药，实验方法主要有镇静作用实验、催眠作用实验、抗惊厥作用实验、镇痛作用实验及解热作用实验等。

1．镇静作用实验方法　主要有对小鼠自发活动影响实验。

2．催眠作用实验方法　主要有延长戊巴比妥钠睡眠时间和对戊巴比妥钠阈下催眠剂量的影响。

3．抗惊厥作用实验方法　主要有致惊剂（如戊四唑、印防己毒素、士的宁等）诱发惊厥法、电惊厥法（包括最大电休克发作实验、最小电休克阈值实验、点燃效应引起的发作）、精神运动性发作法、听源性发作法等。

4．镇痛作用实验方法　主要有化学刺激剂法（如醋酸、酒石酸锑钾、缓激肽等）、热刺激法（如热板法、热辐射法等）、电刺激法（采用电流刺激动物尾巴、足掌、齿髓等部位）、机械刺激法（纤维针刺激法、电动压尾法等）。

5．解热作用实验方法　主要是利用动物发热模型观察药物是否具有解热作用。常用的致热源有伤寒及副伤寒菌苗、大肠埃希菌菌液、啤酒酵母悬液、内毒素致热等。

五、血液系统

涉及血液系统实验方法的常见中药主要有补血药、止血药、活血化瘀药，实验研究包括抗贫血、抗凝、止血，改善血液流变学、抗血栓等方面的实验。

1．影响内源性凝血途径实验方法　包括全血凝血时间测定法、血浆复钙时间（plasma recalcification time，PRT）测定法和活化部分凝血活酶时间（activated partial thromboplastin time，APTT）测定法。

（1）全血凝血时间测定法：指在一定条件下，血液自离体到凝固所需的时间。基本原理是血液与异物（如玻璃）表面接触后，启动内源性凝血途径，通过酶促反应，使纤维蛋白原转化为纤维蛋白导致血液凝固。常用的方法有：试管法、玻片法、毛细玻管法。

（2）血浆复钙时间测定法：原理是脱钙抗凝剂与血浆中钙结合后，凝血过程中断，此时再加入适量钙，血液的凝固过程可继续进行。实验时在用草酸铵抗凝的血液中加入氯化钙后，观察对凝血时间的影响，比较对照组与用药组动物血浆的复钙时间，或同一动物用药前后血浆复钙时间的差异。该方法可考察内源性凝血途径有无缺陷，以及药物是否对内源性凝血系统有影响。

（3）部分凝血活酶时间测定法：取加入 1% 草酸铵或 3.8% 枸橼酸钠抗凝的血浆，加入部分凝血活酶试剂（如脑磷脂）及氯化钙，计算血浆凝固时间。另外，白陶土可增强接触面积，增加因子Ⅺ、Ⅻ的活化，若在部分凝血活酶试剂中加入白陶土，则称为白陶土部分凝血活酶时间（kaolin partial thromboplastin time，KPTT），此为内源性凝血系统较敏感和常用的筛选实验。

2. 影响外源性凝血途径的实验方法　主要用于检测因子Ⅱ、Ⅴ、Ⅶ、Ⅹ的活性和含量，如血浆凝血酶原时间测定。原理是组织凝血活酶与钙离子混合物加到正常抗凝血浆时，可激活外源性凝血途径，在凝血活酶因子Ⅱ、Ⅴ、Ⅶ、Ⅹ等作用下，使凝血酶原转化为凝血酶，并形成血凝块。若凝血时间延长或缩短，提示对外源性凝血途径有影响。

3. 影响纤溶系统实验方法　主要检测纤溶系统活性，常用实验方法有全血血凝块溶解实验。

4. 影响血管收缩实验方法　收缩局部血管，减少血流量，是止血药发挥作用的机制之一，常用外用止血药局部创口止血法。①将麻醉犬或者家兔的股动脉局部切开，局部撒上待试药，观察止血效果；②将动物肝脏或者脾脏切开造成局部出血，用药后观察止血效果。

5. 影响血小板黏附与聚集功能的实验方法　血小板是参与凝血的重要物质，当血管壁受损时，血小板会在受损处黏附、聚集，形成血小板血栓。常用的实验方法有血小板黏附性实验、血小板聚集性实验。

（1）血小板黏附性实验：原理是血小板与异物接触一定时间后，会黏附于异物表面，使得血中血小板数目减少。常用方法有玻球瓶法、玻球柱法、胶原黏附法。

（2）血小板聚集性实验：原理是富含血小板的血浆具有一定的浊度，根据浊度变化考察血小板含量的高低，当血小板聚集时，浊度下降，透光度增加。实验先制备富含血小板的血浆，利用血小板聚集仪测试药物对血小板聚集的影响。也可利用体外血栓测定仪，测定血栓的干、湿重量以及血栓的长度，以反映药物的作用。

6. 对出血或凝血障碍模型动物的实验方法　制备类似人类的动物出血性或者凝血性（栓塞性）病理模型，用相应药物进行实验性治疗，用于筛选药物止血作用或分析药物的作用机制。例如给大鼠、小鼠或家兔灌服双香豆素可引起低凝血酶原血症；静脉注射尿激酶可以引起纤溶系统功能亢进；皮下注射四氯化碳可造成肝脏功能性不良出血等。考察的指标除上述实验指标之外还可测量影响血液功能的活性物质，如血栓烷 B2、6- 酮基 - 前列腺素 F2α、内皮素、一氧化氮、5- 羟色胺等。

六、泌尿和生殖系统

涉及泌尿和生殖系统的药理实验方法研究的常见中药主要有利水渗湿药、平肝息风药、理气药、活血化瘀药和补益药，主要包括利尿、抗利尿、影响肾功能（肾小球滤过率、肾小管重吸收、肾血流量等）、影响性腺及性激素样功能、影响子宫功能等药理实验方法。

1．利尿实验方法

（1）代谢笼实验法：用代谢笼收集动物（多见于大鼠及小鼠）尿液 24 小时，利尿实验时常先给动物水负荷。因实验环境（温度、湿度）对结果有较大的影响，应控制室温保持在 20℃。本方法实验时间较长，优点是在生理状态下或接近生理状态下进行实验，结果较为可靠。为了减少尿液的蒸发和粪便的污染，可用特殊的集尿装置或用滤纸吸着尿液加以称重。

（2）导尿管集尿法：选用雄性犬、家兔或大鼠，先给予水负荷，背位固定于手术台，将已用液状石蜡润滑过的导尿管自尿道轻轻经膀胱括约肌插入膀胱，导尿管下端接量筒，收集一定时间内的尿量。在观察尿液排出量的同时，也可取不同时间段的尿液进行钠、钾、氯等离子的含量检测，进一步了解药物的作用部位。

2．抗利尿实验方法　主要有蟾蜍离体膀胱实验法和生物检定实验法。前者主要测定药物体外对蟾蜍膀胱通透性的影响，后者按 Ginsburg 及 Heller 法实验。

3．肾功能实验方法　①肾清除率测定法：测定肾脏对血液里某物质的清除能力，如菊糖、对氨马尿酸等；②截流分析实验法：分析肾小管各段运动功能；③肾小管微穿刺实验法：分析肾小管不同节段离子的转运情况，探明药物的作用部位；④肾脏生化检验法：检验血液中蛋白质的代谢产物，如尿素和肌酐；⑤放射性肾图检查法：检查肾脏供血情况、肾小管分泌功能及输尿管通畅情况。

4．性腺及性激素样功能实验方法　主要有子宫重量法、阴道上皮细胞角化实验、精液囊（前列腺）重量法、性激素如血浆雌二醇、睾酮测定法、睾丸 cAMP 含量测定法等，评价药物对性腺的功能及性激素分泌的影响。

5．子宫功能实验方法　主要包括离体和在体子宫平滑肌实验，观察药物对子宫收缩活动的影响，动物可选用小鼠、大鼠、豚鼠和家兔。

七、抗炎作用

涉及抗炎实验研究的常见中药有祛风湿药、解表药、清热药和活血化瘀药等，对于药物的抗炎药理研究，常通过对实验动物人为施加各种物理、化学、生物等有害刺激来模拟炎症疾病的发生、发展过程，并依据药物在多种炎症模型中所表现的功效来综合地加以观察、分析、评价。抗炎实验按致炎性质不同分为两类。

1. 非特异性炎症

（1）急性炎症：采用致炎因子如异性蛋白（如鸡蛋清）、颗粒异性物（如角叉菜胶、琼脂）以及化学药物（如甲醛、二甲苯）等制成急性炎症模型，观察药物的抗炎作用；还可选择与炎症反应相关的时相期实验，如毛细血管通透性实验、白细胞游走实验，观察炎症的基本病理变化。

（2）慢性炎症：采用棉球植入方式造成慢性炎症，观察肉芽增生情况。

2. 免疫性炎症　包括细胞介导的超敏反应性炎症和免疫复合物介导的炎症。如采用弗氏完全佐剂诱发佐剂性关节炎模型。

八、应激反应

涉及抗应激实验方法研究的常见中药有补益药、温里药等，抗应激实验一般指动物在一定的应激原的刺激下机体的反应或存活情况。外界环境的剧烈变化如寒冷、缺氧、高温、辐射等，过度的忧、思、恐、怒等情志刺激也可构成应激原。

抗应激作用的主要实验方法包括：耐常压缺氧实验、游泳实验、耐高温、耐寒冷实验、抗辐射实验等。抗应激实验常采用小鼠为实验动物，以小鼠在常压缺氧条件下呼吸停止、游泳时间、在寒冷或高温环境中的小鼠存活百分率等为指标，观察药物的耐缺氧、抗疲劳、耐高温、耐寒冷等抗应激方面的作用。

第四章　附　表

第一节　常见实验动物生理常数表

指标	小鼠	大鼠	豚鼠	家兔	犬
适用体重（kg）	0.018～0.025	0.12～0.20	0.2～0.5	1.2～2.5	5～15
寿命（年）	1.5～2.0	2.0～3.5	6～8	4～9	10～15
性成熟年龄（月）	1.2～1.7	2～8	4～6	5～6	8～10
平均体温（℃）	37.4	38.0	39.0	39.0	38.5
呼吸（次/分）	136～216	100～150	100～150	50～90	20～30
心律（次/分）	400～600	230～400	180～250	150～220	100～200
血压（mmHg）	95～125	100～120	75～90	75～105	25～70
红细胞（百万/mm³）	7.7～12.5	7.2～9.6	4.7～7.0	4.5～7.0	4.5～7.0
血红蛋白（g/L）	100～190	120～170	110～165	80～150	110～180
血小板（万/mm³）	60～110	50～100	68～87	38～52	10～60
白细胞总数（千/mm³）	60.～10.0	6.0～15.0	8.0～12.0	7.0～11.3	9.0～13.0

第二节　国际单位制

物理量	常用符号	单位名称	单位符号
长度	L	米	m
质量	m	千克	kg
时间	t	秒	s
热力学温度	T	开［尔文］	K
物质的量	n	摩［尔］	mol

国际单位制基本单位是一系列由物理学家订定的基本标准单位。缩写为 SI，国际单位制共有 7 个基本单位。本书中可能涉及的共有以上 5 种。

1．与本书相关的标准单位换算方式为：

长度单位（L）：$1m = 10dm = 100cm = 10^3mm = 10^6\mu m = 10^9nm$。

质量单位（m）：$1kg = 10^3g = 10^6mg = 10^9\mu g$。

时间单位（t）：1 小时 ＝ 60 分钟 ＝ 3600 秒。

温度单位（T）：$0K = -273.15℃$（开氏度＝摄氏度＋273.15）。

物质的量（n）：$1mol = 10^3mmol = 10^6\mu mol$。

2．与本书相关的非标准单位换算方式为：

浓度单位（C）：$1mol/L = 1M = 10^3mmol/L = 10^6\mu mol/L$。

质量浓度单位：$1g/L = 10^3g/mL = 10^{-3}kg/L$。

体积单位（V）：$1L = 10^3mL$。

密度单位（ρ）：$1g/cm^3 = 10^3kg/m^3$。

药物剂量：$1mL/10g = 0.1mL/g$，表示每 10g 体重给予药物剂量 1mL。

血压：$1kPa = 7.5mmHg$。

第三节　随机数字表

70 24 55 70 48	48 54 18 39 86	72 84 99 31 34	31 10 93 97 37	34 89 51 68 28
40 77 45 67 84	65 18 23 57 51	47 54 78 81 88	24 85 64 70 48	64 71 27 55 76
48 15 35 71 27	78 11 21 97 76	82 42 16 69 32	55 51 19 66 14	56 37 48 97 66
13 60 49 33 18	88 77 54 12 86	26 42 52 39 10	34 38 12 20 95	31 80 89 46 92
75 92 19 90 34	53 34 47 84 92	53 21 27 19 54	69 64 43 54 95	97 17 98 87 72
96 45 49 80 58	44 53 70 97 49	83 83 95 99 47	12 26 24 76 17	28 81 34 64 72
28 83 12 86 45	42 63 35 57 37	39 61 14 57 97	63 43 54 37 46	98 60 33 26 37
35 60 12 87 85	71 48 62 16 36	17 37 86 75 34	47 50 78 25 66	49 28 39 85 71
45 75 77 19 17	61 74 76 79 19	88 70 39 77 47	91 58 91 66 96	68 52 96 34 79
36 19 49 12 16	26 44 17 64 76	58 74 20 24 58	46 79 62 71 31	14 98 84 97 28
62 69 86 76 68	18 80 57 33 19	13 17 29 82 74	27 15 42 19 35	82 55 23 51 80
13 46 97 26 68	74 37 82 58 97	54 37 81 66 10	49 64 92 87 89	34 71 85 78 83
34 13 13 63 90	22 71 35 95 37	23 99 24 43 90	71 71 98 94 53	65 61 55 22 45
96 58 75 16 85	54 98 18 77 34	62 24 72 84 11	15 89 89 17 15	99 30 90 80 73

32 88 45 73 15	65 83 76 16 35	62 41 76 29 53	25 24 35 97 90	31 31 33 78 65
41 75 60 14 39	59 23 47 12 56	88 53 80 24 16	99 47 46 10 77	30 61 38 87 14
43 32 12 90 16	54 65 48 62 74	97 89 72 27 59	92 43 65 98 53	39 68 80 35 70
99 17 49 16 81	84 82 44 67 62	42 13 91 92 75	53 50 76 47 11	33 77 92 34 95
33 24 58 71 56	99 80 58 26 57	46 31 15 47 53	85 25 84 26 77	24 99 40 82 96
11 33 25 93 26	41 86 54 75 57	75 21 21 80 74	78 40 76 22 27	94 90 95 38 99
20 92 28 71 89	68 14 56 37 57	14 50 85 73 74	27 77 16 38 36	40 50 76 99 54
30 14 11 77 62	42 92 80 74 66	46 80 14 68 20	70 13 79 64 29	57 38 69 29 49
33 83 64 57 69	95 48 79 32 15	63 54 75 63 60	44 16 97 19 49	56 42 87 91 85
12 28 71 87 17	31 61 27 27 38	13 44 32 16 80	10 18 65 38 98	24 31 87 12 64
56 11 90 59 72	68 98 81 59 77	85 29 66 30 37	90 13 45 17 25	38 82 65 41 67

第四节　t 界值表

自由度 /ν		概率，P								
	单尾：	0.25	0.1	0.05	0.025	0.01	0.005	0.0025	0.001	0.0005
	双尾：	0.5	0.2	0.1	0.05	0.025	0.01	0.005	0.0025	0.001
1		1.000	3.078	6.314	12.706	31.821	63.657	127.321	318.309	636.619
2		0.816	1.886	2.920	4.303	6.965	9.925	14.089	22.327	31.599
3		0.765	1.638	2.353	3.182	4.541	5.841	7.453	10.215	12.924
4		0.741	1.533	2.132	2.776	3.747	4.604	5.598	7.173	8.610
5		0.727	1.476	2.015	2.571	3.365	4.032	4.773	5.893	6.869
6		0.718	1.440	1.943	2.447	3.143	3.707	4.317	5.208	5.959
7		0.711	1.415	1.895	2.365	2.998	3.499	4.029	4.785	5.408
8		0.706	1.397	1.860	2.306	2.896	3.355	3.833	4.501	5.041
9		0.703	1.383	1.833	2.262	2.821	3.250	3.690	4.297	4.781
10		0.700	1.372	1.812	2.228	2.764	3.169	3.581	4.144	4.587
11		0.697	1.363	1.796	2.201	2.718	3.106	3.497	4.025	4.437
12		0.695	1.356	1.782	2.179	2.681	3.055	3.428	3.930	4.318
13		0.694	1.350	1.771	2.160	2.650	3.012	3.372	3.852	4.221
14		0.692	1.345	1.761	2.145	2.624	2.977	3.326	3.787	4.140

自由度 /v	概率，P								
	单尾： 0.25	0.1	0.05	0.025	0.01	0.005	0.0025	0.001	0.0005
	双尾： 0.5	0.2	0.1	0.05	0.025	0.01	0.005	0.0025	0.001
15	0.691	1.341	1.753	2.131	2.602	2.947	3.286	3.733	4.073
16	0.690	1.337	1.746	2.120	2.583	2.921	3.252	3.686	4.015
17	0.689	1.333	1.740	2.110	2.567	2.898	3.222	3.646	3.965
18	0.688	1.330	1.734	2.101	2.552	2.878	3.197	3.610	3.922
19	0.688	1.328	1.729	2.093	2.539	2.861	3.174	3.579	3.883
20	0.687	1.325	1.725	2.086	2.528	2.845	3.153	3.552	3.850
21	0.686	1.323	1.721	2.080	2.518	2.831	3.135	3.527	3.819
22	0.686	1.321	1.717	2.074	2.508	2.819	3.119	3.505	3.792
23	0.685	1.319	1.714	2.069	2.500	2.807	3.104	3.485	3.768
24	0.685	1.318	1.711	2.064	2.492	2.797	3.091	3.467	3.745
25	0.684	1.316	1.708	2.060	2.485	2.787	3.078	3.450	3.725
26	0.684	1.315	1.706	2.056	2.479	2.779	3.067	3.435	3.707
27	0.684	1.314	1.703	2.052	2.473	2.771	3.057	3.421	3.690
28	0.683	1.313	1.701	2.048	2.467	2.763	3.047	3.408	3.674
29	0.683	1.311	1.699	2.045	2.462	2.756	3.038	3.396	3.659
30	0.683	1.310	1.697	2.042	2.457	2.750	3.030	3.385	3.646
31	0.682	1.309	1.696	2.040	2.453	2.744	3.022	3.375	3.633
32	0.682	1.309	1.694	2.037	2.449	2.738	3.015	3.365	3.622
33	0.682	1.308	1.692	2.035	2.445	2.733	3.008	3.356	3.611
34	0.682	1.307	1.091	2.032	2.441	2.728	3.002	3.348	3.601
35	0.682	1.306	1.690	2.030	2.438	2.724	2.996	3.340	3.591
36	0.681	1.306	1.688	2.028	2.434	2.719	2.990	3.333	3.582
37	0.681	1.305	1.687	2.026	2.431	2.715	2.985	3.326	3.574
38	0.681	1.304	1.686	2.024	2.429	2.712	2.980	3.319	3.566
39	0.681	1.304	1.685	2.023	2.426	2.708	2.976	3.313	3.558
40	0.681	1.303	1.684	2.021	2.423	2.704	2.971	3.307	3.551
50	0.679	1.299	1.676	2.009	2.403	2.678	2.937	3.261	3.496
60	0.679	1.296	1.671	2.000	2.390	2.660	2.915	3.232	3.460
70	0.678	1.294	1.667	1.994	2.381	2.648	2.899	3.211	3.435
80	0.678	1.292	1.664	1.990	2.374	2.639	2.887	3.195	3.416

自由度/v		概率，P								
	单尾：	0.25	0.1	0.05	0.025	0.01	0.005	0.0025	0.001	0.0005
	双尾：	0.5	0.2	0.1	0.05	0.025	0.01	0.005	0.0025	0.001
90		0.677	1.291	1.662	1.987	2.368	2.632	2.878	3.183	3.402
100		0.677	1.290	1.660	1.984	2.364	2.626	2.871	3.174	3.390
200		0.676	1.286	1.653	1.972	2.345	2.601	2.839	3.131	3.340
500		0.675	1.283	1.648	1.965	2.334	2.586	2.820	3.107	3.310
1000		0.675	1.282	1.646	1.962	2.330	2.581	2.813	3.098	3.300
∞		0.6745	1.2816	1.6449	1.96	2.3263	2.5758	2.807	3.0902	3.2905

第五节 非挥发性麻醉剂的常用剂量表

剂量单位：mg/kg体重

药物常用浓度（g/100mL）	小鼠	大鼠	豚鼠	家兔	猫	狗
戊巴比妥钠（1～4）	40～50（ip）	40～50（ip）	40～50（ip）	25～30（iv） 30～40（ip）	30～40（ip）	30～40（ip）
硫喷妥钠（2～4）		25（iv） 50～80（ip）		20～30（iv）	30～50（ip）	20～30（iv）
乌拉坦（10～25）	1000～1500（ip）	1000～1500（ip）	1000～1200（iv） 1000～1500（ip）	1000～1200（iv） 1000～1500（ip）	1200～1500（ip）	1000（iv）
氯醛糖		50～80（ip）		50～80（ip、iv）	50～80（ip、im）	

第六节 实验动物常用给药容量表

给药途径	小鼠 mL/10g	大鼠 mL/100g	家兔 mL/kg	豚鼠 mL/100g	犬 mL/kg
灌胃（ig）	0.1～0.3（0.5）	1（4）	10（20）	1（2）	5～8（15）
皮下注射（sc）	0.1～0.2（0.4）	0.3～0.5（1）	0.5～1.0（2）	0.5（1）	1～2（2）

给药途径	小鼠 mL/10g	大鼠 mL/100g	家兔 mL/kg	豚鼠 mL/100g	犬 mL/kg
腹腔注射（ip）	0.1～0.2（0.8）	0.5～1.0（2）	2～3（20）	1（2）	1（20）
肌内注射（im）	0.05～0.1（0.1）	0.1～0.2（0.5）	0.1～0.3（0.5）	0.01（0.02）	0.25（0.5）
静脉注射（iv）	0.1（0.25）	0.3～0.5（2）	2～3（10）	0.1（0.5）	1～5（5）

注：各剂量后面括号内的数字是给药的最大剂量。给药容量：指单位体重所给药物的容积，常用mL/10g、mL/100g、mL/kg等单位表示。

引自Karl-Heinz, Diehl, Robin, et al. A good practice guide to the administration of substances and removal of blood, including routes and volumes [J]. Journal of Applied Toxicology, 2010, 21(1): 15-23.

第七节　本书所用药品（除中药外）及微生物分布表

实验顺序#	1	2	3	4	5	6	7	8	9	10	11	12	13	14	15	16	17	18	19	20	21	22	23	24	25	26	27
奥利司他																				●							
饱和酚																								●			
蛋白酶K																								●			
大肠杆菌																										●	
淀粉																●											
DNA 聚合酶																								●			
2,4-二硝基苯酚											●																
酚红															●												
肝素钠		●										●															
GelRed																								●			
红细胞悬液														●													
甲醇					●	●																●					

续表

实验顺序 #	1	2	3	4	5	6	7	8	9	10	11	12	13	14	15	16	17	18	19	20	21	22	23	24	25	26	27
苦味酸	●							●	●	●	●																
L-半胱氨酸																							●				
氯化钙																				●							
氯化镁						●																					
氯化钠	●	●			●		●	●	●	●	●	●	●	●	●				●	●	●	●	●		●		
磷酸钠																							●				
毛果芸香碱										●																	
NADPH						●																					
牛血清白蛋白																							●				
PBS 缓冲液														●									●				
氢化可的松																						●					
琼脂糖																								●			
曲酸																											●
氢氧化钠			●																				●				
人血清白蛋白					●																						
羧甲基纤维素钠																	●										
硫酸铵														●													
三氯甲烷																							●				
三羟甲基氨基甲烷					●	●														●			●				
十二烷基硫酸钠																							●				

实验顺序 #	1	2	3	4	5	6	7	8	9	10	11	12	13	14	15	16	17	18	19	20	21	22	23	24	25	26	27
TAE 缓冲液																								●			
碳酸氢钠															●												
乌拉坦		●										●															
乙醇										●										●	●		●	●	●	●	●
戊巴比妥钠																			●								
士的宁							●																				
血塞通注射液				●																							
乙酰胆碱																●		●									
乙二胺四乙酸						●																	●	●			
盐酸					●	●																	●	●			
蔗糖						●																		●			
左旋多巴																											●

注：实验顺序：指本书第二章中西医综合实验的内容排序。

第五章　实验报告册

一、实验注意事项

1. 实验课前按照教材或讲义认真预习实验内容，有疑问的或不懂的内容进入实验室可咨询相关老师。

2. 进入实验室，在签到单上签署姓名。各小班班长凭学校一卡通领取实验器械。

3. 了解本次实验所用到的相关仪器设备，认真阅读黑板上的注意事项。

4. 注意安全，由于部分电学仪器、激光仪器等带有一定的潜在危险性，未经老师允许，禁止操作或摆弄实验仪器，待老师讲解后，方可按照规范和要求操作仪器，测量数据。

5. 数据要真实、客观，切勿抄袭或依赖他人数据。

6. 实验测量完毕后，关闭电源、整理好仪器和卫生，经老师检查后方可离开实验室。

二、实验报告书写要求

书写实验报告是实验教学的重要环节，是一项重要的基本技能训练。通过撰写实验报告，使学生熟悉撰写科研论文的基本要求；学会对实验数据的整理分析，掌握基本的制表、绘图方法；学习如何应用有关理论知识和相关文献资料，得出实验结论；培养学生独立思考、严谨求实的科学作风。

实验报告是表达实验成果的一种形式。实验记录是进行实验的基本要求，客观、完整、清晰的实验记录，是我们分析数据、发现问题、解决问题的重要依据。一份完整的实验报告应包括实验的时间、地点、实验名称、实验人员、实验材料、实验动物、实验原理、实验过程、实验结果、实验结论、分析讨论等内容。

本实验报告册为减轻学生负担，实验原理已列出，且实验过程已用流程图的形式展现出来，以方便学生实际操作和理解。对于实验结果，要求务必保留真实完整的原始数据。本报告册列出了应该呈现的图表，图表的格式完全按照科研论文的要求绘制，以引导学生科学、严谨地整理和分析实验数据，养成良好的科研习惯。可用 Excel、SPSS、GraphPad prism 等软件辅助完成数据的分析工作。

与结果相比，实验后的讨论与反思更为重要。分析讨论可从以下 4 个方面展开讨论：①说明结果并分析原因。主要讨论实验结果与理论结果是否一致，若不一致，分析可能的原因；②说明本实验的重要意义，对临床是否有价值、有何价值；③学到了哪些实验技术，在操作中遇到什么问题，如何解决；④本实验设计或实验过程有哪些不足，如何改进。针对本次实验，也应该写出实验后的心得体会，有何不同的见解、建议等。同时，用一两句简明扼要且符合逻辑的话总结本次实验的结论。

实验报告是一件严肃、认真地工作，务必如实、准确地记录实验现象和数据，严禁修改或编造数据，更不能抄袭他人的报告。希望通过实验操作和书写实验报告的训练，使学生更好地掌握基本知识和技能，也为学生今后的科研工作和科研论文书写打下基础。

第一节　附子配伍甘草对小鼠致死毒性的影响

【实验人员】_____　　【实验地点】_____

【学　　号】_____　　【实验时间】_____

一、原理知识

附子属于毒性中药，一定剂量的附子水提物可引起实验动物的死亡。灌胃给予小鼠不同剂量的附子，通过观察动物给药后的表现（如：身体颤抖、恶心干呕、行动迟缓、精神萎靡、总动、呼吸急促、俯卧不动）或死亡时间，记录每组动物死亡的数量，计算 $LD_{50（附子）}$；对死亡动物进行解剖，观察动物肝脏、脾脏、心脏的颜色、形态及质地。当附子与甘草配伍后，进行同样的上述观察和记录，并计算配伍后的 $LD_{50（附子+甘草）}$。通过对比研究，比较配伍前后动物的表现及 LD_{50} 值的变化，以判断甘草配伍附子后，是否可以降低附子的毒性。

二、实验流程图

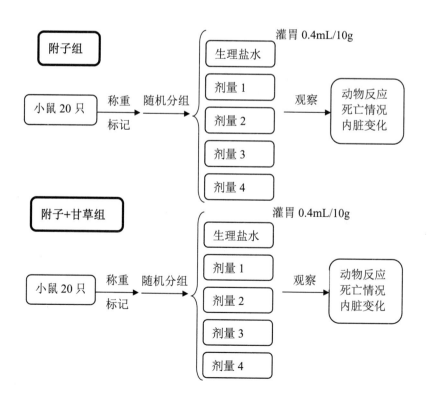

三、实验结果

1. 将小鼠的体重及随机分组情况记录至表5-1。

表5-1　小鼠的体重及随机分组情况

小鼠编号	体重（g）	随机数字	分组情况

2. 描述动物给药后的症状表现。

3. 解剖死亡后的动物，描述其重要脏器的颜色、形态、质地情况。

4. 动物的死亡情况及死亡率，填入表5-2、表5-3。

表5-2　附子急性毒性试验结果

组别	剂量（g/kg）	只数	死亡数	死亡率（%）

表5-3 附子配伍甘草后的急性毒性试验结果

组别	剂量（g/kg）	只数	死亡数	死亡率（%）

5．以药物的剂量为横坐标，死亡率为纵坐标绘制量效曲线，记录至图 5-1。

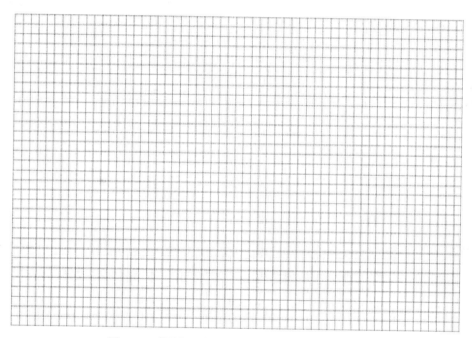

图5-1 附子及配伍甘草对小鼠致死毒性的影响

注：附子组用红色线，附子＋甘草组用黑色线表示。

四、实验结论

五、分析讨论

六、所思所想

第二节　不同给药途径对枳实药理作用的影响

【实验人员】 _____　　【实验地点】 _____

【学　　号】 _____　　【实验时间】 _____

一、原理知识

给药途径能直接影响药物的吸收、分布、代谢和排泄，影响药物的作用强度和速度。有些药因给药途径不同而表现出完全不同的药理作用。枳实的升压作用仅在静脉注射给药时才能表现，口服给药并无升压作用。枳实提取物、枳实注射液及其有效成分对羟福林（辛福林）和 N- 甲基酪胺，有强心、增加心输出量、收缩血管、提高总外周阻力，使左室压力和动脉血压上升的作用。对羟福林是 β 受体兴奋剂，对心脏 β 受体有一定兴奋作用；N- 甲基酪胺的升压作用是通过促进体内儿茶酚胺释放的间接机制实现的，故枳实注射液同时兼有直接与间接作用两种升压机制。

本实验应用液导系统直接测定动脉血压，即由动脉插管与压力传感器连通，其内充满抗凝液体，构成液导系统，将动脉插管插入动脉内，动脉内的压力及其变化可通过封闭的液导系统传递到压力传感器，并由采集系统记录下来。记录一段时间家兔未给药时的血压后，分别通过灌胃和静脉注射给予家兔枳实提取物，观察家兔动脉血压的变化，判断这两种给药方式是否都具有升高血压的作用。

二、实验流程图

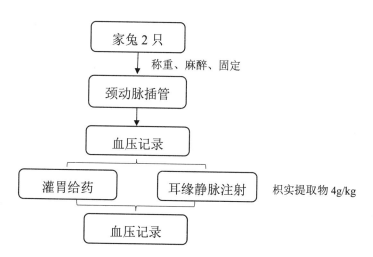

三、实验结果

1. 将各动物给药前的基础血压数据记录至表 5-4。

表5-4　家兔基础血压、心率

组别	收缩压 （mmHg）	舒张压 （mmHg）	平均动脉压 （mmHg）	心率 （次/分）
灌胃组				
静脉注射组				

2. 将各动物给药后的血压数据记入表 5-5。

表5-5　不同途径给药对枳实药理作用的影响

组别	收缩压 （mmHg）	舒张压 （mmHg）	平均动脉压 （mmHg）	心率 （次/分）
灌胃组				
静脉注射组				

四、实验结论

五、分析讨论

六、所思所想

第三节　不同的炮制方法对大黄致泻成分（蒽醌类）的影响

【实验人员】_____　　【实验地点】_____
【学　　号】_____　　【实验时间】_____

一、原理知识

将不同炮制后的药材粉碎过 120 目筛，精密称取重量为 W。然后放于石棉网上的小铁片上，尽量使其均匀。再精密称定重量为 W_1 的定量滤纸，其长 × 高 × 宽 = 6cm×6cm×4cm，折叠成无盖的长方体，倒置于药材上方，但不得使药材接触滤纸。点燃酒精灯加热 3 分钟，冷却 7 分钟，至滤纸稍干后，小心取出滤纸，再精密称定滤纸重量为 W_2，则游离蒽醌的百分含量可由公式计算：

游离蒽醌的百分含量（%）= $(W_1-W_2)/W \times 100\%$

在滤纸上，可见黄色针状（低温时）、枝状和羽状（高温时）结晶；滴加碱液（10% NaOH 溶液）结晶消失，并呈红色，可进一步确证其为蒽醌类成分。

二、实验流程图

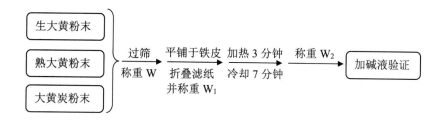

装置示意图：

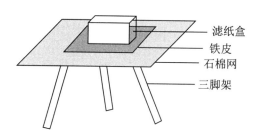

219

三、实验结果

不同炮制品的大黄，升华反应前后的质量、游离蒽醌的含量及颜色反应情况，记录至表5-6。

表5-6 不同炮制对大黄游离蒽醌的含量影响

编号	W（g）	W₁（g）	W₂（g）	游离蒽醌含量（%）	加入碱液的后颜色

四、实验结论

五、分析讨论

六、所思所想

第四节　中药注射液对红细胞毒性的观察

【实验人员】_____　　【实验地点】_____
【学　　号】_____　　【实验时间】_____

一、原理知识

本实验主要采用目测法（《中华人民共和国药典 2015 版》的方法）和分光光度法观察血塞通注射液是否会导致溶血。

目测法：通过肉眼来观察判断溶血情况。首先制备血细胞混悬液，加入中药注射剂后，立即置（37±0.5）℃的恒温箱中进行温育，开始每隔 15 分钟观察 1 次，1 小时后，每隔 1 小时观察 1 次，一般观察 3 小时。若试验中的溶液呈澄明红色，管底无细胞残留或有少量红细胞残留，表明有溶血发生；如红细胞全部下沉，上清液体无色澄明，表明无溶血发生。若溶液中有棕红色或红棕色絮状沉淀，振摇后不分散，表明有红细胞凝聚发生。如有红细胞凝聚的现象，若凝聚物在试管振荡后又能均匀分散者为假凝聚，若凝聚物不能被摇散者为真凝聚。当阴性对照管无溶血和凝聚发生，阳性对照管有溶血发生时，若受试物管中的溶液在 3 小时内不发生溶血和凝聚，则受试物可以注射使用；若受试物管中的溶液在 3 小时内发生溶血（或）凝聚，则受试物不宜注射使用。

分光光度法：根据红细胞破裂释放出来的血红素在可见光波长段具有最大吸收的原理，采用分光光度法测定受试物的溶血程度。制备血细胞混悬液后，加入中药注射剂，立即置（37±0.5）℃的恒温箱中进行温育，1 小时后取出，测定。首先取阳性管的上清液在紫外可见分光光度计上扫描测得最大吸收波长；将各管的溶液置入干燥离心管中离心，取上清液在最大吸收波长处，以阴性管为空白读取各管吸光度值；用下式计算各试验管的溶血率（%）：

$$溶血率（\%）＝（A_试-A_阴）/（A_阳-A_阴）×100\%$$

式中：$A_试$为试验管吸光度；$A_阴$为阴性对照管吸光度；$A_阳$为阳性对照管吸光度。一般溶血率＜5%，否则不宜用于临床。

二、实验流程图

分别制备 0.2% 的红细胞悬液、血塞通供试品溶液，按照表 5-7 进行加样，按表 5-8 进行观察。

红细胞悬液的制备:

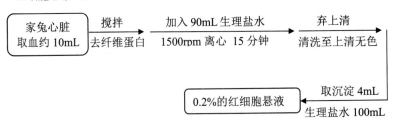

供试品溶液的制备:

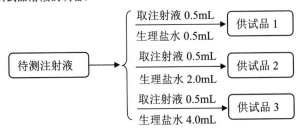

表5-7 血塞通注射液溶血与凝聚试验的加样表

试管编号	1#	2#	3#	4#	5#	6#
2% 红细胞悬液 /mL	2.5	2.5	2.5		2.5	2.5
生理盐水 /mL	2.2	2.2	2.2	4.7	2.5	
蒸馏水 /mL						2.5
供试品 /mL	0.3	0.3	0.3	0.3		

表5-8 溶血与凝聚肉眼观察的判断标准

出现现象	判断结果
红细胞下沉,上层液体无色澄明	表明无溶血发生
管底无红细胞残留或有少量红细胞残留,液体红色澄明	表明有溶血发生
溶液中有棕红色或红棕色絮状沉淀,振摇后不能均匀分散	表明有凝聚发生

三、实验结果

1. 在不同的时间点,目测各样品的溶血及聚集情况,将结果记录至表 5-9。

表5-9 目测法观察各样品的溶血及聚集情况

样品	时间点	现象	判断结果
1#	15 分钟		
1#	30 分钟		
1#	45 分钟		

样品	时间点	现象	判断结果
1#	1 小时		
1#	2 小时		
1#	3 小时		
2#	15 分钟		
2#	30 分钟		
2#	45 分钟		
2#	1 小时		
2#	2 小时		
2#	3 小时		
3#	15 分钟		
3#	30 分钟		
3#	45 分钟		
3#	1 小时		
3#	2 小时		
3#	3 小时		

2. 用紫外分光光度的方法判断注射液原液、2 倍稀释液、5 倍稀释液的溶血情况，将结果记录至表 5-10。

表5-10 分光光度法测定各样品的溶血率（%）

编号	原液	2 倍稀释液	5 倍稀释液

四、实验结论

五、分析讨论

六、所思所想

第五节　槲皮苷与人血清白蛋白相互作用的观察

【实验人员】_____　　　【实验地点】_____

【学　　号】_____　　　【实验时间】_____

一、原理知识

　　人血清白蛋白（HSA）中由于色氨酸、酪氨酸等氨基酸残基的存在而具有内源性荧光，在紫外光激发下，HSA 具有较强的内源荧光发射；槲皮苷本身在扫描范围内无荧光，但在与人血清白蛋白相互作用的过程中能不同程度地猝灭人血清白蛋白的荧光。本实验采用荧光分析法研究槲皮苷与人血清白蛋白的相互作用，通过观察荧光猝灭现象，初步探讨两者相互作用的机制，并计算两者的蛋白结合率。

二、实验流程图

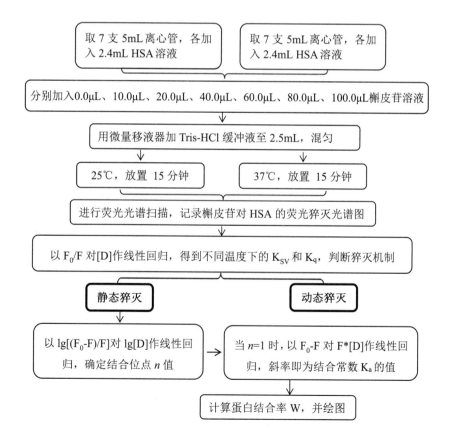

三、实验结果

1. 以槲皮苷浓度 [D] 为横坐标，F_0/F 为纵坐标绘制曲线，记录至图 5-2。

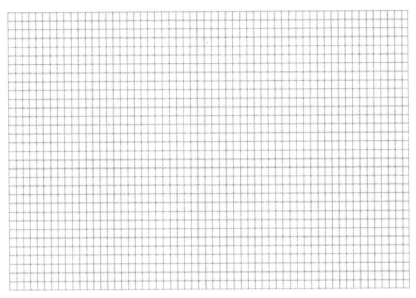

图5-2　槲皮苷与HSA作用的Stern–Volmer曲线

注：25℃组用红色线，37℃组用黑色线表示。

2. 计算不同温度下槲皮苷与 HSA 作用的结合参数，记录至表 5-11。

表5-11　不同温度下槲皮苷与HSA作用的结合参数

温度 /℃	K_{sv}/（L/mol）	K_q/［L/(mol·s)］

3. 以 lg[D] 为横坐标，lg[$(F_0-F)/F$] 为纵坐标绘制曲线，记录至图 5-3。

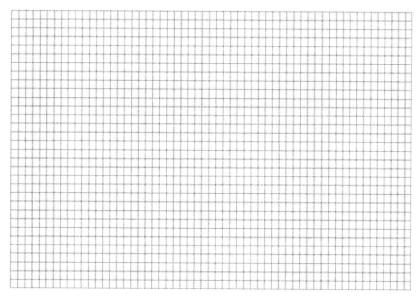

图5-3 槲皮苷与HSA作用的双对数曲线

注：25℃组用红色线，37℃组用黑色线表示。

4. 以 F*[D] 为横坐标，F_0-F 为纵坐标绘制曲线，记录至图 5-4。

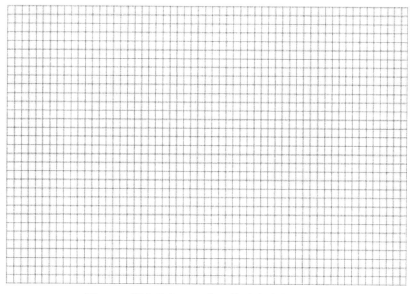

图5-4 槲皮苷与HSA作用的结合常数K_a曲线

注：25℃组用红色线，37℃组用黑色线表示。

5. 计算蛋白结合率 W，并记录至表 5-12。

表5-12 不同条件下槲皮苷与HSA的蛋白结合率

温度 /℃	1	2	3	4	5	6

6. 以槲皮苷的浓度为横坐标，蛋白结合率为纵坐标绘制曲线，记录至图 5-5。

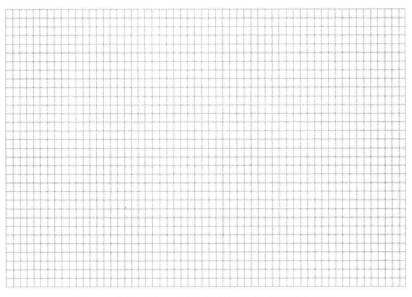

图5-5 槲皮苷与HSA作用的蛋白结合率变化曲线

注：25℃组用红色线，37℃组用黑色线表示。

四、实验结论

五、分析讨论

六、所思所想

第六节　肝脏CYP$_{450}$酶对黄连素解毒作用的观察

【实验人员】＿＿＿＿＿＿＿＿＿　　　【实验地点】＿＿＿＿＿＿＿＿＿

【学　　号】＿＿＿＿＿＿＿＿＿　　　【实验时间】＿＿＿＿＿＿＿＿＿

一、原理知识

代谢是药物在体内消除的重要途径。药物的生物转化必须在酶的催化下才能进行，这些催化药物代谢的酶统称为药物代谢酶，简称药酶。肝脏中药酶的种类多而含量丰富，因此是药物代谢的主要器官。肝微粒体中细胞色素 P$_{450}$ 单加氧酶系（cytochrome P$_{450}$ monooxygenases，CYP$_{450}$）是参与体内药物代谢的重要酶系，药物可在该酶系下被氧化。

CYP 参与药物代谢的总反应式可用下式表达：

$$DH＋NADPH＋H^+＋O_2 \rightarrow DOH＋H_2O＋NADP^+$$

式中 DH 为未经代谢的原型药物，DOH 为代谢产物。CYP 的基本作用是从辅酶Ⅱ及细胞色素 b5 获取两个 H$^+$，另外接受一个氧分子，其中一个氧原子使药物羟化，另一个氧原子与两个 H$^+$ 结合成水。

黄连素经药酶的代谢后，其含量会降低，因此通过测定黄连素的含量就可以观察到药酶对黄连素的代谢作用。由于黄连素的代谢产物与黄连素的吸收图谱不同，故可以借助紫外 - 可见分光光度计测定溶液中黄连素的吸光度，根据朗伯 - 比尔定律确定黄连素溶液的浓度。

二、实验流程图

示准曲线的制备

取7支1.5mL离心管，分别加入0.0μL、20.0μL、40.0μL、60.0μL、80.0μL及100.0μL黄连素标准溶液

↓

各管溶液均用 50%甲醇-水溶液补齐至终体积为 1mL

↓

在 350nm 波长下测定各瓶溶液的吸光度

↓

以浓度为横坐标，吸光度为纵坐标，绘制标准曲线

样品制备及测定

取两支5mL离心管，分别加入750μL黄连素样品溶液和150μL灭活大鼠肝微粒体溶液，混匀

取两支5mL离心管，分别加入750μL黄连素样品溶液和150μL大鼠肝微粒体溶液，混匀

37℃温孵5分钟

分别加入NADPH溶液600μL，混匀

37℃水浴孵育0分钟、20分钟、40分钟后分别取出450μL上述溶液，立即加入450μL的冰冷甲醇溶液，立即混匀，终止反应

10 000rpm，4℃离心10分钟后取上清液测定其吸光度

350 nm波长下测定反应0分钟、20分钟、40分钟后溶液的吸光度

从标准曲线中读取反应0分钟、20分钟、40分钟后样品溶液中黄连素的浓度

三、实验结果

1．绘制标准曲线　以浓度为横坐标，吸光度为纵坐标，绘制标准曲线，记录至图5-6。

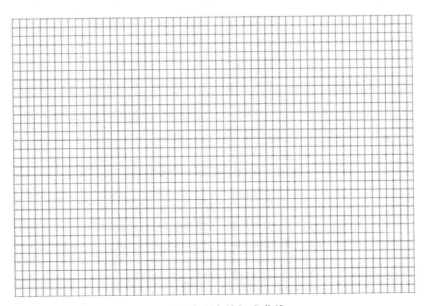

图5-6　黄连素的标准曲线

2. 测定反应 0 分钟、20 分钟、40 分钟后样品溶液中黄连素的浓度，并记录至表 5-13。

表5-13　不同反应时间后黄连素的浓度（μg/mL）

组别	0 分钟	20 分钟	40 分钟
对照组 1			
对照组 2			
实验组 1			
实验组 2			

四、实验结论

五、分析讨论

六、所思所想

第七节 天麻抗小鼠惊厥作用的观察

【实验人员】 _____   【实验地点】 _____

【学　　号】 _____   【实验时间】 _____

一、原理知识

　　天麻为平肝息风之要药，现代药理学研究表明天麻中抗惊厥主要成分是天麻素及其苷元、天麻多糖、香草醇、天麻醇提物。天麻苷元与脑内抑制性递质 γ- 氨基丁酸有相似结构；推测天麻素可能在体内先分解成天麻苷元，与脑内苯二氮草受体结合发挥作用。还可能与其降低脑内多巴胺、去甲肾上腺素含量有关。

　　士的宁又名番木鳖碱，是从马钱子中提取的一种生物碱，常用其硝酸盐，为无色而有光泽的针状结晶，味极苦，可溶于水。士的宁属于中枢兴奋药，是脊髓抑制性神经元甘氨酸受体的拮抗药，可选择性的兴奋脊髓，大剂量腹腔注射使动物产生癫痫样强直性惊厥。现已证明，士的宁中毒所致的强直性惊厥就是轻微传入刺激引起强烈而泛发的兴奋传播的结果。造模后可观察到小鼠发生强直性惊厥，比较小鼠给药组与对照组发生惊厥的潜伏期（从给药到动物出现惊厥反应的时间）、惊厥率及动物的死亡率和死亡时间的异同。

二、实验流程图

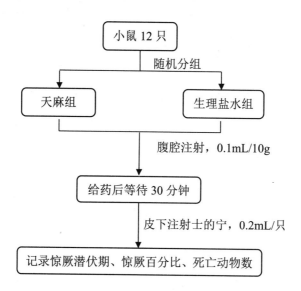

三、实验结果

1. 将小鼠的体重及随机分组情况记录至表 5-14。

表5-14 小鼠的体重及随机分组情况

小鼠编号	体重（g）	随机数字	分组情况

2. 记录小鼠惊厥潜伏期、惊厥百分比及死亡动物数，填入表 5-15。

表5-15 天麻对士的宁所致小鼠惊厥的影响（$\bar{x} \pm SD$）

组别	动物数	惊厥潜伏期（秒）	惊厥百分比（%）	动物死亡数
生理盐水组				
天麻组				
P value	-			

四、实验结论

五、分析讨论

六、所思所想

第八节　延胡索镇痛作用的观察

【实验人员】＿＿＿＿＿＿＿＿＿＿　　【实验地点】＿＿＿＿＿＿＿＿＿＿
【学　　号】＿＿＿＿＿＿＿＿＿＿　　【实验时间】＿＿＿＿＿＿＿＿＿＿

一、原理知识

延胡索辛散温通，既能活血，又能行气，止痛作用显著，为活血行气止痛要药。延胡索乙素含量高，能通过抑制中脑网状结构和下丘脑的诱发电位，尤其是对皮层运动感觉区，发挥镇痛作用。

足底热测痛法（hargreaves 法）是判断动物对热刺激的痛觉反应的常用方法，一般用热刺痛仪来测定，可自动测定大 / 小鼠在自由状态下足底光热刺激痛阈时间。仪器中高热能瞬时发热卤素灯作刺激热源，通过高透热玻璃照射到大 / 小鼠后肢足底中心处皮肤。当照射一定时间后，大 / 小鼠迅速抬起后肢，位于透热中心处的光纤传感器精确侦测到该离开动作，仪器自动记录开始照射到抬腿动作的时间间隔（即痛阈潜伏期）。动物给药后，可通过测定动物痛阈值的改变程度，以确定药物的镇痛作用，痛阈提高率（%）的计算公式如下：

$$痛阈提高率（%）＝\frac{给药后痛阈－基础痛阈}{基础痛阈}×100\%$$

二、实验流程图

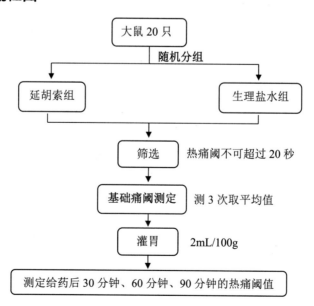

三、实验结果

1. 记录每只大鼠给药前后的痛阈值，填入表 5-16。

表5-16　大鼠脚掌热痛阈（秒）

组别	生理盐水组										延胡索组									
	1	2	3	4	5	6	7	8	9	10	1	2	3	4	5	6	7	8	9	10
基础痛阈（秒）																				
给药后痛阈（秒） 30 分钟																				
60 分钟																				
90 分钟																				

2. 统计痛阈提高率，将结果记录至表 5-17。

表5-17　延胡索对大鼠脚掌热痛阈的影响（$\bar{x} \pm SD$）

组别	基础痛阈（秒）	给药后痛阈（秒）			痛阈提高率（%）		
给药后时间 / 分钟	-	30	60	90	30	60	90
生理盐水组							
延胡索组							

3. 描述动物给药后的活动状况，观察药物是否有镇静作用。

四、实验结论

五、分析讨论

六、所思所想

第九节 酸枣仁镇静作用的观察

【实验人员】_____   【实验地点】_____

【学　号】_____   【实验时间】_____

一、原理知识

自发活动（spontaneous activity），是指不依赖外部刺激、仅由自身内部的刺激或状态所引起的动作，是动物的生理特征。小鼠的自发活动包括走动、站立、嗅、理毛、舔、撕咬、平衡失调、竖尾等动作。

自发活动的多少往往表现出其中枢的兴奋或抑制状态。镇静催眠药等中枢抑制药可明显减少小鼠的自发活动，而中枢兴奋药则可增加小鼠的自发活动。小鼠自发活动增减的程度与中枢兴奋药或抑制药的作用强度呈正比。研究表明，酸枣仁提取液可明显减少小鼠的自发活动。本试验根据记录小鼠自发活动的变化来判断酸枣仁对中枢的抑制作用。

二、实验流程图

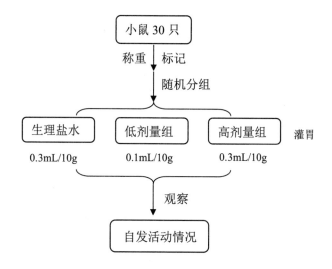

三、实验结果

1. 将小鼠的体重及随机分组情况记录至表 5-18。

表5-18　小鼠的体重及随机分组情况

小鼠编号	体重（g）	随机数字	分组情况

2．描述动物给药后的自发活动情况。

3．动物的自发活动情况及活动强度，填入表 5-19。

表5-19　酸枣仁镇静试验结果

组别	剂量（g/kg）	只数	活动数	活动强度

4．以药物的剂量为横坐标，自发活动数为纵坐标绘制图形，记录至图 5-7。

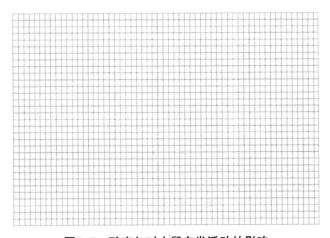

图5-7　酸枣仁对小鼠自发活动的影响

四、实验结论

五、分析讨论

六、所思所想

第十节 麻黄汤及拆方对正常大鼠足跖汗液分泌的影响

【实验人员】_____ 【实验地点】_____
【学 号】_____ 【实验时间】_____

一、原理知识

麻黄汤出自《伤寒论》，为辛温发汗之峻剂，由麻黄、桂枝、杏仁、甘草四味药组成，发汗作用明显。研究表明，麻黄汤发汗作用的机制可能是作用于下丘脑的体温调节中枢，使体温调定点下降，通过神经途径使汗腺分泌增加；增加外周毛细血管血液循环；扩张皮肤汗腺导管内径；另外，麻黄汤还具有激动 M 受体的作用。麻黄碱、伪麻黄碱、桂皮醛是其发汗作用的物质基础，但其发汗作用并不是单体效应成分作用的简单相加。

大鼠足跖部肉垫上有汗腺分布，可利用碘与淀粉遇汗液产生紫色反应的机制，来观察和测定药物对大鼠汗液分泌的影响。

二、实验流程图

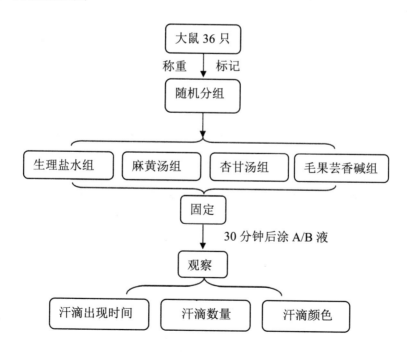

三、实验结果

1. 将各动物的原始数据填入表5-20。

表5-20 大鼠的随机分组情况及汗滴相关原始数据

组别	体重（g）	汗点出现时间（分）	涂A/B液后0分钟汗点数	涂A/B液后10分钟汗点数	涂A/B液后30分钟汗点数

2. 将上表中的结果进行统计分析，并汇总到表5-21中。

表5-21 麻黄汤及拆方对大鼠足跖汗液分泌影响的统计表（$\bar{x} \pm SD$）

组别	汗点出现时间（分）	涂A/B液后汗点数/等待时间		
		0分钟	10分钟	30分钟
麻黄汤组				
杏甘汤组				
毛果芸香碱组				
生理盐水组				

四、实验结论

五、分析讨论

六、所思所想

第十一节 复方黄连颗粒剂解热作用的观察

【实验人员】_____ 【实验地点】_____

【学 号】_____ 【实验时间】_____

一、原理知识

2,4-二硝基苯酚（DNP）是一种常见的解耦联剂，可刺激细胞发生氧化，抑制磷酸化过程，使氧化过程受刺激，所增加的能量无法通过磷酸化转变为三磷腺苷或磷酸肌酸的形式贮存而以热能散发，导致发热。皮下注射 DNP 刺激动物出现无菌性炎症，模拟临床非感染性发热模型，此法可作为复制热病症候模型的可靠方法。现代药理学研究表明复方黄连颗粒具有良好的解热作用，本实验采用 DNP 作为致热原制备实验性动物发热模型，并以正常大鼠作为对照，观察复方黄连颗粒剂的解热作用。

二、实验流程图

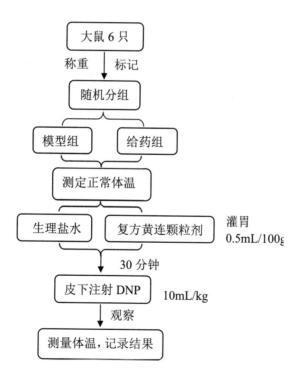

三、实验结果

1. 将大鼠的体重及随机分组情况记录至表 5-22。

表5-22　大鼠的体重及随机分组情况

大鼠编号	体重（g）	随机数字	分组情况

2. 描述动物给药后的症状表现　分别观察各组大鼠给予复方黄连颗粒剂后的行为表现，以及观察各组给予 2,4- 二硝基苯酚的行为表现，并记录。

3. 大鼠的正常体温，以及给药后的体温变化情况，记录至表 5-23。以每只大鼠 3 次正常体温为基准值，将各时间点的温度值减去基准值得到每只大鼠体温的变化情况，并进行统计描述，记录至表 5-24。

表5-23　大鼠给药前后的体温变化（℃）

大鼠编号	0 分钟			20 分钟			40 分钟			60 分钟			80 分钟			100 分钟			120 分钟		
	1	2	3	1	2	3	1	2	3	1	2	3	1	2	3	1	2	3	1	2	3

表5-24　大鼠给药前后体温变化的统计描述（$\bar{x} \pm SD$, ℃）

组别	给药前	20 分钟	40 分钟	60 分钟	80 分钟	100 分钟	120 分钟
模型组							
给药组							

4. 依据表 5-24 中的结果在图 5-8 中绘制大鼠致热后及给予复方中药后体温变化的情况。

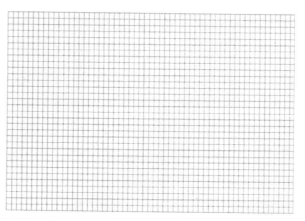

图5-8　复方黄连颗粒剂对2,4-二硝基苯酚所致大鼠的解热作用

注：模型组用红色线，中药组用黑色线表示。

四、实验结论

五、分析讨论

六、所思所想

第十二节　参附注射液对低血压家兔心电血压的影响

【实验人员】＿＿＿＿＿＿＿＿＿　　【实验地点】＿＿＿＿＿＿＿＿＿
【学　　号】＿＿＿＿＿＿＿＿＿　　【实验时间】＿＿＿＿＿＿＿＿＿

一、原理知识

参附注射液主要包含红参和附片，主要药理成分为红参中的人参皂苷和附片中的乌头类生物碱。它们在心血管调节方面的作用有：人参皂苷主要作用于外周血管，小剂量升压，大剂量降压；乌头类生物碱主要作用于心脏 β_1 受体，产生正性变时、变力、变传导的作用，作用于血管 α_1 受体，使外周血管收缩，血压升高。其升压作用主要通过增强心输出量、促进微循环来实现的。

实验动物低血压模型建立的主要方法有：股动脉放血造成的失血性低血压、缩窄腹主动脉或颈动脉造成的低血压、改变体位造成的体位性低血压、降压药引起的低血压等。本实验利用麻醉家兔股动脉放血引发失血性低血压来观察参附注射液的强心升压作用。家兔血容量占体重的 $5\% \sim 8\%$，例如 2.5kg 的家兔总血量为 $125 \sim 200mL$，正常血压为 $75 \sim 105mmHg$。通过股动脉放血，使家兔的血压维持在 60mmHg 约 30 分钟，即可给药观察。

二、实验流程图

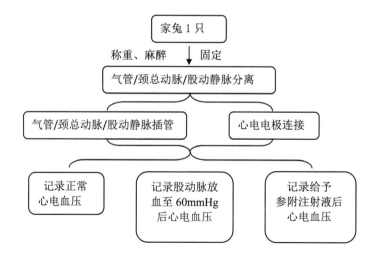

三、实验结果

1. 将各组的原始数据填入表 5-25。

表5-25　各组给药前后原始数据

组别		收缩压 （mmHg）	舒张压 (mmHg)	平均动脉压 （mmHg）	心率 （次/分）	PR 间期 （秒）	QT 间期 （秒）
1	正常						
	给药前						
	给药后						
2	正常						
	给药前						
	给药后						
3	正常						
	给药前						
	给药后						
4	正常						
	给药前						
	给药后						

2. 对表 5-25 中数据进行统计分析，将结果记录至表 5-26 中。

表5-26　各组结果统计表（$\bar{x} \pm SD$）

组别	收缩压 （mmHg）	舒张压 (mmHg)	平均动脉压 （mmHg）	心率 （次/分）	PR 间期 （秒）	QT 间期 （秒）
正常						
给药前						
给药后						

四、实验结论

五、分析讨论

六、所思所想

第十三节 复方丹参滴丸对小鼠凝血功能的影响

【实验人员】＿＿＿＿＿＿＿＿＿＿＿ 　　【实验地点】＿＿＿＿＿＿＿＿＿＿＿

【学　　号】＿＿＿＿＿＿＿＿＿＿＿ 　　【实验时间】＿＿＿＿＿＿＿＿＿＿＿

一、原理知识

复方丹参滴丸，出自《中华人民共和国药典》。具有活血化瘀、理气止痛之功效。丹参为活血化瘀之要药，现代药理学研究表明丹参有着良好的抗凝、抗血栓及改善微循环等的作用。丹酚酸 B 能够抑制病灶内组织因子（TF）的水平而抑制凝血系统的激活，能减少血小板胶原受体整合素 $\alpha_2\beta_1$ 的表达，从而抑制血小板与暴露的内皮下胶原黏附。隐丹参酮可抑制血管内皮细胞黏附分子（VCAM-1）的表达，发挥抑制血小板与内皮细胞黏附的作用。丹参总酚酸盐可提高血浆组织型纤溶酶原激活物（t-PA）水平，同时降低纤溶酶原激活物抑制药 -1（PAI-1）水平而增强机体纤溶能力。三七中所含的有效成分具有止血、抗血小板聚集、抗血栓形成、促进造血改善心脏功能等作用。

本实验中将小鼠尾静脉在距离尾端 2cm 处以横切方式轻轻划破约 1/3 的深度，立即将割破小鼠尾部放入一定量的蒸馏水中（室温），直至尾部不再有血液流出，将此时间定为出血时间。蒸馏水中颜色的深浅与出血量呈正相关，通过测定含有血液的蒸馏水在 450nm 处的吸光度的变化，也可间接反映动物的出血量。

$$出血时间改变百分率（\%）=\frac{T_{复方丹参滴丸组}-T_{生理盐水组}}{T_{生理盐水组}}\times100\%$$

$$出血量改变百分率（\%）=\frac{A_{复方丹参滴丸组}-A_{生理盐水组}}{A_{生理盐水组}}\times100\%$$

二、实验流程图

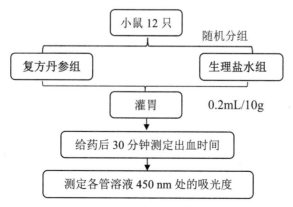

三、实验结果

1．将小鼠的体重及随机分组情况记录至表 5-27。

表5-27　小鼠的体重及随机分组情况

动物号	体重（g）	随机数字	分组情况

2．记录小鼠出血时间、出血时间改变百分比率、A_{450} 及其改变百分比，填入表 5-28。

表5-28　复方丹参滴丸对小鼠出血时间及A_{450}的影响（$\bar{x} \pm SD$）

组别	动物号	出血时间（T）	出血时间改变百分比	A_{450}	出血量改变百分比
生理盐水组	1				
	2				
	3				
	4				
	5				
	6				
复方丹参滴丸组	1				
	2				
	3				
	4				
	5				
	6				

四、实验结论

五、分析讨论

六、所思所想

第十四节　桑寄生提取物（凝集素）对凝血功能的影响

【实验人员】_____　　【实验地点】_____
【学　　号】_____　　【实验时间】_____

一、原理知识

现代研究表明，桑寄生含有黄酮类、萜类衍生物、挥发性成分、凝集素等成分，具有降血压、降血脂、降血糖、抗氧化、抗肿瘤、抗炎镇痛等多种药理活性。桑寄生凝集素是一类植物蛋白，有研究显示桑寄生凝集素对肿瘤细胞具有明显的抑制作用。

植物凝集素（lectin）是一类存在于植物中（尤其是豆科植物）的特殊蛋白，对糖有很高的亲和性，凝集素与糖的结合方式类似于酶与底物的结合，故可引起表面糖基团丰富的红细胞的凝集现象。凝集素分子含有两个或多个糖的结合位点，当大量的凝集素同时结合于细胞表面的糖分子时就发生凝集，交叉连接现象的出现及程度取决于凝集素的浓度和细胞表面糖分子的比例关系。本实验利用植物凝集素在体外能使红细胞发生凝集作用来鉴定分离纯化的凝集素。

用亲和层析法分离纯化凝集素基本分为两类，一类是利用固定化的配体纯化凝集素；另一类更常用的方法是利用凝集素专一而可逆地与糖结合的特性，用糖的衍生物作为亲和吸附剂完成纯化。本实验采用后一种方法，将从桑寄生中提取的凝集素粗蛋白通过 Sephadex G-50 层析柱，利用凝集素分子与葡萄糖分子非共价结合而分离，再通过含有葡萄糖分子的缓冲液将其洗脱而得到纯化。

二、实验流程图

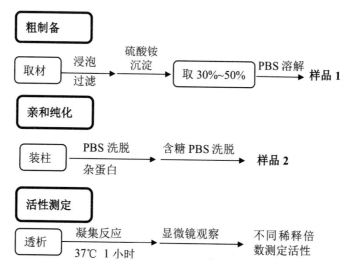

三、实验结果

1. 将粗提取过程中的基本数据记录至表 5-29。

表5-29 桑寄生粗提取过程记录表

桑寄生重量（g）	纱布过滤后体积（mL）	硫酸铵（1）重量（g）	上清液体积（mL）	硫酸铵（2）重量（g）	凝集素粗提物体积（mL）

2. 将亲和纯化过程的基本数据记录至表 5-30。

表5-30 桑寄生亲和纯化过程记录表

平衡柱子所用 PBS（mL）	上样前 A_{280}	洗脱杂蛋白所用 PBS（mL）	杂蛋白 A_{280}	洗脱凝集素所用 PBS（mL）	凝集素 A_{280}

3. 记录活性测定过程的基本数据至表 5-31、表 5-32。

表5-31 桑寄生凝集素活性测定记录表

样品1的 A_{280}	样品2的 A_{280}	稀释样品1所用 PBS（mL）	稀释样品2所用 PBS（mL）	样品1是否凝集	样品2是否凝集

表5-32 桑寄生凝集素不同稀释倍数活性测定记录表

稀释倍数	1：5	1：25	1：125	1：625
样品1				
样品2				

4. 以洗脱管数为横坐标，各管洗脱液的 A_{280} 为纵坐标，绘制亲和层析的洗脱曲线，记录至图 5-9。

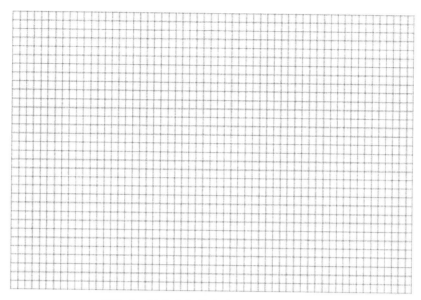

图5-9 桑寄生凝集素亲和层析洗脱曲线

四、实验结论

五、分析讨论

六、所思所想

第十五节　满山红对小鼠的祛痰作用的观察

【实验人员】_____　　【实验地点】_____

【学　　号】_____　　【实验时间】_____

一、原理知识

酚红气管排泄法为常用的祛痰实验方法。利用酚红指示剂自小鼠腹腔注射并吸收后，可部分地由支气管黏液腺分泌入气管，祛痰作用的药物在使支气管分泌液增加的同时，其由呼吸道黏膜排出的酚红也随之增加。因而可根据药物对气管内酚红排泄量的影响来观察其祛痰作用。酚红在碱性溶液中呈红色，将从气管中洗出的液体，用比色法（分光光度计）测出酚红的排泌量，从而观察药物的祛痰作用。

满山红及其有效成分杜鹃素具有祛痰作用，直接作用于呼吸道黏膜，促进纤毛运动，增强气管、支气管机械清除异物的功能，可使痰内酸性糖蛋白纤维断裂，唾液酸含量下降，使痰黏度下降，痰液变稀，易于咳出，同时可使痰量逐渐减少。本实验通过检测呼吸道洗出液在546nm处吸光度值的变化来确定酚红从呼吸道的排泄量，计算满山红的祛痰指数，观察满山红提取物的祛痰作用。

$$祛痰指数（\%）=\frac{A_{满山红组}}{A_{对照组}}\times100\%$$

二、实验流程图

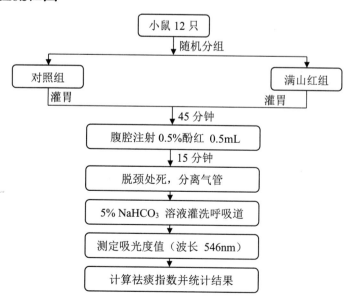

三、实验结果

1. 小鼠的体重及随机分组，并记录至表 5-33。

表5-33　小鼠的体重及随机分组情况

小鼠编号	体重（g）	随机数字	分组情况

2. 测定各样本洗出液的吸光度值，计算酚红排泌量并记录至表 5-34。

表5-34　各组小鼠的酚红排泌量

组别	编号	给药量（mL）	冲洗液体积（mL）	A_{546}	酚红排泌量（mg/L）
对照组	1				
	2				
	3				
	4				
	5				
	6				
满山红组	1				
	2				
	3				
	4				
	5				
	6				

3. 根据实验结果，按公式计算各组小鼠祛痰指数，并进行统计分析（t 检验），判断满山红的祛痰效果是否显著。将结果记录至表 5-35。

$$祛痰指数（\%）=\frac{A_{满山红组}}{A_{对照组}}\times100\%$$

表5-35　各组小鼠的祛痰指数

组别	酚红排泌量（mg/L）	祛痰指数（%）	t 检验	是否显著
对照组			-	-
满山红组				

4. 在图 5-10 中，根据统计分析将满山红的祛痰作用绘制成柱状图。

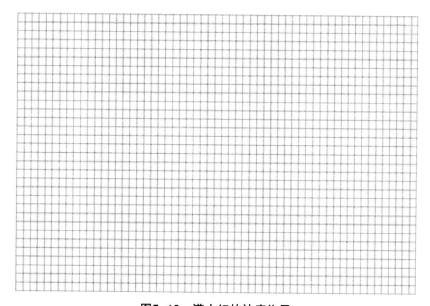

图5-10　满山红的祛痰作用

四、实验结论

五、分析讨论

六、所思所想

第十六节　桑白皮对乙酰胆碱诱导的豚鼠气管平滑肌收缩作用的影响

【实验人员】 _____　　【实验地点】 _____

【学　　号】 _____　　【实验时间】 _____

一、原理知识

桑白皮的化学成分有黄酮类、呋喃类、香豆素类、萜类、甾醇类、糖类及挥发油类、芪类等。药理研究指出桑白皮的氯仿、醇、丙酮、黄酮等提取物均可发挥显著的镇咳作用。

使支气管平滑肌松弛是平喘药物的主要作用之一。离体气管平滑肌上主要分布有 β_2 受体、M 受体和 H_1 受体。β_2 受体兴奋使支气管平滑肌舒张，M 受体和 H_1 受体兴奋使平滑肌收缩。不同的药物通过直接或间接激动不同的受体使离体气管条产生收缩或松弛作用。乙酰胆碱是 M 受体激动药，可使支气管平滑肌收缩。

桑白皮总黄酮使乙酰胆碱的量效曲线非平行右移，最大效应降低，并能抑制外钙内流引起的平滑肌收缩。本实验以离体豚鼠气管条为实验对象，观察桑白皮总黄酮对乙酰胆碱量效曲线的影响。

二、实验流程图

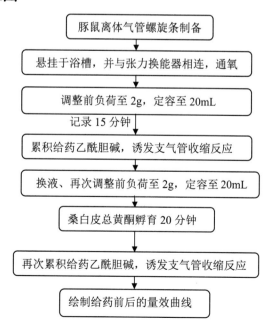

豚鼠离体气管螺旋条制备

悬挂于浴槽，并与张力换能器相连，通氧

调整前负荷至 2g，定容至 20mL

记录 15 分钟

累积给药乙酰胆碱，诱发支气管收缩反应

换液、再次调整前负荷至 2g，定容至 20mL

桑白皮总黄酮孵育 20 分钟

再次累积给药乙酰胆碱，诱发支气管收缩反应

绘制给药前后的量效曲线

三、实验结果

1. 记录测定累积加药后气管的张力，将实验结果填入记录表5-36。

表5-36 乙酰胆碱诱发气管收缩反应

次序	加药浓度（mol/10μL）	加药量（μL）	浴管中累积药物浓度（mol/L）	给药前的收缩反应（g）	给药后的收缩反应（g）
1	1×10^{-9}	20			
2	1×10^{-8}	18			
3	1×10^{-7}	18			
4	1×10^{-6}	18			
5	1×10^{-5}	18			
6	1×10^{-4}	18			

2. 计算乙酰胆碱两次收缩反应最大值（Emax）以及 EC_{50} 值，记录至表5-37中。

表5-37 乙酰胆碱诱发的收缩反应

组别	Emax（g）	EC_{50}
中药孵育前		
中药孵育后		

3. 以乙酰胆碱浓度（mol/L）为横坐标，收缩力（g）为纵坐标，在图 5-11 中绘制给予中药前后，乙酰胆碱诱发豚鼠气管收缩的量效曲线。

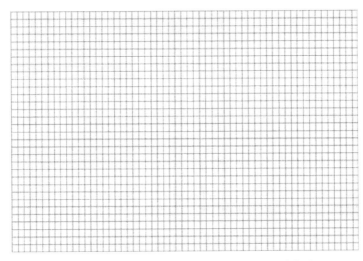

图5-11 乙酰胆碱诱发豚鼠气管收缩的量效曲线

四、实验结论

五、分析讨论

六、所思所想

第十七节 生大黄、芒硝与大承气汤对小鼠胃肠运动的影响

【实验人员】_____ 　　【实验地点】_____

【学　　号】_____ 　　【实验时间】_____

一、原理知识

生大黄，对胃肠实热有"釜底抽薪"之功。大黄番泻苷 A 和大黄酸苷为主要泻下成分，结合型蒽苷大部分未经小肠吸收而抵达大肠，被肠道细菌酶水解成大黄酸蒽酮而刺激肠黏膜及肠壁肌层内神经丛，促进肠蠕动而致泻；大黄久煎或炮制后，致泻成分分解，作用减弱。

芒硝，具有泻下通便、润燥软坚、清火消肿之功效。主含十水合硫酸钠（$Na_2SO_4 \cdot 10H_2O$），硫酸根离子不易被黏膜吸收，潴留肠内形成高渗溶液，使肠内水分增加引起机械性刺激，而促进肠蠕动，产生泻下作用。

大承气汤，大黄、芒硝泻下通便，以治燥实；厚朴、枳实行气散结，以治痞满，泻下行气并重，共奏峻下热结之功。药理研究表明大承气汤促进胃肠道运动，对离体肠管具有明显的兴奋作用；可通过对小肠葡萄糖转运电位的抑制作用而增加肠容积；明显抑制实验性肠梗阻大鼠离体结肠平滑肌 Ca^{2+} 内流，减少组织细胞内 Ca^{2+} 浓度，有利于减轻 Ca^{2+} 浓度升高对结肠组织的损伤，从而缓解梗阻相关症状。

本实验利用黑色半固体糊作为指示剂，观察其胃残留量以及在肠道内的推进距离。用胃内残留率和炭末推进率分别来表示，计算公式如下：

$$胃内残留物重量（g）= m_{胃全重} - m_{胃净重}$$

$$胃内残留率（\%）= \frac{m_{胃内残留物}}{m_{黑色半固体糊}} \times 100\%$$

$$炭末推进率（\%）= \frac{L_{黑色半固体糊}}{小肠全长} \times 100\%$$

二、实验流程图

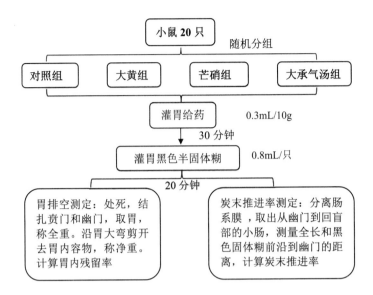

三、实验结果

1. 将小鼠的体重及随机分组情况记录至表 5-38。

表5-38 小鼠的体重及随机分组情况

小鼠编号	体重（g）	随机数字	分组情况

2. 按公式计算各组小鼠胃内残留率，并记录至表 5-39。

表5-39　各组小鼠对胃排空的影响

组别	编号	胃全重（g）	胃净重（g）	胃内残留物重量（g）	残留率（%）
对照组					
$\bar{x} \pm SD$					
大黄组					
$\bar{x} \pm SD$					
芒硝组					
$\bar{x} \pm SD$					
大承气汤组					
$\bar{x} \pm SD$					

3. 按公式计算各组小鼠小肠推进率，并记录至表 5-40。

表5-40　各组小鼠对碳末推进率的影响

组别	编号	小肠全长（cm）	推进距离（cm）	推进率（%）
对照组				
$\bar{x} \pm SD$				
大黄组				
$\bar{x} \pm SD$				
芒硝组				
$\bar{x} \pm SD$				
大承气汤组				
$\bar{x} \pm SD$				

四、实验结论

五、分析讨论

六、所思所想

第十八节　白术提取物对离体豚鼠回肠平滑肌运动的影响

【实验人员】_____　　【实验地点】_____

【学　　号】_____　　【实验时间】_____

一、原理知识

现代药理研究表明，白术具有调整胃肠运动的功能，该作用与肠管所处功能状态有关，与胃肠道的肠神经系统、胃肠激素及神经递质等也有关系。

卡巴胆碱能直接兴奋 M 受体和 N 受体，产生完全的拟乙酰胆碱作用。能增加肠肌收缩，使张力曲线上升，累积增加卡巴胆碱浓度可使肠肌收缩效应呈现浓度依赖性。随着卡巴胆碱剂量增加，收缩效应相应增强，当效应达到一定程度后，再增加药物剂量，效应不会再继续增强。EC_{50} 是指能引起 50% 最大效应的浓度。白术为"补气健脾第一要药"，可用于治疗脾胃功能失常导致的胃肠道疾病。现代药理研究表明炒白术醇提物能对抗胆碱引起的回肠平滑肌收缩。

二、实验流程图

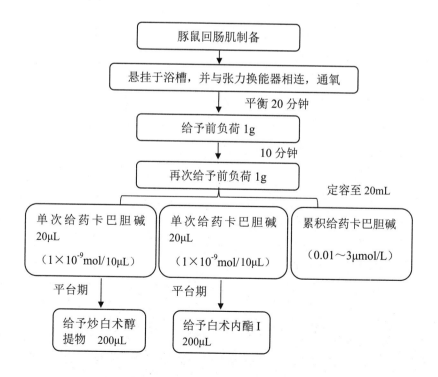

三、实验结果

1. 计算给药前后卡巴胆碱收缩反应变化，记录至表5-41。

表5-41 卡巴胆碱诱发收缩反应的变化表

组别	单次给予卡巴胆碱诱发收缩力（g）	平台期加白术提取物后收缩力（g）
白术醇提物		
白术内酯 I		

2. 记录累积给药后回肠肌的张力，将实验结果填入表5-42。

表5-42 累积给药卡巴胆碱诱发肠肌收缩反应记录表

次序	加药浓度（mol/10μL）	加药量（μL）	浴管中累积药物浓度（mol/L）	收缩反应（g）
1	1×10^{-10}	20	1×10^{-8}	
2	1×10^{-10}	40	3×10^{-8}	
3	1×10^{-9}	14	1×10^{-7}	
4	1×10^{-9}	40	3×10^{-7}	
5	1×10^{-8}	14	1×10^{-6}	
6	1×10^{-8}	40	3×10^{-6}	

3. 以卡巴胆碱浓度为横坐标，收缩力为纵坐标，绘制卡巴胆碱诱发豚鼠肠肌收缩量效曲线并标出 EC_{50}（图5-12）。

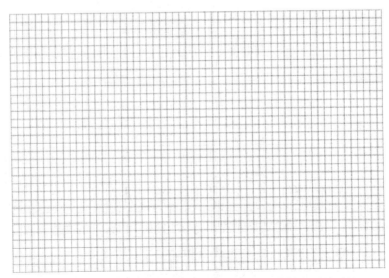

图5-12 卡巴胆碱诱发豚鼠肠肌收缩量效曲线

四、实验结论

五、分析讨论

六、所思所想

第十九节　茵陈蒿汤对家兔的利胆作用的观察

【实验人员】_____　　【实验地点】_____
【学　　号】_____　　【实验时间】_____

一、原理知识

茵陈蒿汤始载于汉代张仲景所著的《伤寒论》，此方由茵陈、栀子及大黄 3 味中药组成，具有清热利湿、利胆退黄的作用。现代研究表明茵陈蒿汤具有利胆、降血脂、抑制肝细胞凋亡及改善实验性胆汁郁积等作用。茵陈可改善肝功能，扩张胆管，收缩胆囊，增加胆酸、磷脂、胆固醇的分泌排泄，使胆汁分泌量增加，加速胆汁排泄。茵陈利胆的主要有效成分为茵陈色原酮，茵陈的利胆退黄作用也与其诱导 UDP- 葡萄糖醛酸转移酶（UDPGT）活性密切相关，该酶促进了胆红素的葡萄糖醛酸化，使结合胆红素生成增加，从而促进胆红素代谢。栀子也具有利胆的功效，可以引起胆囊收缩，帮助患者增进胆汁分泌功能。临床中常配以茵陈、熊胆等药物加快退黄的速度。

本研究采用家兔胆总管插管法，观察家兔给药前后胆汁流量（V）的变化，以反映茵陈蒿汤的利胆作用。可用给药后胆汁流量的增加率（%）表示：

$$胆汁流量增加率（\%）=\frac{V_{给药后}-V_{给药前}}{V_{给药前}}\times100\%$$

式中，$V_{给药前}$为给药前的胆汁流量（mL/min）；$V_{给药后}$为给药后的胆汁流量（mL/min）。

二、实验流程图

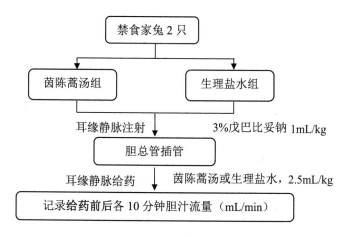

三、实验结果

记录两组家兔给药前后各 10 分钟的胆汁流量（mL/min），整理并填入表 5-43。

表5-43 茵陈蒿汤对家兔胆汁分泌影响

组别	动物数	$V_{给药前}$	$V_{给药后}$	增加率（%）
生理盐水组				-
茵陈蒿汤组				

四、实验结论

五、分析讨论

六、所思所想

第二十节 人参总皂苷对胰脂肪酶的抑制作用的观察

【实验人员】_____ 【实验地点】_____
【学 号】_____ 【实验时间】_____

一、原理知识

来自植物药中的小分子物质可有效抑制胰脂肪酶的活性。人参为我国名贵中药，目前认为皂苷成分是其主要的活性成分，有研究表明人参皂苷 Rc、Rb1、Rb2 等成分均具有抑制胰脂肪酶活性的作用。

4-甲基伞形酮油酸酯（4-Methylumbelliferyl oleate，4MuO）是胰脂肪酶的底物，在胰脂肪酶的作用下，4MuO 被水解为油酸（Oleic Acid）和 4Mu，4Mu 可激发出荧光，利用其荧光强度的大小，可得知 4Mu 的生成量，进而判断该水解反应进行的程度。在一定条件下，具有胰脂肪酶活性抑制作用的中药可以减少 4Mu 的生成量，荧光强度变小，根据荧光强度的变化，可评估中药对胰脂肪酶活性的抑制作用。中药的抑制作用的大小，可用抑制率表示，抑制率越大，药物的活性越强。

$$抑制率（\%）=（1-\frac{F_{s1}-F_{s0}}{F_{b1}-F_{b0}}）\times 100\%$$

其中 F_{b0}、F_{b1} 分别为空白在 0 分钟、20 分钟的动态荧光吸收值；F_{s0}、F_{s1} 分别为样品在 0 分钟、20 分钟的动态荧光吸收值。

二、实验流程图

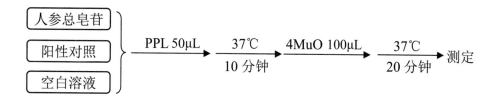

胰脂肪酶活性抑制实验的反应体系（μL）见表 5-44。

表5-44 胰脂肪酶活性抑制实验的反应体系（μL）

材料	F_{s1} 样品管	F_{s0} 样品管	F_{b1} 空白管	F_{b0} 空白管
样品（或阳性对照）溶液	250	250	0	0

材料	F_{s1} 样品管	F_{s0} 样品管	F_{b1} 空白管	F_{b0} 空白管
缓冲溶液	600	600	850	850
PPL 溶液	50	50	50	50
4MuO 溶液	100	100	100	100
测定时间	20 分钟	0 分钟	20 分钟	0 分钟

三、实验结果

在 37℃ 下，用荧光分光光度计进行动态荧光测定（$\lambda_{ex} = 330nm$，$\lambda_{em} = 450nm$），分别测定 0 分钟、20 分钟的荧光强度，计算人参总皂苷溶液或阳性对照对胰脂肪酶的抑制率，实验结果记录至表 5-45。

表5-45 人参总皂苷溶液对胰脂肪酶抑制作用

样品名称	F_0 值	F_1 值	抑制率（%）	$\bar{x} \pm SD$

四、实验结论

五、分析讨论

六、所思所想

第二十一节　芦荟提取物（叶绿素）对胃溃疡的抑制作用的观察

【实验人员】_____　　【实验地点】_____

【学　　号】_____　　【实验时间】_____

一、原理知识

芦荟具有泻下、清肝、杀虫之功效，常用于热结便秘、肝火头痛、目赤惊风、虫积腹痛、疥癣、痔瘘的治疗。芦荟中含有大量的叶绿素，现代医学发现，叶绿素可促进溃疡伤口愈合，加速肉芽新生，特别是久治难愈的胃溃疡，比传统的抗溃疡胃药效果好；叶绿素还有保护胃壁和抗胃蛋白酶的作用，对慢性胃炎、慢性结肠炎有良好的辅助治疗的效果。

叶绿素包括绿色素（叶绿素 a、叶绿素 b）和黄色素（叶黄素、类胡萝卜素）两大类。这两类色素不溶于水而溶于有机溶剂，故可用乙醇或丙酮等提取。叶绿素具有光学活性，吸收光量子后的激发态叶绿素不稳定，会放出荧光而回到基态。可用分光光度计精确测定。

正常情况下，机体有胃黏液 - 碳酸氢盐屏障、胃黏膜屏障、黏膜细胞更新以及胃、十二指肠节律性运动功能等一系列保护性机制，使胃、肠黏膜不受胃酸和胃蛋白酶侵蚀。消化性溃疡是由多种因素引起的一种常见病。如过度的精神紧张和情绪激动引起的神经系统和内分泌功能的紊乱；饮食失调，如粗糙食物、骨刺等对黏膜的物理性损害；大量摄入刺激性食物，如过酸、辛辣食物、酒精等；服用某些药物，如阿司匹林、吲哚美辛、利血平等；不规则的进食时间和细菌等都可引起胃黏膜损伤和胃液分泌功能的失常，导致溃疡产生。

酒精可刺激胃酸分泌，对胃黏膜也有直接损伤作用，短期摄入大量酒精可引起胃黏膜的损伤而产生溃疡。本实验建立酒精性胃溃疡模型，并选用新鲜制备的叶绿素进行治疗，探讨叶绿素对胃溃疡的防治作用。

二、实验流程图

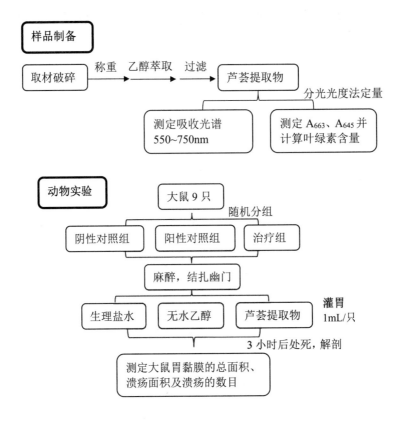

三、实验结果

1. 制备叶绿素样品，观察其颜色，并记录至表5-46。

表5-46   制备叶绿素基本情况

制备耗时（分钟）	叶片重量（g）	样品总体积（mL）	颜色	溶液 pH

2. 记录紫外分光光度计的结果至表 5-47。

表5-47   叶绿素吸光度测定表

	A_{663}	A_{645}
叶绿素溶液		

3. 根据叶绿素浓度计算公式计算叶绿素含量，将结果填写至表 5-48。

表5-48　叶绿素浓度测定表

	叶绿素 a	叶绿素 b	总叶绿素
浓度（mg/L）			

4. 以波长为横坐标，吸光度为纵坐标，绘制叶绿素吸收光谱至图 5-13。

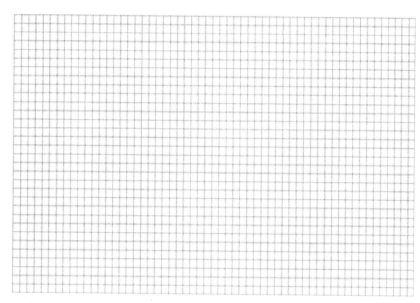

图5-13　叶绿素吸收光谱

5. 将各组大鼠溃疡相关情况记录至表 5-49。

表5-49　各组大鼠胃溃疡数及溃疡面积统计表

分组	溃疡数	溃疡面积	胃面积	溃疡百分比（%）
阴性对照组				
阳性对照组				
治疗组				

四、实验结论

五、分析讨论

六、所思所想

第二十二节　秦艽对蛋清致大鼠足趾肿胀的影响

【实验人员】＿＿＿＿＿＿＿＿＿　　【实验地点】＿＿＿＿＿＿＿＿＿

【学　　号】＿＿＿＿＿＿＿＿＿　　【实验时间】＿＿＿＿＿＿＿＿＿

一、原理知识

秦艽的主要功效为祛风湿、清湿热、止痹痛，具有抗炎、抗过敏、解热、镇痛、抗菌等药理作用。秦艽乙醇浸出液对二甲苯致小鼠耳肿胀、甲醛和蛋清致小鼠足趾肿胀、乙酸致小鼠腹腔毛细血管通透性增加均有显著的抑制作用；秦艽醇提物能显著减轻佐剂性关节炎大鼠的关节肿胀、降低关节炎指数。

炎症指的是具有血管系统的活体组织对于损伤因子所引起的防御反应。炎症过程的中心环节是血管反应，炎症主要表现为红、肿、热、痛和功能障碍，是机体对刺激的一种防御反应。常见的致炎因子有生物性因子、物理性因子、化学性因子、异物、坏死组织及变态反应等。鸡蛋清（异种蛋白质）作为致炎剂，注入大鼠足趾内，引起组胺、5-HT 等炎症介质的释放，导致局部毛细血管通透性亢进、渗出和肿胀，使足趾呈现早期急性炎症表现。通过测量致炎前后大鼠足趾容积的变化来观察秦艽的抗炎作用。

按下式计算动物在给药后的不同时间内足趾肿胀率及足肿抑制率：

$$足趾肿胀率（\%）＝\frac{V_{致炎后}－V_{致炎前}}{V_{致炎前}}×100\%$$

抑制率（%）＝（对照组足趾肿胀率-给药组足趾肿胀率）/对照组足趾肿胀率×100%

二、实验流程图

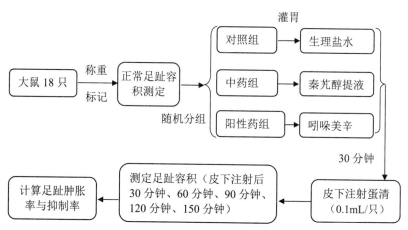

三、实验结果

1. 将大鼠的体重及随机分组情况记录在表 5-50。

表5-50 大鼠随机分组数据表

大鼠编号	体重（g）	随机数字	分组情况

2. 测定各组大鼠足容积并填入表 5-51。

表5-51 各组大鼠足容积变化情况

组别	编号	正常	致炎后足容积（mL）				
			30 分钟	60 分钟	90 分钟	120 分钟	150 分钟
对照组							
秦艽组							

组别	编号	正常	致炎后足容积（mL）				
			30 分钟	60 分钟	90 分钟	120 分钟	150 分钟
秦艽组							
阳性药组							

3. 计算各组不同时间内足趾肿胀率，并填入表 5-52 中。

$$足趾肿胀率（\%）=\frac{V_{致炎后}-V_{致炎前}}{V_{致炎前}}\times100\%$$

表5-52　秦艽对蛋清致炎大鼠后足趾肿胀率

组别	编号	致炎后足趾肿胀率（%）				
		30 分钟	60 分钟	90 分钟	120 分钟	150 分钟
对照组						
秦艽组						
阳性药组						

续表

组别	编号	致炎后足趾肿胀率（%）				
		30 分钟	60 分钟	90 分钟	120 分钟	150 分钟
阳性药组						

4．计算各组足肿抑制率，并填入表 5-53 中。

抑制率（%）＝（对照组足趾肿胀率 - 给药组足趾肿胀率）/ 对照组足趾肿胀率 ×100%

表5-53 秦艽组与阳性药组足肿抑制率的比较

组别	足肿抑制率（%）
对照组	-
秦艽组	
阳性药组	

5．以足趾肿胀率为纵坐标，时间为横坐标，在图 5-14 中绘出足趾肿胀率变化曲线。

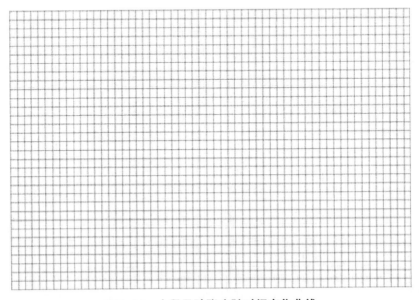

图5-14 大鼠足肿胀度随时间变化曲线

四、实验结论

五、分析讨论

六、所思所想

第二十三节　番木瓜中蛋白酶的提取及活性测定

【实验人员】＿＿＿＿＿＿＿＿＿　　【实验地点】＿＿＿＿＿＿＿＿＿

【学　　号】＿＿＿＿＿＿＿＿＿　　【实验时间】＿＿＿＿＿＿＿＿＿

一、原理知识

番木瓜，具有消食下乳、除湿通络、解毒驱虫之功效。常用于消化不良，胃、十二指肠溃疡疼痛，乳汁稀少，风湿痹痛，肢体麻木，湿疹，烂疮，肠道寄生虫病等疾病的治疗。

木瓜蛋白酶是一种含巯基（-SH）肽链内切酶，有较广泛的特异性，对动植物蛋白、多肽等有较强的水解能力。木瓜蛋白酶的最适合 pH 6 ～ 7，在中性或偏酸性时也有作用，等电点（pI）为 8.75；木瓜蛋白酶的最适合温度 55 ～ 65℃，耐热性强，在 90℃时也不会完全失活；受氧化剂抑制，还原性物质激活。

酶活力也称为酶活性，是指催化一定化学反应的能力。酪蛋白经蛋白酶作用后，水解成相对分子量较小的肽和氨基酸，在反应混合物中加入三氯乙酸溶液，仅有相对分子量小的肽和氨基酸能维持溶解状态，溶解于三氯乙酸的肽／氨基酸的数量与酶量和反应时间呈正比关系。木瓜蛋白酶的活力单位定义为：1 个酶活力单位（U）是指在该实验条件下（pH 7.0，60℃）1 分钟水解酪蛋白释放出的三氯乙酸可溶物在 275nm 的吸光度相当于 1μg 酪氨酸的吸光度（0.0145）时所需的酶量。

$$酶活力（U/mL）=\frac{A_{275}/0.0145\times 稀释倍数}{10分钟\times 0.1mL}$$

BCA（bicinchoninic acid）法测定蛋白的浓度：蛋白质分子中的肽键结构在碱性环境下能与 Cu^{2+} 生成络合物，将 Cu^{2+} 还原成 Cu^+，而 BCA 试剂可敏感特异地与 Cu^+ 结合，形成稳定的紫红色复合物，并在 562nm 处有最大光吸收值，该复合物颜色深浅与蛋白质浓度呈正比，可根据吸收值的大小来测定蛋白质的含量。

二、实验流程图

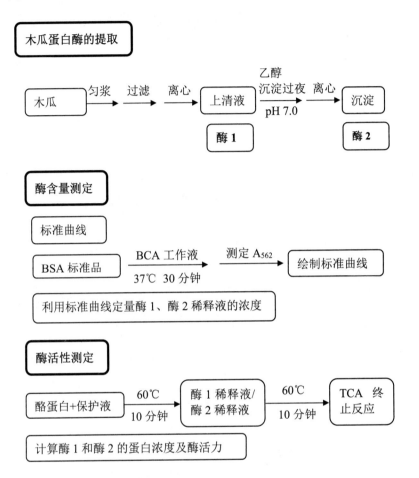

三、实验结果

1. 对提取得到的酶 1 和酶 2 的颜色、黏稠度、体积等基本性状做出直观描述。

2. 将蛋白定量部分，BCA 法测定的各组 A_{562} 的值记录至表 5-54。

表5-54　蛋白浓度测定结果

编号	蛋白浓度（μg/mL）	A_{562}

3. 根据表 5-44 中 BSA 对应的 6 只管蛋白浓度和吸光度的关系，在图 5-15 中绘制标准曲线。

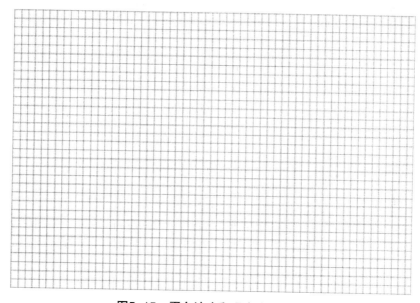

图5-15　蛋白浓度和吸光度的关系

4. 根据标准曲线和酶 1/ 酶 2 的稀释液对应的吸光度的值，计算出酶 1/ 酶 2 的蛋白浓度。

5. 利用活性实验中的公式计算酶 1/酶 2 的稀释液的酶活性。并将上述结果汇总至表 5-55。

表5-55 木瓜蛋白酶的提取和活性统计表

名称	酶 1 稀释液	酶 1	酶 2 稀释液	酶 2
蛋白浓度（mg/mL）				
活性（U/mL）				

四、实验结论

五、分析讨论

六、所思所想

第二十四节　乌梢蛇DNA分子遗传标记的鉴定

【实验人员】_____　　【实验地点】_____
【学　　号】_____　　【实验时间】_____

一、原理知识

乌梢蛇，具有祛风湿、通经络、止痉之功效，主治风湿顽痹、肌肤麻木、筋脉拘挛、肢体瘫痪、破伤风、麻风、风疹疥癣等疾病。现代药理学研究表明，乌梢蛇具有抗炎、镇痛、抗惊厥、抗蛇毒等作用。

中药材鉴定是中药研究的重要组成部分，中药鉴定的宗旨是解决中药材"真伪优劣"的问题。它包括两方面的内容：一方面明确正品、伪品，解决品种混乱、替代、仿制等问题；另一方面对多来源中药和道地药材进行比较全面的品质评价研究。对中药准确鉴定的挑战是其来源复杂，时有互混、互代、以假充真现象存在，很大程度上制约了中医药的安全有效及其向现代化、标准化和国际化的发展。

DNA分子遗传标记技术，是指通过直接分析遗传物质的多态性来诊断生物内在基因排布规律及其外在性状表现规律的技术。中药材高特异性PCR鉴别是根据正品及其混淆品药材生物特定区域的DNA序列数据，设计有高度特异性的某种正品药材的鉴别引物。此对引物在PCR扩增时只能对来自正品药材DNA模板中特定的区域进行有效扩增，而对来自混淆品或其他生物DNA模板中的该区域不能扩增。DNA模板使用高特异性的鉴别引物在适当的条件下进行PCR扩增。电泳检测如为阳性则为正品药材，反之为非正品。

本实验通过利用一对高特异性鉴别引物，通过PCR技术鉴别中药材乌梢蛇与市场上常见的伪品。此方法只需通过简单的样本DNA提取、PCR特异性扩增、电泳检测三步即可完成对药材真伪的鉴别。

二、实验流程图

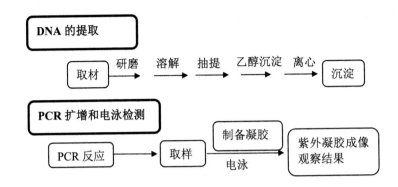

三、实验结果

1. 请从性状上对乌梢蛇真伪做出判断，并说明理由。

2. 请将电泳结果记录至图 5-16 中，并标明各条带的大小及对应名称。

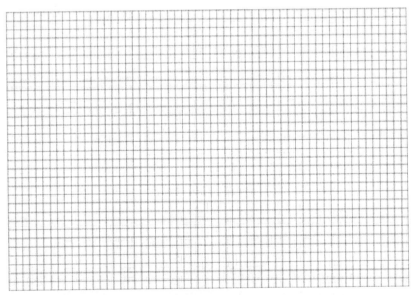

图5-16　DNA分子遗传标记技术鉴别乌梢蛇真伪电泳图

四、实验结论

五、分析讨论

六、所思所想

第二十五节 金银花提取物的体外抑菌作用的观察

【实验人员】_____　　【实验地点】_____

【学　　号】_____　　【实验时间】_____

一、原理知识

金银花，具有清热解毒、疏散退热之功效，主治外感风热或温病发热、中暑、热毒血痢、痈肿疔疮、喉痹等多种感染性疾病。体外试验表明，金银花抗菌范围广，对金黄色葡萄球菌、链球菌、大肠埃希菌、痢疾杆菌、肺炎球菌、铜绿假单细胞菌、脑膜炎链球菌、结核杆菌等均有较好的抑制作用，一般认为金银花水浸剂比煎剂作用更强，抗菌的主要成分是绿原酸及异绿原酸。

用于测定抗菌药物体外抑制细菌生长效力的试验称为抑菌试验。通过抑菌实验，可以测定一个药物的最低抑菌浓度，用以评价该药物的抑菌性能，这是抗菌药物的最基本的药效学数据。主要方法有进行定性测定的扩散法（如抑菌斑试验）和进行定量测定的稀释法（如最低抑菌浓度实验）。本实验采用最低抑菌浓度实验对金银花的抗菌作用进行了初步实验，考察了其水提物及醇提物对大肠埃希菌的抑制作用，测定其最低抑菌浓度（minimum inhibitory concentration，MIC）及最低杀菌浓度（minimum bactericidal concentration，MBC）。

二、实验流程图

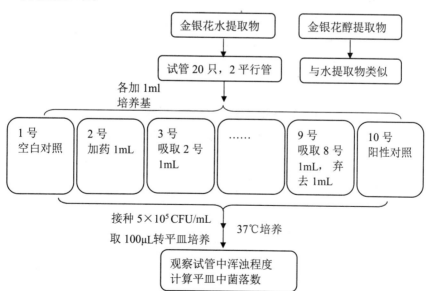

三、实验结果

1. 描述各试管中不同药物浓度作用下的细菌生长情况。

2. 统计各平皿中对应的菌落数，并记录至表5-56。

表5-56 金银花提取液对大肠杆菌的最低抑菌浓度（$n=2$）

药物浓度（mg/mL）	空白对照	1000	500	250	125	62.5	31.2	15.6	7.8	阳性对照
菌落个数										
是否抑菌	-									-

3. 以药物的剂量为横坐标，菌落数为纵坐标绘制曲线，记录至图5-17。

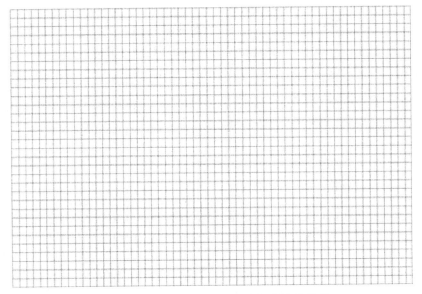

图5-17 金银花提取物的体外抑菌作用曲线

注：水提物用红色线，醇提物用黑色线表示。

四、实验结论

五、分析讨论

六、所思所想

第二十六节　厚朴提取物的抗氧化作用比较

【实验人员】＿＿＿＿＿＿＿＿＿　　【实验地点】＿＿＿＿＿＿＿＿＿

【学　　号】＿＿＿＿＿＿＿＿＿　　【实验时间】＿＿＿＿＿＿＿＿＿

一、原理知识

DPPH 自由基在有机溶剂中是一种稳定的自由基，呈紫色，它在 517nm 处有强吸收，当加入自由基清除剂时，DPPH 的单电子被配对而使其颜色变浅，A_{517} 变小，而且这种颜色变浅的程度与自由基清除剂的清除能力呈正比，从而以评价试验样品的抗氧化能力。通常以抑制率 IR 或半抑制浓度 IC_{50}（清除率为 50% 时所需抗氧化剂的浓度）来衡量物质的抗氧化活性。本实验采用抑制率来表示，抑制率 IR 值越大，表明测定对象的抗氧化活性越强，反之，则抗氧化活性越弱。

$$抑制率（IR，\%）= \frac{A_0 -（A_x - A_0'）}{A_0} \times 100\%$$

式中，A_0 为样品空白时溶液吸光度值；A_x 为含有样品提取物时溶液吸光度值；A_0' 为样品提取物本底吸光度值。

二、实验流程图

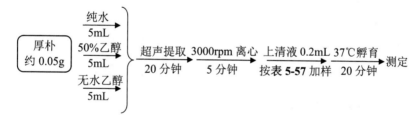

表5-57　DPPH自由基反应体系（mL）

	DPPH	提取液	超纯水	50% 乙醇	无水乙醇
待测样品（水提取）	4	0.2			0.2
待测样品（50% 乙醇提取）	4	0.2		0.2	
待测样品（无水乙醇提取）	4	0.2	0.2		
阳性对照（Vc）	4	0.2#	0.2		
阴性对照（A_0）	4		0.2		0.2
阴性对照（A_0'）		0.2##	4	0.2	

#：维生素C溶液；##：用50%乙醇提取的厚朴溶液

三、实验结果

反应结束冷却至室温后，用紫外分光光计测定不同样品的吸光度值，记录至表5-58。

表5-58　不同提取溶剂对厚朴抗氧化能力的影响

编号	A_{517}	抑制率（%）	$\bar{x} \pm SD$
阳性对照（Vc）			
阴性对照（A_0）			
阴性对照（A_0'）			
待测样品（水提取）			
待测样品（水提取）			
待测样品（水提取）			
待测样品（50%乙醇提取）			
待测样品（50%乙醇提取）			
待测样品（50%乙醇提取）			
待测样品（乙醇提取）			
待测样品（乙醇提取）			
待测样品（乙醇提取）			

四、实验结论

五、分析讨论

六、所思所想

第二十七节 白芷对黑色素沉积的抑制作用的观察

【实验人员】_____ 【实验地点】_____
【学　　号】_____ 【实验时间】_____

一、原理知识

在皮肤黑色素生物合成中，酪氨酸酶是关键酶，其催化多巴形成多巴醌，后者自发进行一系列反应最终形成黑色素。酪氨酸酶在 pH 6.8 的磷酸缓冲溶液中，可催化多巴转化成多巴醌，在分光光度计 475nm 处存在最大吸收，通过测定该吸光度值可反应多巴醌的生成量。具有酪氨酸酶活性抑制作用的中药可以减少多巴转化成多巴醌的量，从而降低吸光度值，根据吸光度值的变化，评估原料对酪氨酸酶活性的抑制作用。

近年来，许多文献报道白芷提取物可以抑制酪氨酸酶活性，对黑色素有显著的抑制作用。因而，白芷是中药护肤、美白产品中最常见的添加药材。

酪氨酸酶抑制率的计算：

$$抑制率（\%）=（1-\frac{T-T_0}{C-C_0}）\times 100\%$$

式中，T 为样品管吸光度值，即样品与酪氨酸酶反应后溶液吸光度值；T_0 为样品本底吸光度值；C 为酶反应管吸光度值，即未加样品时酪氨酸酶和多巴反应的吸光度值；C_0 为溶剂本底吸光度值。

二、实验流程图

| 白芷约 0.1g | →50%乙醇 5mL | 超声提取 20 分钟 | →3000 rpm 离心 5 分钟 | 上清液 1mL 按表 5-59 加样 | →37°C 预孵育 10 分钟 加入左旋多巴溶液，反应 5 分钟 | →测定 |

表5-59　酪氨酸酶抑制实验的反应体系（mL）

	T- 样品管	T_0- 样品本底	C- 酶反应管	C_0- 溶剂本底
样品溶液	1	1		
缓冲溶液		0.5	1	1.5
酪氨酸酶溶液	0.5		0.5	
左旋多巴溶液	2	2	2	2

	T- 样品管	T_0- 样品本底	C- 酶反应管	C_0- 溶剂本底
平行次数	3/样	1/样	3/实验	1/实验

阳性对照的加样方法同样品管，不同浓度的阳性对照溶液用以评估反应体系是否正常

三、实验结果

反应结束后立即用紫外分光光计测定不同样品的吸光度值，记录至表5-60。

表5-60　白芷提取液对酪氨酸酶的抑制作用

样品名称	A_{475}	抑制率（%）	$\bar{x} \pm SD$

四、实验结论

五、分析讨论

六、所思所想

参考文献

[1] 陈奇 . 中药药理研究方法学 [M]. 北京：人民卫生出版社，1993.

[2] 沈映君 . 中药药理学 [M]. 北京：人民卫生出版社，2000.

[3] 孙振球 . 医学统计学 [M]. 2 版 . 北京：人民卫生出版社，2002.

[4] 张均田，张庆柱 . 神经药理学研究技术与方法 [M]. 北京：人民卫生出版社 . 2005.

[5] 刘军须，徐增年 . 实验动物管理与使用 [M]. 石家庄：河北科学技术出版社，2008.

[6] 徐叔云，卞如濂，陈修 . 药理实验方法学 [M]. 3 版 . 北京：人民卫生出版社，2008.

[7] 刘国琴，吴玮，陈鹏 . 现代蛋白质实验技术 [M]. 北京：中国农业大学出版社，2011.

[8] 陆茵，张大方 . 中药药理学 [M]. 北京：人民卫生出版社，2012.

[9] 张大方 . 药理与中药药理实验 [M]. 上海：上海科学技术出版社，2013.

[10] 黄勇其 . 药理学与中药药理学实验教程 [M]. 北京：中国中医药出版社，2014.

[11] 陆茵，马越鸣 . 中药药理学 [M]. 北京：人民卫生出版社，2016.

[12] 杨宝峰，陈建国 . 药理学 [M]. 北京：人民卫生出版社，2018.

[13] 黄勇其 . 药理学与中药药理学实验教程 [M]. 北京：中国中医药出版社，2019.

[14] 国家药典委员会 . 中华人民共和国药典 [M]. 北京：化学工业出版社，2020.